Inhalt

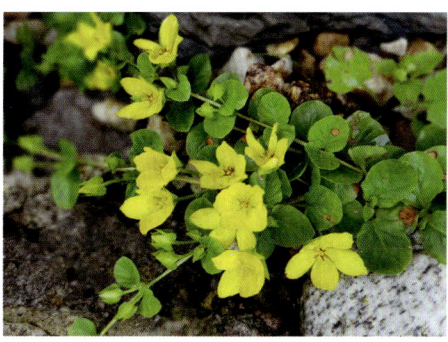

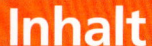

Inhalt

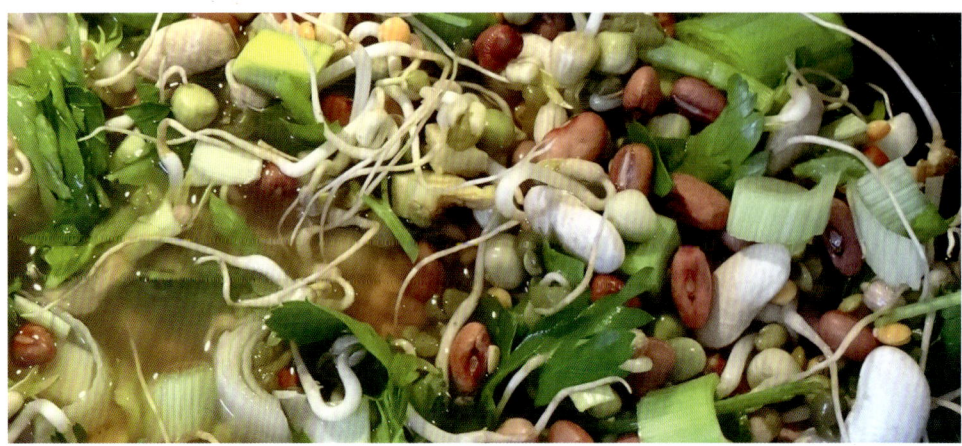

Das Wissen über Impfungen erweitert sich ständig. Besuchen Sie für den aktuellen Wissensstand, z. B. auch zu den Erfahrungen mit den neuen Covid-19-Impfstoffen, hin und wieder unsere Webseite www.dein-langes-leben.de.

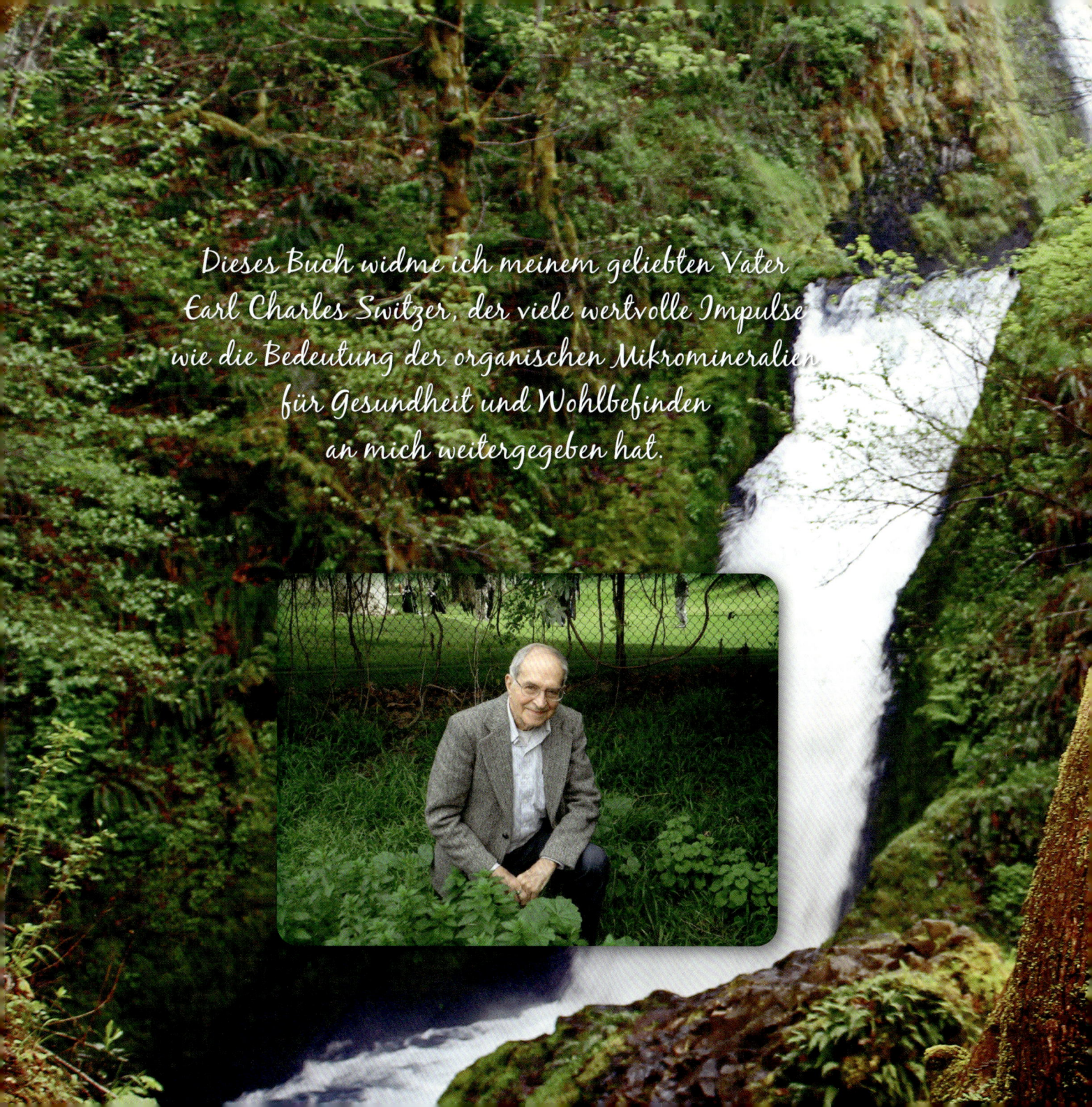

Dieses Buch widme ich meinem geliebten Vater
Earl Charles Switzer, der viele wertvolle Impulse
wie die Bedeutung der organischen Mikromineralien
für Gesundheit und Wohlbefinden
an mich weitergegeben hat.

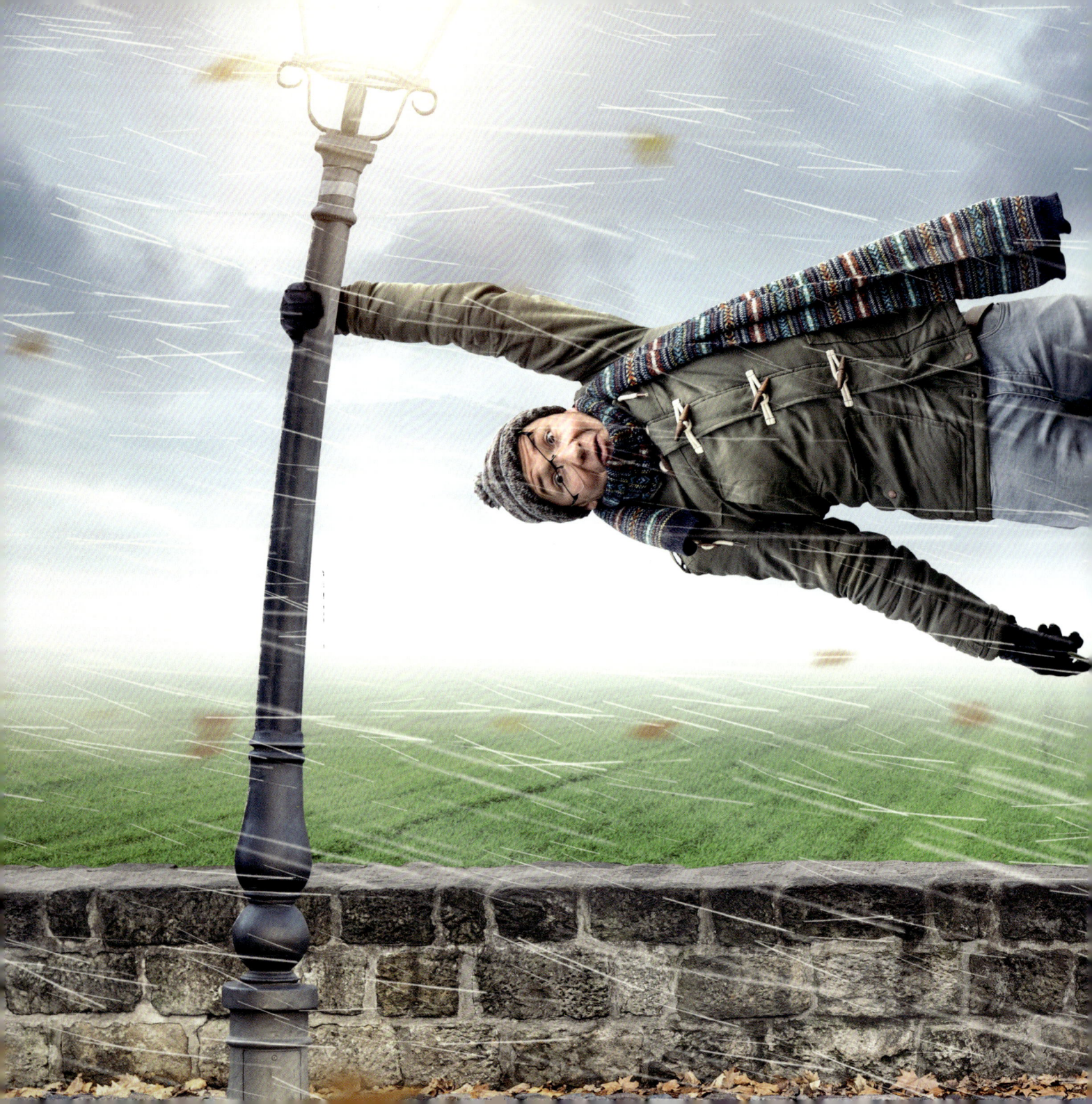

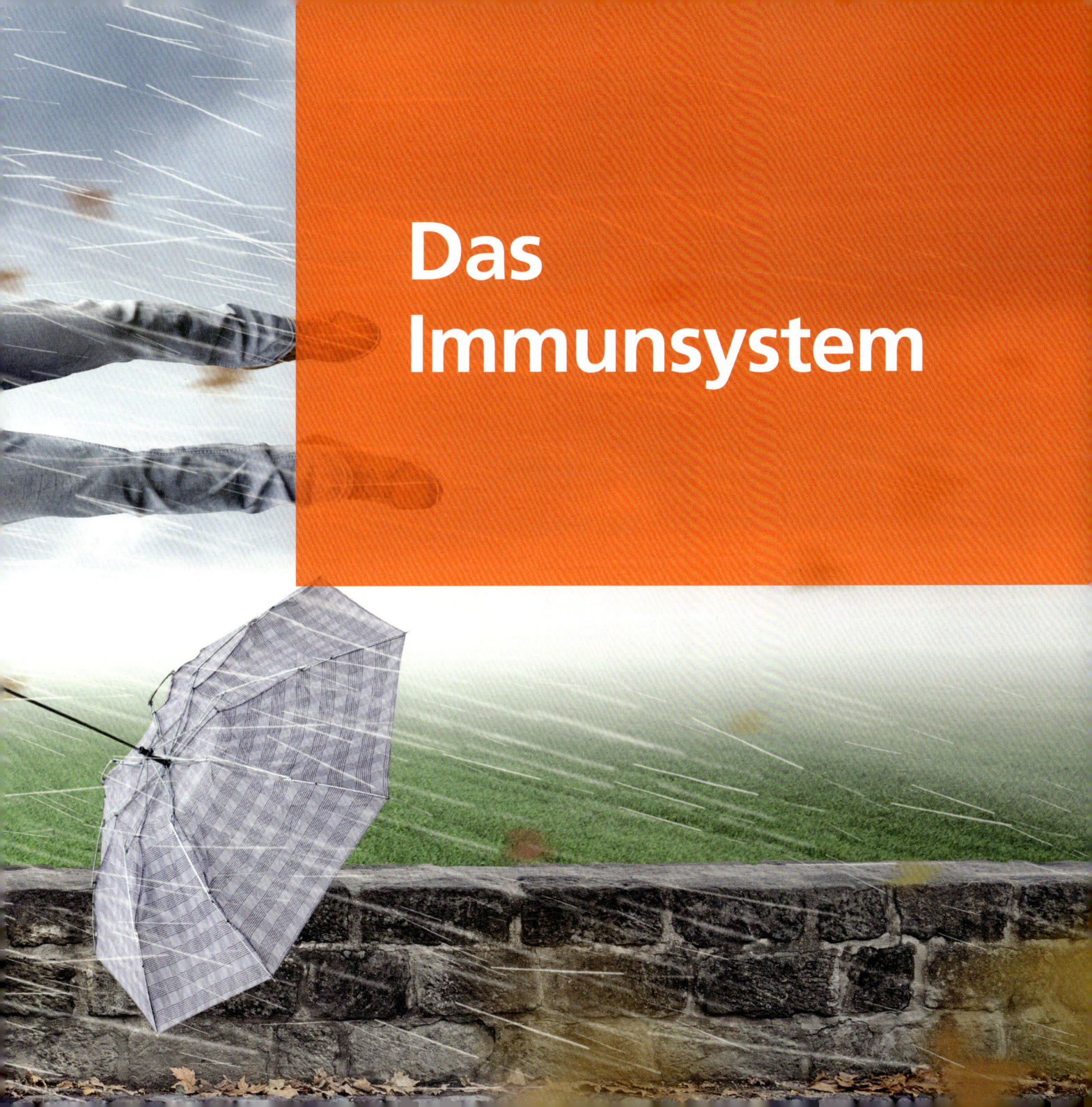

Das Immunsystem

Die Funktionsweise des Immunsystems

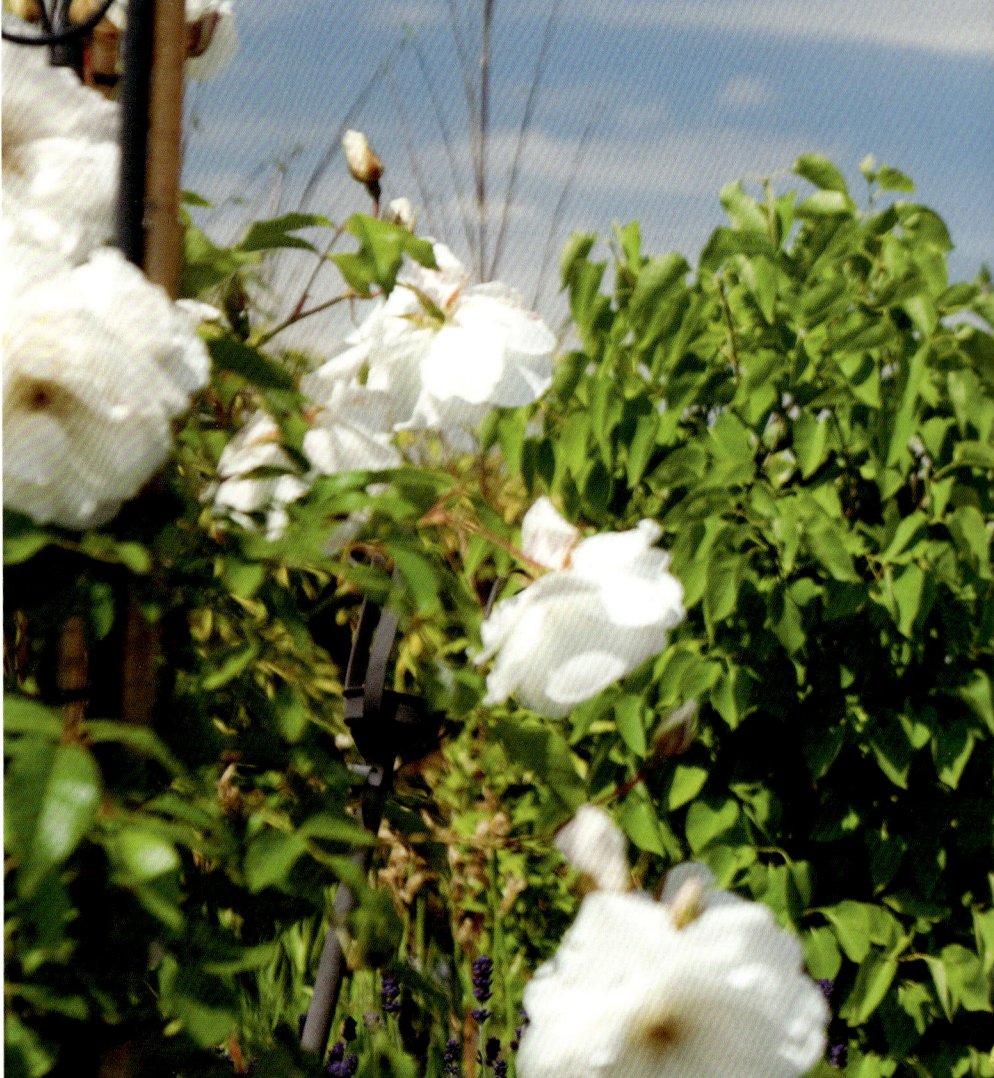

Ein nicht ausgereiftes Mikrobiom bzw. eine nicht ausgereifte Darmflora im Kindesalter ist nicht vereinbar mit einem leistungsfähigen und ausgewogenen Immunsystem. Eine wichtige Voraussetzung dafür ist, dass die Freisetzung von entzündungsfördernden wie auch entzündungshemmenden Immunfaktoren ausgeglichen ist.

Es ist hier nicht meine Aufgabe, das Pro und Kontra von Impfungen zu erörtern; zahlreiche Bücher haben dieses Thema ausführlich behandelt. Meine Aufgabe ist, Wege zu finden, um Kinder und Erwachsene unbeschadet durch jede Impfung, ob gegen Masern oder Covid-19, zu führen. Ziel der Wildkräuter-Vitalkost ist es, die Bildung eines gesunden Mikrobioms zu fördern. Das ist vor allem vor, während und nach der Impfung wichtig, damit besonders die Kinder eventuelle Nebenwirkungen der Impfungen gesund und gut überstehen. Es entspricht generell meiner therapeutischen Erfahrung, dass

Kleinkinder, welche in den Genuss einer solchen Ernährungsweise gekommen sind, von Infekten und Erkältungen viel weniger heimgesucht wurden. Diese Kinder waren sowohl energetisch als auch mental „besser drauf", also vitaler und aufgeweckter. Dank der Vitalkost verschwanden

sogar Allergien und neurodermitische Stellen auf der Haut. Und oft bildeten sich Magen-Darm-Beschwerden und Koliken zurück. Um die Ernährungsweise der Wildkräuter-Vitalkost für Kinder durchführen zu können, sind vor allem Omega-3-Fettsäuren wie DHA und EPA, mehrere fettlösliche

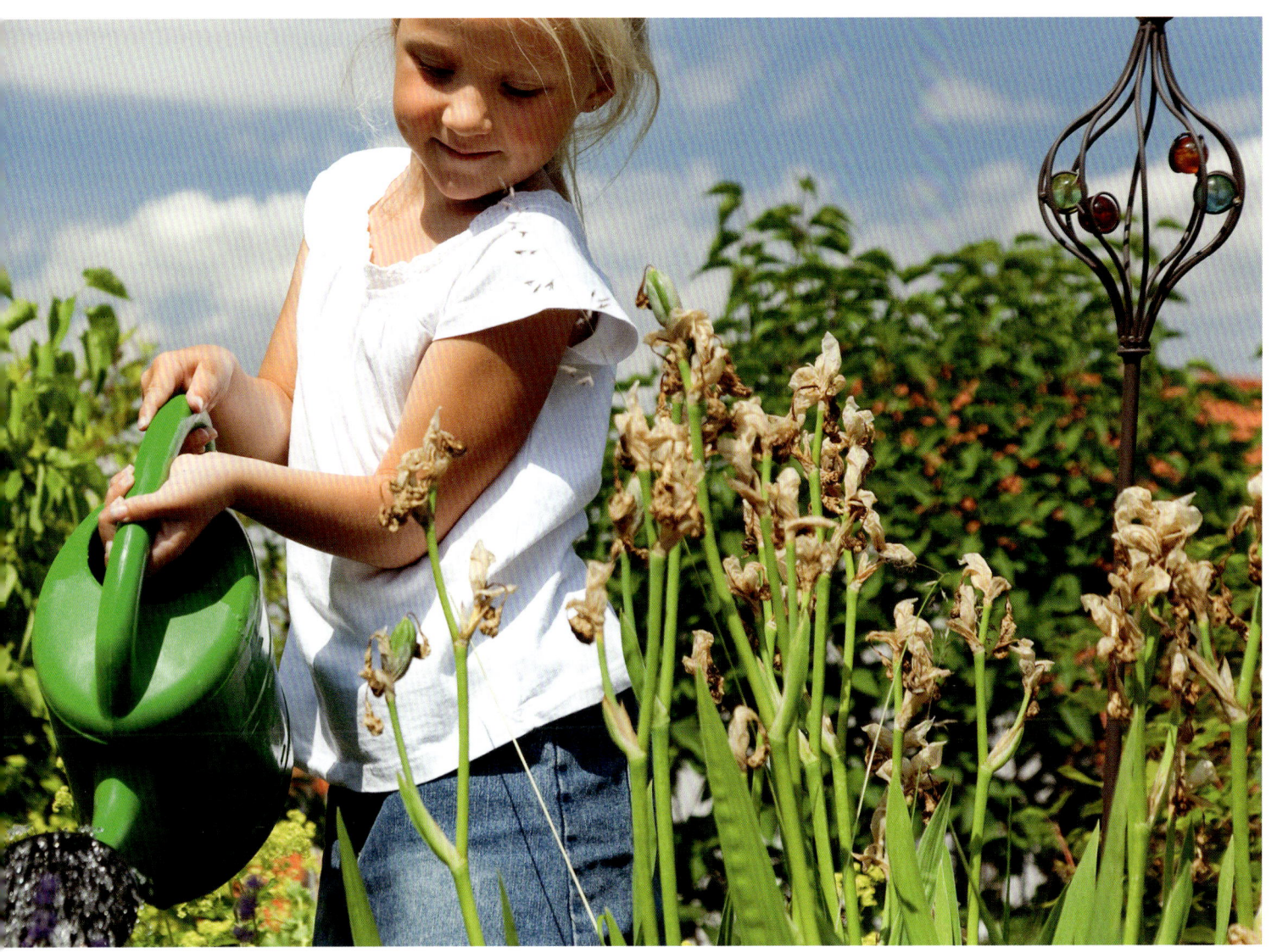

Vitamine, organische Mikromineralien und bioaktive Pflanzenstoffe von großer Bedeutung.

Schützen Sie Ihr Kind vor möglichen gesundheitsschädigenden oder allergischen Nebenwirkungen, die infolge einer Impfung entstehen können. Ein gesundes und ausgewogenes Immunsystem verfügt sowohl über entzündungsfördernde als auch entzündungshemmende Immunfaktoren, die meisten werden als Zytokine bezeichnet. Die proinflammatorischen Faktoren fördern die entzündliche Aktivität, während die antientzündlichen Faktoren die unkontrollierte Ausbreitung einer Entzündung hemmen. Es sollte verhindert werden, dass das Immunsystem Organe wie Gehirn, Schilddrüse, Lungen und Darm angreift und Autoimmunkrankheiten sowie chronische Entzündungen auslöst; mit

Die Funktionsweise des Immunsystems

den entzündungshemmenden Faktoren kann das gelingen.

Die Wildkräuter-Vitalkost-Ernährungsweise in Verbindung mit heilkräftigen Pflanzenölen, fettlöslichen Vitaminen, organischen Mikromineralien und B-Komplex-Vitaminen kann das Gleichgewicht zwischen den entzündungsfördernden und den entzündungshemmenden Faktoren begünstigen – die wichtigste Voraussetzung, um die Entstehung von unkontrollierten Entzündungen und Autoimmunkrankheiten zu vermeiden.

Das ist heute eine große Herausforderung für die Medizin: Jedes Jahr sterben allein in Deutschland 60.000 bis 90.000 Menschen an einer Sepsis bzw. Blutvergiftung ausgelöst durch antibiotikaresistente Staphylokokken. Hinzu kommen virale Infekte einschließlich Covid-19, die eine Lungenentzündung auslösen können, sowie neurologische Entzündungen wie Parkinson, Alzheimer, Enzephalitis, Meningitis und Multiple Sklerose, bei der das Immunsystem das eigene Gehirn angreift. Besonders verheerend ist, wenn solche Autoimmunkrankheiten durch eine Impfung ausgelöst werden.

Man kann das Immunsystem mit einem Auto vergleichen: Um das Fahrzeug zu lenken, muss man abwechselnd Gas geben und die Bremse betätigen. Damit eine Entzündung nicht außer Kontrolle gerät, ist das Immunsystem auf sogenannte dämpfende Immunfaktoren angewiesen, damit die entzündliche Aktivität streng kontrolliert wird und kein Flächenbrand entstehen kann.

Problematisch ist es aus meiner Sicht, wenn ein Impfstoff wie gegen MRR (Masern-Rubella-Retroviren) oder Covid-19-Viren auf ein unvorbereitetes, unausgereiftes kindliches Immunsystem und Mikrobiom (Darmflora) trifft, zumal wenn er nicht zuvor über einen längeren Zeitraum (bestenfalls bis zu zehn Jahre) erprobt werden konnte und sich dann als ungefährlich erwiesen hat. Fehlen die entzündungshemmenden Immunfaktoren, kann ein entzündlicher Flächenbrand ausgelöst werden. Die Entfesselung einer solchen Entzündung, bei der sich das Immunsystem gegen das eigene Gewebe richtet, kann das kindliche Nervensystem schwer beschädigen. Wir sehen das an Fällen von Autismus, ADHS, Hyperaktivität, Lernunfähigkeit und Gehirnentzündung. Auch die Entstehung von Diabetes Typ I kann durch eine Impfung provoziert werden. Auf die Gefahr von gefährlichen Entzündungen wie Enzephalitis (Gehirnentzündung) oder Meningitis (Gehirnhautentzündung) im Zuge einer Mehrfachimpfung hat der US-Wissenschaftler Dr. Harris Coulter bereits in den 1990er-Jahren hingewiesen.[1] Es ist deswegen sinnvoll, alles zu unternehmen, damit eine Impfung kontrolliert abläuft und keine unkontrollierten Entzündungen auslösen kann.

Der Ablauf einer Entzündung

Es hängt hauptsächlich mit den Immunfaktoren (Zytokinen) zusammen, ob eine Entzündung im Zaum gehalten oder entfesselt wird. Man kann es mit einem Verbrennungsmotor vergleichen, wo die benzinbefeuerte Verbrennung in einem engen Rahmen gehalten wird; nur wenn sie kontrolliert abläuft, lässt sich das Auto bewegen. Vor allem die entzündungshemmenden Zytokine sorgen für einen sicheren Rahmen, damit eine Entzündung nicht entgleist und unkontrollierte Krankheitsprozesse wie z. B. Autoimmunerkrankungen auslösen kann.

Ein gesundes und autarkes Immunsystem wird immer dafür sorgen, dass Entzündungen kontrolliert ablaufen, damit keine Autoimmunkrankheiten und chronischen Entzündungen wie Diabetes Typ I, Asperger und Autismus, ADHS, Hashimoto-Thyreoditis und Neurodegeneration entstehen können.

Weitere schwerwiegende Symptome können Lähmungen, nächtelanges Schreien, ein Kind, das nicht mehr zu beruhigen ist, Hyperaktivität, Autoaggression sowie entzündete Hautstellen sein. Deswegen muss der entzündliche Ablauf immer in einem bestimmten Rahmen gehalten werden. Um das zu erreichen, muss eine Reihe von Voraussetzungen hinsichtlich der Ernährung, des Mikrobioms (Darmflora), der Blut-Hirn-Schranke und der Versorgung mit fettlöslichen Vitaminen erfüllt werden.

Sind diese Voraussetzungen erfüllt, dürfte die Wahrscheinlichkeit, dass eine virale oder bakterielle Infektion, Impfung, Schwermetallbelastung oder Chemotherapie eine unkontrollierte Entzündung auslösen können, sehr gering sein. Das ist unser Ziel bei Kindern und Erwachsenen, die ihre Immunabwehr im Hinblick auf eine geplante Impfung oder auch eine Chemotherapie verbessern möchten.

Sollte ein Impfstoff oder ein Chemotherapeutikum eine Entzündung auslösen, müssen wir dafür sorgen, dass der Verlauf engmaschig kontrolliert abläuft und nicht zügellos einen Flächenbrand mit kaum überschaubaren Konsequenzen auslöst. Die Rahmenbedingungen dafür können wir selbst kontrollieren, um die Entstehung von Autoimmunkrankheiten zu verhindern.

Die wichtigste Voraussetzung ist, für ein Gleichgewicht zwischen den entzündungsfördernden und den entzündungshemmenden Faktoren zu sorgen. Zu den proentzündlichen Faktoren gehören IL-1 Alpha, IL-2, IL-6, IL-8. IL-12, IL-18, IL-2 Beta und IFN-Gamma. Zu den antientzündlichen Faktoren zählen IL-1Ra, IL-4, IL-10 und TGF-Beta.

Ernährung, Entgiftung, Darm und Immunsystem

Um ein Gleichgewicht zwischen den entzündungsfördernden und den entzündungshemmenden Faktoren zu gewährleisten, ist die Versorgung des Mikrobioms (Darmflora) mit hervorragenden Faserstoffen und bioaktiven Pflanzenstoffen aus heimischen Wildkräutern, Superfoods und Meeresalgen unerlässlich. An zweiter Stelle ist die Versorgung des Mikrobioms durch eine Reihe von fettlöslichen Vitaminen, heilkräftigen Ölen mit den Omega-3-Fettsäuren DHA und EPA, organischen Mikromineralien sowie B-Komplex-Vitaminen von Bedeutung.

Eine neue Studie hat herausgefunden, dass sowohl die fettlöslichen Vitamine wie Vitamin A, D3 und der Vitamin-E-Komplex aus Weizenkeimöl bzw. einer Omega-3-Öl-Mischung zum Beispiel aus Leinöl, Algenöl und Weizenkeimöl wie auch das wasserlösliche Vitamin C wirksam sind, um einen hyperentzündlichen Zytokinsturm (unkontrollierte Freisetzung von Zytokinen) zu verhindern. Auch

die Einnahme von Zink und Selen als antientzündliche Spurenelemente ist sehr wichtig.[2]

Laut dieser Studie ließ sich verhindern, dass das Immunsystem im Sinne einer autoimmunen Reaktion das körpereigene Gewebe attackierte und chronische Entzündungen auslöste. Von einer solchen Autoimmunreaktion spricht man, wenn ein Zytokinsturm die Immunzellen, Makrophagen, Killerzellen sowie T- und B-Lymphozyten gegen die eigenen Organe richtet, um gefährliche, hochentzündliche Immunreaktionen auszulösen. Das kann sowohl neurologische Störungen wie auch Diabetes Typ I bei Kindern auslösen.

Neben den wichtigen fettlöslichen Vitaminen spielen organische Spurenelemente (Mikromineralien) wie auch bioaktive Pflanzenstoffe aus den heimischen Wildkräutern, Gartenkräutern, Blattgemüsen, Sprossen und Meeresalgen eine wichtige Rolle. Sie sind

Ernährung, Entgiftung, Darm und Immunsystem

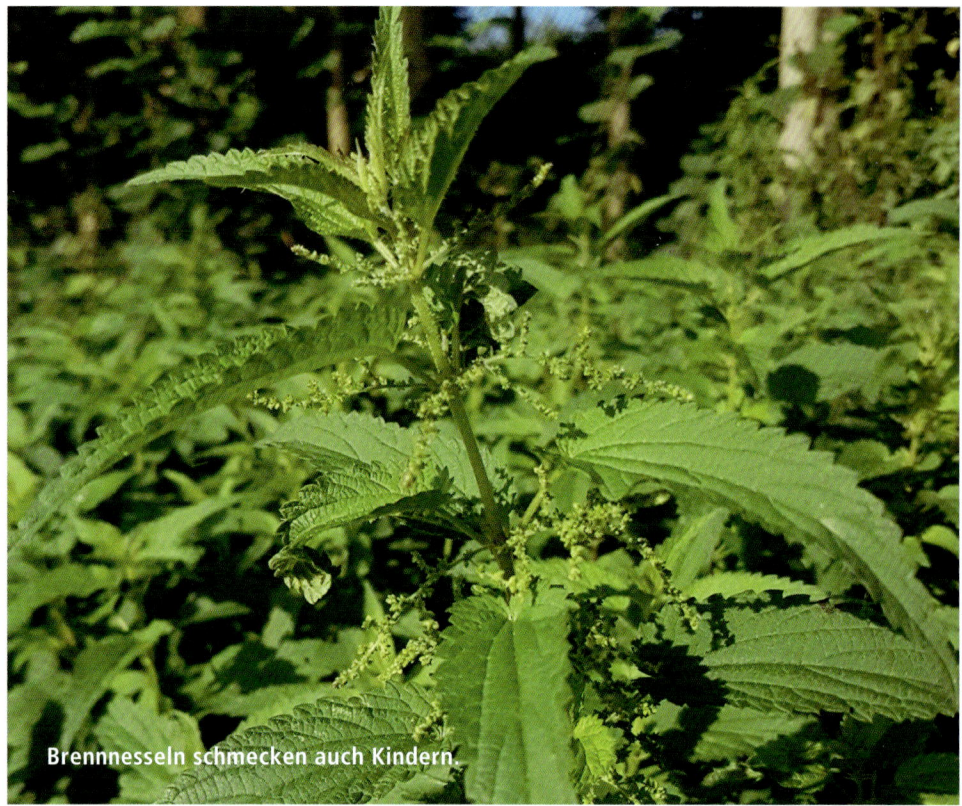
Brennnesseln schmecken auch Kindern.

wichtige Vitalstoffe für den Aufbau eines ausgewogenen Immunsystems.

Aus meiner therapeutischen Erfahrung können Vitamine, organische Mineralien und Spurenelemente sowie bioaktive Pflanzenstoffe aus Superfoods und heimischen Wildkräutern schon im Kleinkindalter für ein ausgeglichenes Immunsystem sorgen. Dadurch wird die Entstehung einer hochentzündlichen Immunreaktion wie ein Zytokinsturm weniger wahrscheinlich, vor allem im Zuge einer Impfung. Das ist eine gute Perspektive für Eltern, die planen, ihre Kinder impfen zu lassen.

Kleinkinder, die ausreichend gestillt, gut ernährt und mit fettlöslichen Vitaminen, organischen Spurenelementen und bioaktiven Pflanzenstoffen bestens versorgt werden, haben aus meiner Sicht eine höhere Chance, Impfungen besser zu vertragen, als Kinder, die industriell ernährt sind. Das Gleiche gilt auch für Erwachsene und Senioren, die solche Vitalstoffe

und Pflanzenstoffe verzehrt haben. Laut der erwähnten Studie von 2020 sorgen solche Nährstoffe für eine ausgeglichene Immunantwort gegenüber Covid-19-Viren.[3]

Seit Einführung der Masernimpfpflicht in Deutschland 2019 fragen mich immer wieder besorgte Eltern, wie sie am besten vorgehen sollen, um potenzielle Impf-Nebenwirkungen bei ihren Kindern zu verhindern. Krebspatienten, die vor einer Chemotherapie stehen, stellen ähnliche Fragen. Sowohl die Impfung als auch die Chemotherapie setzen eine Reihe von problematischen

Verbindungen und Schwermetallen frei, die entzündliche Reaktionen und Nebenwirkungen hervorrufen können.

Mithilfe der Wildkräuter-Vitalkost-Therapie habe ich immer wieder erlebt, dass die toxischen Begleiterscheinungen einer Chemotherapie bzw. Bestrahlung kaum oder nur abgemildert auftraten. Ähnliche Erfahrungen hat Prof. Valter Longo, UCLA Kalifornien, mit einem ähnlichen Verfahren bestätigt.[4] Das hat mich veranlasst, ein fünftägiges Detox-Verfahren für zu Hause zu entwickeln (siehe Seite 66 bzw. *Das große*

DETOX-Buch [5]), welches an mein Ayurveda-Panchakarma-Detox-Verfahren angelehnt ist und mit dem ich mich über einen Zeitraum von 30 Jahren beschäftigt habe.

Seit mehr als 20 Jahren begleitet mich auch das Thema Krebs. Mithilfe der Wildkräuter-Vitalkost-Therapie in Verbindung mit dem fünftägigen Detox-Programm konnte ich beobachten, wie sich gesunde Zellen besser vor den toxischen Belastungen einer Chemotherapie schützen lassen. Das Geheimnis dieses Detox-Programms ist eine Optimierung des Darms und des Mikrobioms bzw. der Darmflora, die ca. 80 Prozent des Immunsystems bestimmen. Damit haben die toxischen Chemotherapeutika kaum Chancen, an die gesunden Zellen anzudocken, wie auch die Studien von Prof. Longo bestätigten. [6] Dadurch lässt sich eine insgesamt bessere Verträglichkeit vieler Chemotherapeutika erreichen.

Diese Erkenntnis hat mich dazu angeregt, einen ähnlichen Therapieplan für Kinder und Kleinkinder zu entwickeln, um Impfungen besser verträglich zu machen. Sowohl Impfungen als auch eine Chemotherapie können eine starke gesundheitliche Belastung darstellen, welche das Immunsystem entzündlich befeuern kann (Zytokinsturm). Eine so ausgelöste Entzündung sollten wir unbedingt vermeiden.

Dass die Inhaltsstoffe eines Vakzins heftige Nebenwirkungen hervorrufen können, ist in der Medizin freilich umstritten. Aber nicht ohne Grund hat der Gesetzgeber die pharmazeutische Industrie von der Haftung bei Impfschäden befreit. Lebendviren, veränderte bzw. tote Erreger und immunologische Wirkstoffe sowie Formaldehyd, Quecksilber als Konservierung und Aluminiumhydroxid als Wirkstoffverstärker sind in vielen Impfstoffen enthalten. Daraus kann ein potenziell gesundheitsgefährdender Cocktail mit Auswirkungen auf das Immunsystem entstehen. Zwar enthalten Covid-19-Impfstoffe keine toxischen Begleitsubstanzen. Dafür jedoch ist die Wirkung der mRNA-Komponente in manchen dieser Impfstoffe noch wenig erforscht.

Deswegen sollten wir alles tun, um die aktivierenden und die hemmenden, die pro- und antientzündlichen Immunfaktoren in einem Gleichgewicht zu halten, um die Entstehung von entzündlichen Autoimmunreaktionen gegen die eigenen Organe des Körpers zu verhindern. Das Wildkräuter-Vitalkost-Verfahren ist ein Versuch, entzündliche Reaktionen und Infektionen einschließlich Covid-19 abzumildern bzw. engmaschig zu kontrollieren, damit entzündliche Abläufe keinen Flächenbrand auslösen können. Wie ist die Erfahrung in der Praxis?

Patienten, die die Wildkräuter-Vitalkost-Ernährungsweise praktizieren, berichten in der Regel über viel weniger Erkältungen, Entzündungen und Allergien. Grippale Infekte verlaufen in der Regel sehr mild. Keiner meiner Patienten musste aufgrund einer Lungenentzündung in eine Klinik eingewiesen werden. Mein Vater konnte mit 90 Jahren mithilfe der Wildkräuter-Vitalkost und von Vitaminen, orthomolekularer Medizin und homöopathischen Einzelmitteln eine schwere Lungenentzündung überwinden, die sonst tödlich geendet hätte. Ich selbst leide nicht mehr unter allergischen Symptomen im Frühjahr.

Diese milden Abläufe von Infektionen zeigen, dass das Immunsystem durchaus in der Lage ist, den Verlauf von Entzündungen zu kontrollieren, damit eine Entzündung nicht ungehindert in die Lunge gelangt und dort eine Lungenentzündung auslösen kann. Um eine Impfung oder Chemotherapie unbeschadet zu überstehen, sind nach meiner Ansicht die Bildung einer funktionstüchtigen Darmflora (Mikrobiom) wie auch eines ausgeglichenen Immunsystems unerlässlich.

Ernährung, Entgiftung, Darm und Immunsystem

Die Bedeutung
des Mikrobioms

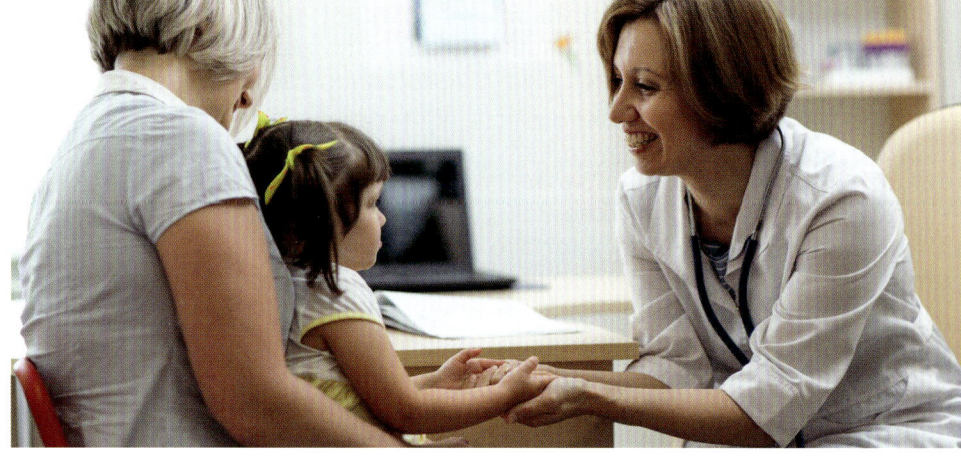

Die Bedeutung des Mikrobioms

Kaum eine Gefahr vermag ein starkes, ausgewogenes Immunsystem zu attackieren. Ein vollständig ausgebildetes Mikrobiom (Darmflora) ist in der Lage, Toxine, Schwermetalle, Pestizide, Glyphosat, Impfstoffe, Medikamente und Chemotherapeutika zu „recyceln" und unschädlich zu machen. Es vermag Toxine und Umweltgifte abzupuffern und zu entschärfen. Natürlich wollen wir unser Mikrobiom nicht unnötig herausfordern, aber es kann uns kolossal beruhigen, wenn wir über ein solches Puffersystem verfügen.

Die aus Impfstoffen freigesetzten Toxine und Schwermetalle wie Formaldehyd, Quecksilber und Aluminiumhydroxid stellen eine Herausforderung nicht nur für Kleinkinder, sondern auch für Erwachsene dar. Gelingt es jedoch, solche Giftstoffe im Blutkreislauf und im Darm zu binden, könnte man sie neutralisieren,

bevor sie Entzündungen hervorrufen.

Mithilfe von speziellen Vitalkost-Gerichten, die über lösliche Ballaststoffe, sekundäre Pflanzenstoffe und antientzündliche Fettsäuren, Biophotonen und Antioxidantien verfügen, streben wir an, dies zu erreichen. Die Strategie muss demnach lauten, Schadstoffe zu binden und auszuleiten. Was zurückbleibt, kann das Immunsystem unschädlich machen.

Um dieses Konzept erfolgreich umzusetzen, ist die wichtigste Voraussetzung ein gut eingestelltes Darmmilieu. Warum ist das Mikrobiom so wichtig? Weil ohne Billionen von gesunden Darmbakterien der gesamte Entgiftungsprozess zum Erliegen kommen würde. Wichtige Laktobazillen und Darmbakterien setzen Enzyme und Milchsäure frei, welche unerlässlich für die Ausleitung von Schadstoffen sind.

Gesunde Darmbakterien wie die rechtsdrehenden Laktobazillen unterstützen die Bildung eines gesunden Darmmilieus. Physiologisch optimal ist ein Darm, der sich im sauren Bereich befindet. Organische Mikromineralien, Biophotonen, lösliche Ballaststoffe, Antioxidantien, bioaktive Pflanzenstoffe und weitere Mikronährstoffe wie Vitamin A, Vitamin D3, C, E, Zink und Selen sorgen für ein ausgewogenes Immunsystem – optimale Nahrung für die Darmbakterien, vergleichbar reich an Nährstoffen wie Kompost für das Gartengemüse. Mithilfe der Wildkräuter-Vitalkost-Therapie ist also ein ausgewogenes Immunsystem relativ leicht zu erreichen.

Treffen Toxine, Viren, Bakterien, Chemotherapeutika, Arzneimittel und Impfstoffe auf ein schwach ausgebildetes Immunsystem, fehlen oft die entzündungshemmenden Immunfaktoren, die für eine kontrolliert ablaufende immunologische Reaktion sorgen. Ein entfesseltes Immunsystem

(Zytokinsturm) ist kaum zu steuern. Es kann bei Kindern und Erwachsenen schwere Autoimmunreaktionen auslösen, welche die Entstehung von Autismus, ADHS („Zappelphilip-Syndrom"), Lernschwierigkeiten in der Schule oder *Restless Legs*-Syndrom bewirken können, ein Syndrom, das mich seit meinem Medizinstudium heimsuchte. Während des Studiums wurde ich mehrmals geimpft. Gut möglich, dass mein Immunsystem überreagierte und meine Myelinscheiden, die meine Nerven umhüllen, angegriffen hat. Das nennt man eine Autoimmunreaktion. Unruhige Beine sind eine mögliche Folge eines Geschehens, bei dem eine ungezügelte Immunantwort das eigene Gewebe attackiert.

Hätte ich damals über ein gesünderes Mikrobiom verfügt, wäre mir vielleicht eine solche Autoimmunreaktion erspart geblieben. Dann nämlich hätte mein Immunsystem für eine ausgewogene Antwort anstelle einer Attacke auf mein Nervengewebe gesorgt. Seit mehr als 20 Jahren setze ich die Wildkräuter-Vitalkost-Ernährungsweise konsequent um. Aufgrund ihrer Vitalstofffülle ist es mir gelungen, die mich belastende Symptomatik um fast 90 Prozent zu reduzieren. Nur in Stresssituationen spüre ich die Symptome noch mit voller Wucht.

Freilich gilt auch: Ein unausgereiftes kindliches Immunsystem in einer schadstoffbelasteten Welt bleibt verwundbar. Wie wirken sich Toxine auf das kindliche Immunsystem aus? Die Wissenschaft hat erst begonnen, auf diesem Gebiet zu forschen. Meine Strategie ist es, die Wildkräuter-Vitalkost-Therapie mindestens drei Monate vor einem Impftermin zu beginnen. Entsprechende Empfehlungen lesen Sie auf den Seiten 52 und 62.

Mittels einer solchen Vorgehensweise, die dem Körper fettlösliche Vitamine, organische Spurenelemente, bioaktive Pflanzenstoffe und Vitalstoffe zuführt, sorgen wir für den Aufbau eines gesunden Mikrobioms, um die entzündungsfördernden und entzündungshemmenden Immunfaktoren besser auszugleichen. Dann kann es gut gelingen, dass die entzündlichen Abläufe engmaschiger vom Immunsystem kontrolliert werden.

Eine solche Strategie würde potenzielle entzündliche Reaktionen besser beherrschbar machen. In diesem Zusammenhang erscheint mir interessant, dass das gefürchtete Szenario bei einer Covid-19-Infektion eben ein Zytokinsturm ist, bei dem proinflammatorische Immunfaktoren der Lunge schweren Schaden zufügen. Das ist eine der häufigsten Todesursachen im Verlauf einer Covid-19-Erkrankung.

Der Grund, warum nicht alle Covid-19-Patienten gleich verwundbar sind, liegt darin, dass einige über ein ausgewogeneres Mikrobiom verfügen als andere, wodurch die antientzündlichen und proentzündlichen Immunfaktoren

Die Bedeutung des Mikrobioms

bzw. Zytokine besser ausgeglichen sind. Damit ist eine hyperentzündliche Lungenentzündung kaum möglich. Solche Patienten klagen nur über mild verlaufende Symptome wie Müdigkeit, Halsschmerzen oder Schnupfen.

Quellen:

1. Harris Coulter, A Shot in the Dark, Penguin Verlag, 1991

2. S. Fiorino, C. Gallo u. a., Cytokine storm in aged people with CoV-2: possible role of vitamins as therapy or preventive strategy, Aging Clinical and Experimental Research, Bd. 32, 2020, S. 2115-2131

3. ebda.

4. Valter D. Longo, Fasting Protects Hematopoietic Stem Cells from Chemotherapy and Aging, Journal Cell Stem Cell, 2014, Bd. 14 (6), S. 704-705

5. Dr. John Switzer, Das große DETOX-Buch, Ayurveda Health & Beauty Verlag, 2020

6. Valter D. Longo, Fasting Protects Hematopoietic Stem Cells from Chemotherapy and Aging

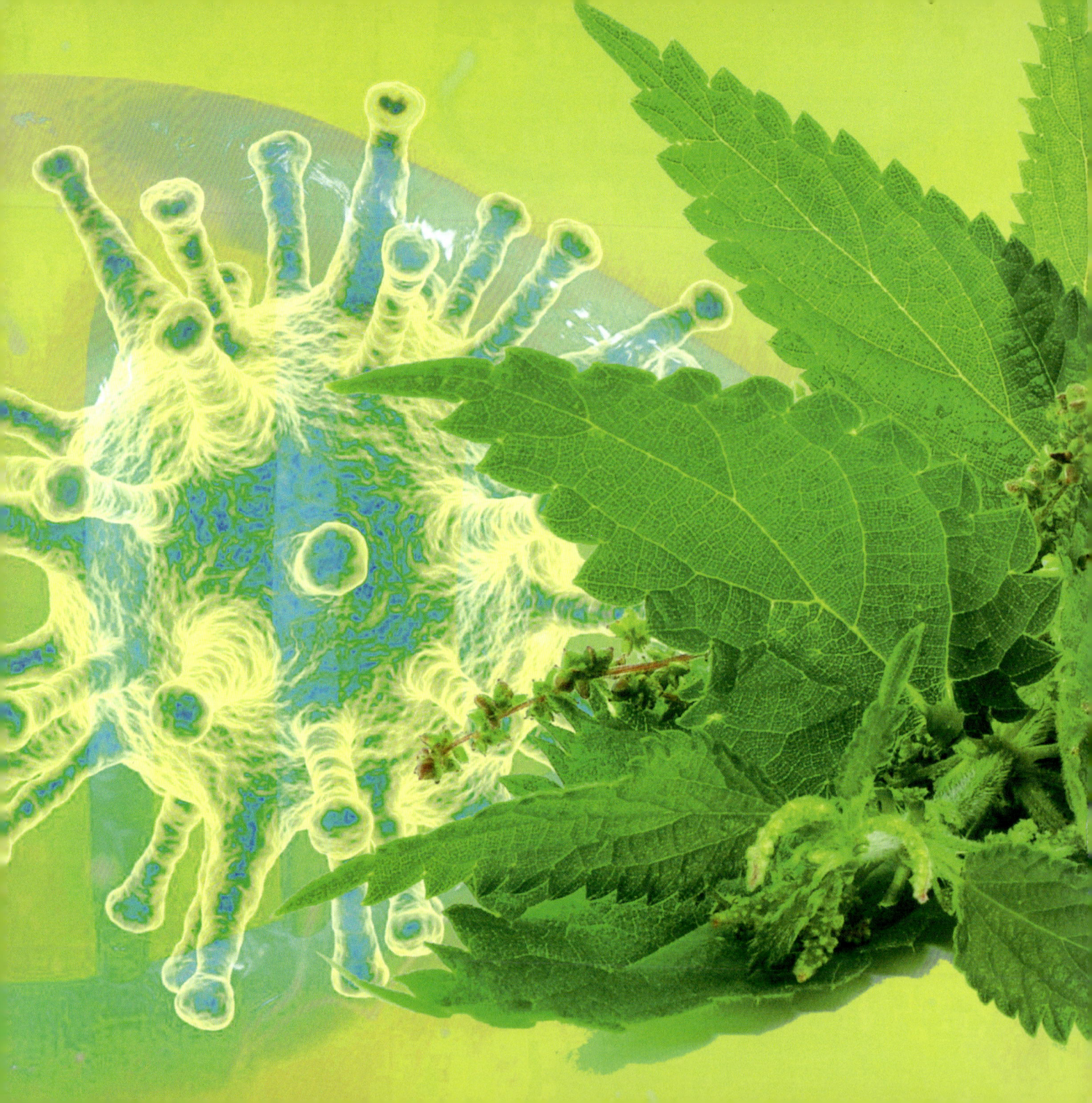

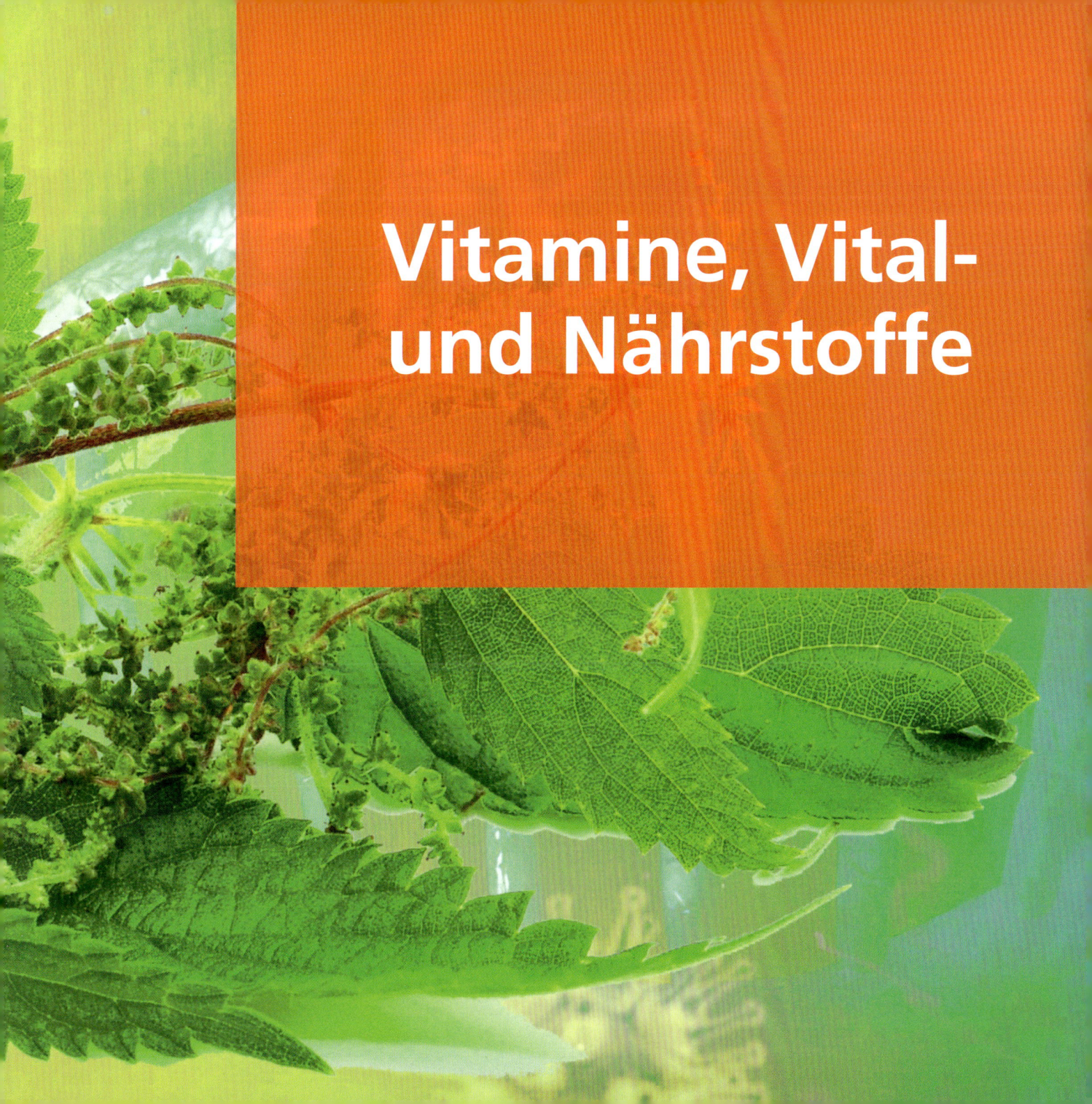

Vitamine, Vital- und Nährstoffe

Die fettlöslichen Vitamine

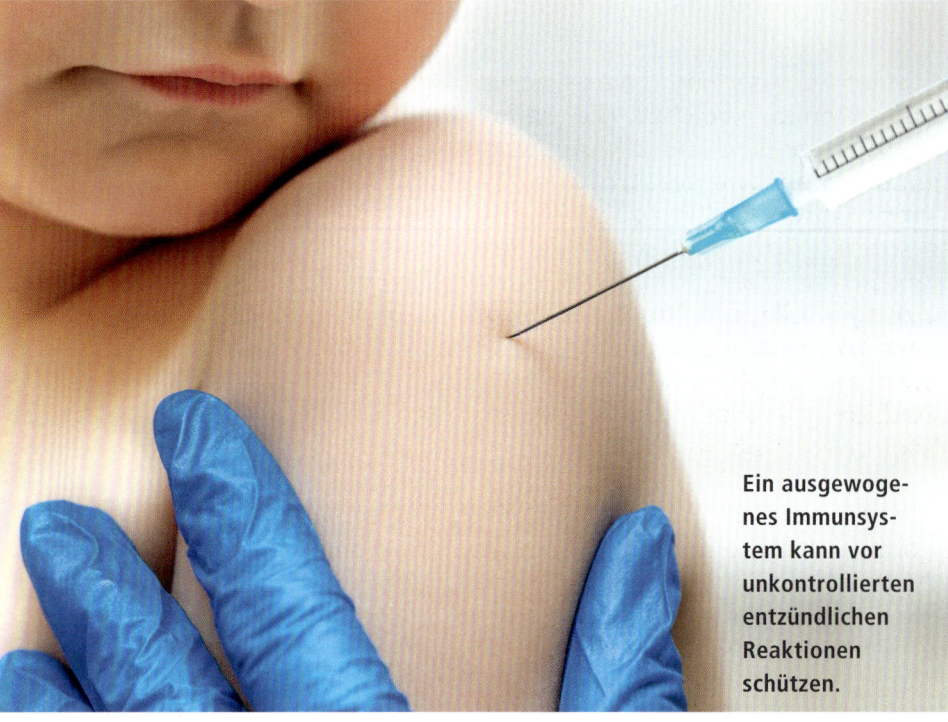

Ein ausgewogenes Immunsystem kann vor unkontrollierten entzündlichen Reaktionen schützen.

Vitamine, Vital- und Nährstoffe bei der Impfvorbereitung

Durch die Impfvorbereitung über einen Zeitraum von drei Monaten wollen wir die Entstehung von entzündlichen Nebenwirkungen und Autoimmunkrankheiten verhindern, egal ob es sich um eine MMR (Masern-Dreifach)-Impfung oder eine Covid-19-Impfung handelt. Wir wollen auch verhindern, dass im Zuge einer Impfung eine Allergieneigung entsteht.

Die fettlöslichen Vitamine

Vitamin A ist neben Vitamin D3 und dem Vitamin-E-Komplex ein wichtiges fettlösliches Vitamin, welches für die Immunabwehr der Schleimhäute, Haut und Lunge unerlässlich ist. Beta-Carotin ist eine Vorstufe von Vitamin A, aber seine Umwandlung in das aktive Vitamin A gelingt nicht immer. Deswegen sollten sowohl Kinder als auch Erwachsene für die Einnahme eines pharmakologischen Vitamin-A-Präparats während der Impfvorbereitung sorgen. Typische Symptome und Zeichen eines Vitamin-A-Mangels sind Nachtblindheit, Augenkrankheiten, Infektanfälligkeit, Lungen- und Atembeschwerden sowie schorfige und rissige Haut, z. B. an den Ellbogen und Fersen.

600.000 Todesfälle bei Kindern unter fünf Jahren waren im Jahr 2004 auf einen Vitamin-A-Mangel zurückzuführen; des Weiteren wurde eine erhöhte Anfälligkeit für Infektionskrankheiten festgestellt.[1] Vitamin A kann neben Vitamin D3 und dem Vitamin-E-Komplex entzündliche Prozesse wie einen Zytokinsturm eindämmen, es kann die Eiweißhüllen von Viren zerstören. Das sind gute Gründe, warum man die Vitamine A und D3 bei der Impfvorbereitung einnehmen sollte; den Vitamin-E-Komplex erhält man z. B. aus einem Omega-3-Öl, das aus Weizenkeimöl, Leinöl und Algenöl besteht.

Mithilfe dieser fettlöslichen Vitamine kann laut einer neuen Studie die Immunantwort auf das Covid-19-Virus kontrollierter und ohne Gefahr ablaufen, dass das entzündliche Geschehen entgleist. Die gleichen fettlöslichen Vitamine dürften zu einer ausgeglichenen Immunreaktion nach einer Impfung beitragen.[2]

Vitamin C

Vitamin C ist ein wasserlösliches Vitamin, welches die zelluläre Abwehr und die Bildung von Immunzellen wie Neutrophile, T-Lymphozyten und Phagozyten unterstützt. Vitamin C spielt neben den fettlöslichen Vitaminen eine wichtige Rolle, um für die Bildung von entzündungsdämpfenden Faktoren zu sorgen und somit entzündliche Prozesse wie einen Zytokinsturm zu verhindern.

Patienten, die unter subklinischem Skorbut leiden, nehmen weniger als 20 mg Vitamin C täglich zu sich. Fehlen Vitamin C und weitere Vitalstoffe, könnte fast jedes Virus zu einer explosiven entzündlichen Reaktion führen, weil die modulierenden und dämpfenden Immunfaktoren ohne Vitamin C kaum gebildet werden können. Erhält der Körper überhaupt kein Vitamin C, wird die Krankheit Skorbut auftreten, bei der innere Blutungen und ein Gangrän (Absterben von Gewebe) entstehen können.

Damals auf den Schiffen der britischen Marine sind in einem Zeitraum von ca. 400 Jahren um die zwei Millionen Seeleute aufgrund von Skorbut leidvoll gestorben. Durch den Verzehr von rohem, Vitamin-C-haltigem Sauerkraut ließ sich die Krankheit schlussendlich verdrängen. Deshalb gilt: Die richtigen Nahrungsmittel sind Medizin, um auch Ihr Kind zu schützen!

Ein Mangel an Vitamin C ist bei vielen Kindern weit verbreitet

Viele Kleinkinder werden fast ausschließlich mit industriellem und hoch erhitztem Fertigessen, Brot, Nudeln, Käse, Quark, Joghurt, Fleischprodukten und Süßigkeiten ernährt. Solche Nahrungsmittel enthalten kaum Vitamin C. Durch das Kochen von Gemüse wird der Gehalt an Vitamin C und Folsäure fast vollständig abgebaut. Früchte mit langen Transportwegen büßen auch viel Vitamin C ein. Babybrei, Porridge, Butterbrezen, Nudelgerichte, Quarkspeisen, Eier sowie Fleischprodukte liefern kaum Vitamin C.

Viele Kinder sind aufgrund ihrer Ernährungsweise mit Vitamin C unterversorgt. Liegt der Blutspiegel von Vitamin C unterhalb von 20 mg, spricht man von einem subklinischen Skorbut. Ein solcher Zustand kann zur Entstehung von Blutungen im Gehirn und in der Netzhaut beitragen. Dass ein Vitamin-C-Mangel weit verbreitet ist, sieht man an vielen Kindern, die unter Nasenbluten leiden, wenn die kleinen Kapillaren in der Nasenschleimhaut als Folge eines Vitamin-C-Mangels platzen.

Um bei Kindern einen adäquaten Vitamin-C-Blutspiegel zu gewährleisten, ist die Umstellung auf die Wildkräuter-Vitalkost zielführend. Kleinkinder lieben die Wildkräuter-Cocktails als Beikost. Sie spüren den außerordentlich

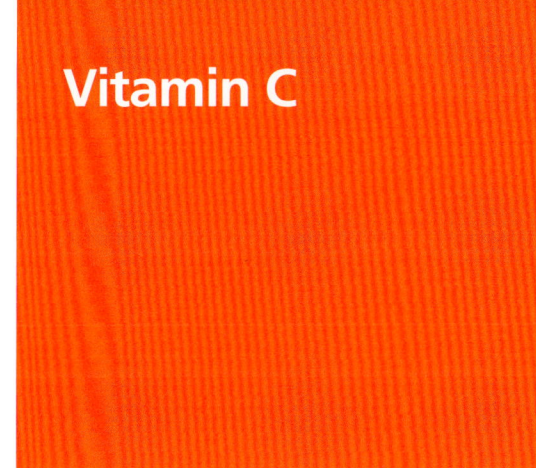

Vitamin C

hohen Anteil an Vitaminen, bioaktiven Pflanzenstoffen und Biophotonen. Viele Kinder haben hier eine bessere Intuition als die Erwachsenen. Zudem können wir externe Vitamin-C-Quellen wie Kalziumascorbat, Ascorbinsäure oder das magenfreundliche Ester-Vitamin-C einsetzen.

Vitamin-C-Hochdosis-Therapie vor der Impfung

Damit bei einer Impfung keine unerwünschten Nebenwirkungen entstehen, empfehle ich bereits fünf Tage vor dem Impftermin die Einnahme von gepuffertem Vitamin C (Kalziumascorbat oder Natriumascorbat), alle zwei Stunden ein Gramm für Erwachsene, für Kleinkinder etwa 200 bis 500 mg alle zwei Stunden (siehe Einnahmeplan Seiten 60/61). Bei einer solchen Dosierung kann Durchfall entstehen, ein Zeichen, dass die Vitamin-C-Sättigung erreicht ist. Dann sollte man die Dosis um ca. 30 bis 50 Prozent senken. Bildet sich der Durchfall immer noch

Vitamin-C-Hoch-dosis-Therapie

Zink und Selen

nicht zurück, sollte man noch weniger Vitamin C verabreichen. Man beachte, dass bei Durchfall die Zufuhr von Flüssigkeiten sowie von organischen Mikromineralien eine wichtige Maßnahme ist, um verlorene Elektrolyte auszugleichen.[3]

Warum Vitamin C?

Vitamin C ist eines der besten Antioxidantien, um schädliche freie Radikale und oxidative Prozesse zu neutralisieren. Positiv wurde von Kindern berichtet, die hochdosiertes Vitamin C vor und während einer Impfung erhalten haben. Das Ergebnis? Sie konnten die Impfung ohne entzündliche Begleitreaktionen wegstecken, ein starkes Argument für den Einsatz von Vitamin C. Auch Tierversuche konnten zeigen, dass die Gabe von Vitamin C die Wirksamkeit einer Impfung steigert.[4]

Hochdosiertes Vitamin C wäre also eine weitere Maßnahme, um die Bildung von entzündungsfördernden Zytokinen wie Interleukin 6, Interleukin 8, Interleukin 18 und TNF-Alpha in Schach zu halten, damit keine Entzündungen außer Kontrolle geraten. Solche proentzündlichen Zytokine können das Immunsystem durcheinanderwirbeln wie die Erstürmung eines besetzten Hauses durch Elitesoldaten, bei der das Haus niederzubrennen droht. So ähnlich verläuft eine Autoimmunkrankheit.

Werden ausreichend entzündungshemmende Zytokine gebildet, kann eine solche entzündliche Reaktion abgebremst werden wie durch eine Feuerwehr, die bemüht ist, Feuerquellen zu löschen, bevor das Haus völlig niederbrennt. Sind hauptsächlich die entzündungsfördernden Zytokine am Werk, kann ein Großbrand entstehen; hier ist die Medizin oft überfordert wie bei der Intensivbehandlung von Covid-19-Patienten.

Aus Goa, Indien, erreichte mich die Video-Botschaft eines Kollegen, der trotz intensiver Vorsichtsmaßnahmen schwer an Covid-19 erkrankte. Auch bei ihm handelte es sich um einen schwerwiegenden Zytokinsturm, den er und sein Team mit den üblichen Mitteln wie Steroiden, Antikoagulantien und Anti-Thrombose-Mitteln ohne spürbaren Erfolg in den Griff zu bekommen versuchten. Selbst Gaben von Vitamin C und D3 sowie von Zink brachten nicht die erwünschte Linderung.

Am siebten Tag erreichte ihn die Empfehlung eines indischen Kollegenteams, es mit hohen Dosen von Vitamin C zu versuchen. Er nahm daraufhin alle sechs Stunden 25 g Vitamin C zu sich, also 100 g Ascorbinsäure täglich. Bereits nach der dritten Gabe fühlte er sich signifikant besser, nach zwei Tagen hatte er den schweren Verlauf der Krankheit vollständig im Griff. Er berichtete, dass praktisch keine Nebenwirkungen durch die Einnahme des Vitamin C auftraten, und wendet mittlerweile die gleiche Therapie bei schweren Covid-19-Verläufen an.

Die lebenswichtigen Spurenelemente Zink und Selen

Zink ist ein Spurenelement, welches an mehr als 300 enzymatischen Reaktionen beteiligt ist, eine antivirale Wirkung entfaltet und die Immunabwehr in den Schleimhäuten stärkt. Ohne Zink können T-Lymphozyten in der Thymusdrüse nicht aktiviert werden und damit ihre Immunaufgaben nicht erfüllen. Wie kann man einen Zinkmangel erkennen? Die Bildung von weißen Flecken und Rillen an den Fingernägeln ist ein verlässliches Zeichen. Zink ist ein wichtiger Kofaktor des Enzyms Superoxid-Dismutase (SOD), eines der wichtigsten körpereigenen antientzündlichen Antioxidantien schlechthin.

Selen ist ein organisches Spurenelement, welches in Paranüssen und Nährhefeflocken in größeren Mengen vorkommt. Bereits zwei Paranüsse pro Tag können den täglichen Bedarf an Selen decken.

Ohne Selen kann Glutathion, ein weiteres wichtiges Antioxidans, nicht gebildet werden. Selen als Spurenelement wird gebraucht, um entzündliche Vorgänge und vor allem Autoimmunkrankheiten, bei denen das Immunsystem die eigenen Organe attackiert, im Zaum zu halten.[5]

Die oben genannten Vitamine und Spurenelemente sind für eine ausgeglichene Immunantwort von großer Bedeutung. Fehlen diese Vitamine und mineralischen Bausteine, wird das Immunsystem kaum in der Lage sein, für eine fein kalibrierte Immunreaktion zu sorgen, bei der die entzündungsfördernden und entzündungshemmenden Zytokine ausgeglichen sind. Ein gut aufgestelltes Immunsystem kann mittels proentzündlicher Zytokine Gas geben oder das entzündliche Geschehen mittels antientzündlicher Zytokine wieder einbremsen. Die Entstehung einer Autoimmunreaktion nach einer Impfung wäre damit unwahrscheinlich.

Falls Entzündungen entstehen, sollten sie kontrolliert ablaufen. Damit lässt sich verhindern, dass das Immunsystem „Brandbeschleuniger" auffährt und Autoimmunkrankheiten auslöst, ein Szenario, welches durch eine einseitige industrielle und vitalstoffarme Ernährungsweise entstehen kann. Dann würden wichtige

entzündungshemmende Zytokine fehlen, die gebraucht werden, um Entzündungen in Schach zu halten.

Mithilfe der fettlöslichen Vitamine A, D3, Vitamin-E-Komplex und Vitamin K sowie des wasserlöslichen Vitamin C und von Spurenelementen wie Zink und Selen kann jeder für den Aufbau eines ausgeglichenen Immunsystems sorgen. Ergänzt man diese mit Pflanzenfasern, Omega-3-Fettsäuren und löslichen Ballaststoffen, wird das Mikrobiom optimal ernährt, die wichtigste Voraussetzung, um das Immunsystem zu stabilisieren und zu optimieren. Damit können entzündliche Reaktionen nicht außer Kontrolle geraten und Autoimmunreaktionen provozieren. Eine solche Absicherung vor einer Impfung zu haben ist ein hohes Gut.

Einige Virologen und Wissenschaftler befürchten, dass durch die neuartigen Covid-19-Vakzine unerwartete Immunreaktionen nach Impfungen auftreten können. Es sind bereits Fälle von Mikro-Thrombosen eingetreten, auch Todesfälle durch Thrombosen bei völlig gesunden Menschen in meinem persönlichen Umfeld. Daher gilt es aus meiner Sicht, jeglichen entzündlichen und Autoimmunreaktionen nach einer Covid-19-Impfung durch Ernährungsoptimierung, regelmäßige

Weitere immunstärkende Vital- und Nährstoffe

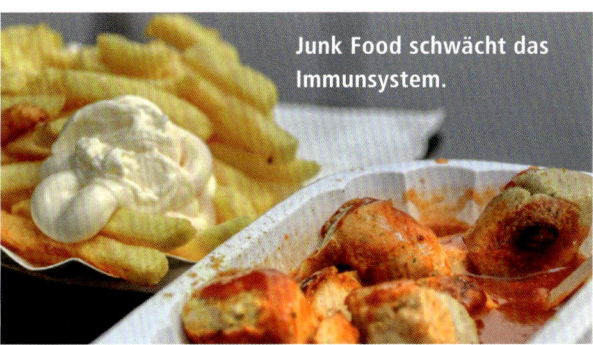

Junk Food schwächt das Immunsystem.

Gaben von organischen Mineralien, Vitaminen und Antioxidantien und die Einnahme von Omega-3-Fettsäuren vorzubeugen.

Meine Empfehlung für Kindernahrung ist, etwas Mandel- oder Kokosjoghurt mit Nährhefeflocken zu mischen und zusammen mit Beeren, auch gefrorenen, zu verzehren. Heidelbeeren enthalten wertvolle antientzündliche Polyphenole. Paranüsse können notfalls zu Mehl gemahlen und hinzugegeben werden. Falls die Hefeflocken Widerstand auslösen, kann man sie sowohl mit Kinder-Kakaopulver in Rohkostqualität als auch Stevia schmackhaft zubereiten.

Weitere immun-stärkende Vital- und Nährstoffe

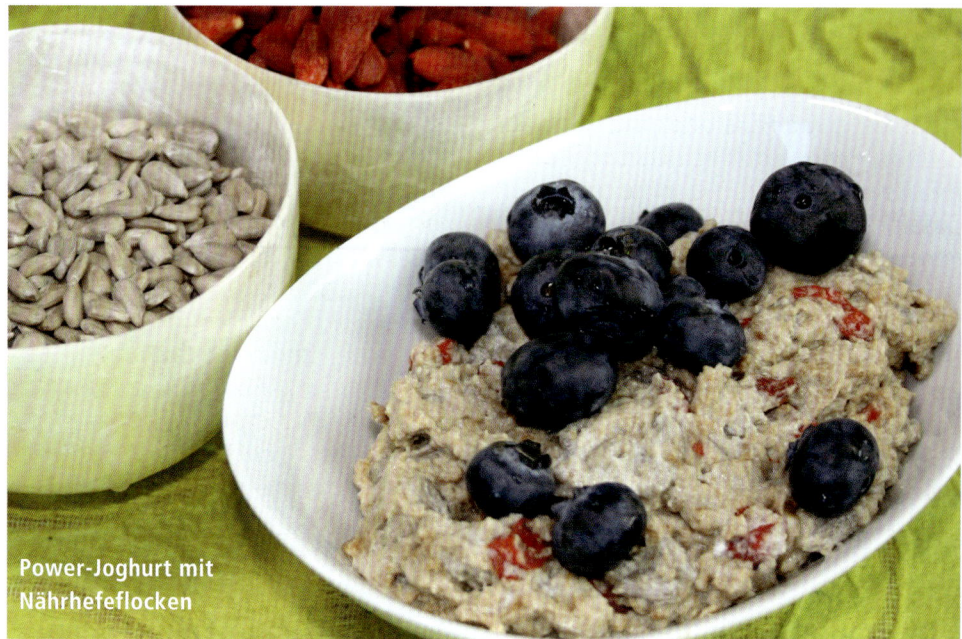

Power-Joghurt mit Nährhefeflocken

Eine generelle Remineralisierung des Körpers mit organischen Mikromineralien und Meeresalgen, die über eine Reihe von Spurenelementen verfügen, ist kaum zu unterschätzen. Säugetiere des Meeres, die hervorragend mineralisiert sind, leiden weder unter Autoimmunkrankheiten noch unter chronischen Entzündungen.

Bioaktive Pflanzenstoffe, vor allem aus Garten- und Wildkräutern, Omega-3-Fettsäuren aus Lein- und Chiasamen sowie Walnüssen und die langkettigen Fettsäuren DHA und EPA aus Algenöl und Wildlachs spielen eine wichtige Rolle, um entzündliche Prozesse auszubremsen.

Mein verehrter Lehrer Dr. Artur Braun war homöopathischer Landarzt und Mikrobiologe. Er hat die gesamte medizinische Literatur vor 1790 gesichtet, dem Jahr, in dem Dr. Edward Jenner die Pockenimpfung einführte. Laut Dr. Braun gibt es keine Hinweise auf Heuschnupfen, Pollenallergien oder allergisches Asthma vor 1790.

Sein Fazit: Eine Allergieneigung entsteht durch eine Entgleisung des Immunsystems, ausgelöst durch eine Impfung.

Aus meiner 35-jährigen ärztlichen Tätigkeit kann ich diese Hypothese bestätigen. Ein durch eine Impfung aufgestacheltes Immunsystem kann hyperaktiv auf bestimmte Antigene wie Pollen reagieren. Um die hohe Reaktivität einzudämmen, ist das Immunsystem auf kurzkettige Fettsäuren wie Butyrat (Buttersäure), Proponiat und Acetate (Salze der Essigsäure) angewiesen, die mittels eines gesunden Mikrobioms gebildet werden. Durch den Wiederaufbau des Mikrobioms mit der Wildkräuter-Vitalkost kann es gelingen, die Allergieneigung zu unterbinden. Das konnte ich bei zahlreichen

Patienten und in der eigenen Familie erleben.

Die Schweinegrippe-Impfung 2009/2010

Eine heftige Impfreaktion wurde im Jahr 2010 beobachtet, als Hunderte von Menschen nach der Schweinegrippe-Impfung Symptome einer Narkolepsie entwickelten. Die Narkolepsie beschreibt einen Zustand, bei dem zu jeder Tageszeit ein Sekundenschlaf eintreten kann, egal ob bei der Arbeit, beim Autofahren oder beim Essen. Diese Autoimmunkrankheit ist nicht heilbar und führt normalerweise zu Arbeitsverlust und Arbeitslosigkeit.

Die ersten vereinzelten Fälle tauchten im August 2010 in Schweden, Finnland, Norwegen und Irland bei geimpften Kindern und Jugendlichen auf. Laut der Europäischen Arzneimittelagentur wurden bis Januar 2015 mehr als 1.300 Fälle bekannt, darunter auch zahlreiche in Deutschland. Epidemiologische Studien ermittelten einen Zusammenhang mit dem Impfstoff Pandemrix.[6]

Doch nicht jedes geimpfte Kind litt unter einer solchen Autoimmunkrankheit nach erfolgter Impfung. Nach meiner Einschätzung waren nur Kinder betroffen, bei denen die Impfung einen ungezügelten Zytokinsturm ausgelöst hatte. Möglicherweise waren die Kinder schlecht ernährt oder litten unter einem Mangel an mehreren essenziellen fettlöslichen Vitaminen sowie Vitamin C, Zink, Selen und wichtigen Omega-3-Fettsäuren wie DHA und EPA.

Der Staat musste unverzüglich reagieren und Impfstoffe im Wert von mehr als 200 Millionen Euro vernichten. In Schweden forderten Hunderte von Patienten eine Entschädigung: Die ihnen angebotene Summe von bis zu einer Million Euro war ihnen aber zu wenig als Ersatz für den lebenslangen Ausfall des Arbeitsverdienstes, so die schwedische Narkolepsie-Vereinigung.

Mittels des Einsatzes von fettlöslichen Vitaminen, hochdosiertem Vitamin C, Zink, Selen, Mikromineralien und bioaktiven Pflanzenstoffen z. B. aus Sprossen-Fermentsäften und Wildkräutern können wir für die Bildung der hemmenden Immunfaktoren sorgen, um die Kollateralschäden zu minimieren.

Es ist nicht auszuschließen, dass eine entzündliche Autoimmunreaktion das Nervensystem vieler gegen die Schweinegrippe Geimpfter erfasst und die Narkolepsie bzw. Schlafkrankheit ausgelöst hat. Hier haben mit hoher Wahrscheinlichkeit die dämpfenden Zytokine gefehlt. Problematisch ist die Tatsache, dass die meisten Kleinkinder über kein ausgereiftes Immunsystem verfügen. Eine ähnliche Situation erlebt man auch bei Erwachsenen, die sich sowohl schlecht ernähren als auch täglich Arzneimittel, Hormone, Antibiotika, Pestizide und Glyphosat zu sich nehmen. Damit kann kein gesundes Mikrobiom entstehen, um für ein stabiles und ausgeglichenes Immunsystem zu sorgen.

Ein weiteres Problem ist der Mangel an Vitalstoffen, Biophotonen, Chlorophyll, löslichen Ballaststoffen, fettlöslichen Vitaminen, den Omega-3-Fettsäuren DHA und EPA sowie organischen Spurenelementen. Diese werden für ein gesundes und ausgeglichenes Immunsystem benötigt.

Lebendige, nicht erhitzte Nahrung mit einer Fülle an Enzymen, Biophotonen, elektrischer Energie und Chlorophyll ist für ein starkes Immunsystem von Bedeutung. Nährstoffe, die vor allem die gesunden Darmbakterien benötigen! In einem gesunden Darm wimmelt es von mehr als 30 Billionen gesunden Darmmikroben, unseren wichtigen Helfern, vor allem bei der Bildung der kurzkettigen Fettsäuren Butyrat, Propionat und der

Die Schweinegrippe-Impfung 2009/2010

Acetate. Fehlen diese Fettsäuren, können weder Darm noch Gehirn ausreichend nach außen abgedichtet werden, um eine toxische bzw. immunologische Beschädigung dieser Organe zu verhindern.

Die fleißigen Mikroben des Mikrobioms sorgen sowohl für die Verdauung unserer Nahrung wie auch für die Bildung von Neurotransmittern wie Acetylcholin, Hormonen wie Serotonin, Verdauungsenzymen und Vitaminen. Durch die Bildung von Butyrat, Propionat und Acetaten sorgt das Mikrobiom für die Hemmung von hyperaktiven Entzündungen und Autoimmunkrankheiten, die durch ein Übermaß an proentzündlichen Zytokinen entstehen können. Interessant auch: Ist das Mikrobiom in der Lage, diese kurzkettigen Fettsäuren zu bilden, ist der Darm ausgeglichener und stellt sich ein Gefühl von Gelassenheit und Stressresistenz ein.

Histamin-Intoleranz

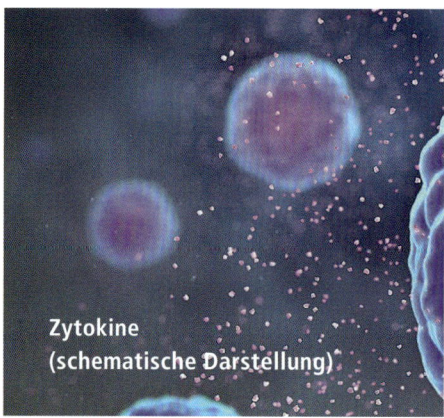

Zytokine
(schematische Darstellung)

Histamin-Intoleranz:
Fehlen hier auch die
hemmenden Zytokine?

Im Falle einer Histamin-Allergie können Entzündungsprozesse ungebremst außer Kontrolle geraten. Bei einem Wespenstich kann die Histamin-Ausschüttung so heftig sein, dass der Notarzt kommen muss. Heute leiden Millionen von Menschen unter einer Histamin-Unverträglichkeit. Vor allem Nahrungsmittel wie Käse, Geräuchertes, bestimmte Früchte, Gemüse und Fertigessen können eine ungezügelte Freisetzung von Histamin provozieren. Auch hier spielen die fehlenden entzündungshemmenden Zytokine eine wichtige Rolle.

Ein solcher Mangel kann nur durch den konsequenten Wiederaufbau des Mikrobioms behoben werden, ergänzt durch die Einnahme von fettlöslichen Vitaminen, B-Komplex-Vitaminen und löslichen Ballaststoffen sowie sehr gute Schlafhygiene. Ein

solcher Darm-Reset kann mehrere Monate beanspruchen.

Lebensmittelallergien auf Nüsse, Mais, Gluten, Milcheiweiß (Casein) und Eier sind keine Seltenheit und können eine Histamin-Reaktion provozieren. Früher litt ich selbst beim Verzehr von Gluten, Milcheiweiß und Eiern unter solchen Allergien; diese verschwanden durch den Verzehr der Wildkräuter-Vitalkost sowie durch ayurvedische Detox-Maßnahmen.

Eine heftige Histamin-Reaktion ist nichts anderes als die ungebremste Ausschüttung von entzündungsfördernden Zytokinen, meistens bei Menschen, deren Mikrobiom seit frühester Kindheit geschädigt (Antibiotika, Medikamente, Glyphosat, Pestizide) oder noch niemals richtig aufgebaut wurde (Kinder, die weder gestillt noch mit grünem Blattgemüse ernährt wurden).

Lebensbedrohlicher
Zytokinsturm

Besonders gefährlich ist die Situation, wenn Organe wie die Haut, die Lunge, der Darm und das Gehirn von einem Zytokinsturm heimgesucht werden. Typische Symptome sind Fieber, Rötung, Ödeme, Urtikaria (Nesselsucht), starke Schmerzen, Zerschlagenheit, Durchfall, Erbrechen, Hypertonie, Asthma bronchiale, Durchblutungsstörungen und Hautblutungen.

Jedes Jahr sterben 70.000 bis 90.000 Menschen in Deutschland an einer Sepsis bzw. Blutvergiftung. Auch hier sorgen die entzündungsfördernden Zytokine für entzündliches Chaos. Und auch hier ist das Immunsystem nicht in der Lage, für die Bildung von antientzündlichen Immunfaktoren zu sorgen, ohne die eine ausgewogene Immunantwort nicht möglich ist. Dem Immunsystem fehlt sozusagen ein wirksames Bremspedal, um dem entzündlichen Treiben ein Ende zu bereiten.

Einmal erzählte mir eine Patientin, Mitte 40, wie sie die Amputation eines Fingers verhindern konnte, als sie mehrere Tage mit einer fieberhaften Sepsis bettlägerig war. Angespornt durch mein Rezeptbuch mixte sie täglich einen Brennnessel-Früchte-Cocktail und konnte dadurch ihren Finger retten.

Es ist naheliegend und einleuchtend, dass in einer akuten Situation

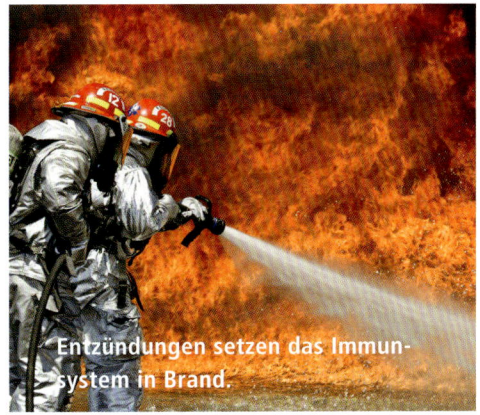
Entzündungen setzen das Immunsystem in Brand.

Arzneimittel eingesetzt werden müssen. Hierbei ist unbedingt der Arzt beratend hinzuzuziehen. Sehr gute Erfahrungen habe ich mit homöopathischen Einzelmitteln in Verbindung mit Vitalstoffen, Vitaminen, Mikromineralien, Sprossen-Fermentsäften und ayurvedischen Ansätzen gemacht.

Natürlich empfiehlt sich der Königsweg und der lautet Vorbeugung! Mithilfe von vitalstoffreichen Nahrungsmitteln kann ein Neustart des Darms, Mikrobioms und Immunsystems gelingen. Folgende Nahrungsmittel und Vitalstoffe sind dabei hilfreich:

- Fettlösliche Vitamine A, D3, Vitamin-E-Komplex aus Weizenkeimöl, Vitamin K1 und K2. Vitamin C als Kalziumascorbat (1 bis 3 g täglich), Zink und Selen

- Organische Spurenelemente und sekundäre Pflanzenstoffe

- Wildkräuter-Smoothies und Sprossen-Fermentsäfte

- Milchsaure Nahrungsmittel wie Sauergemüse, Kimchi, Miso, Brottrunk und Kwass

Laut Ayurveda ist der Darm die Quelle menschlicher Gesundheit und physischen Wohlbefindens. Das Ziel ist eine Gesundung und Ertüchtigung des Mikrobioms, damit sich vor allem die Immun- und Darmstammzellen regenerieren und die Bildung von jungen und gesunden Zellen bewirken. Mit einfachen Detox-Maßnahmen lässt sich sogar die Aktivität der Darmstammzellen verdoppeln.[7]

Mithilfe von vitalstoffreichen Nahrungsmitteln und eines Neustarts des Darms und Mikrobioms wird das Immunsystem besser aufgestellt; das macht die Entstehung von Autoimmun- und septischen Erkrankungen unwahrscheinlich. Ayurvedische Detox-Maßnahmen wie z. B. eine Wildkräuter-Vitalkost-Panchakarma-Kur und die fünftägige Detox-Kur für zu Hause (Seite 66) können für einen Darm-Reset sorgen.[8]

Viele Menschen haben kleine undichte Stellen in der Darmwand. Diese müssen auf natürliche Art und Weise verschlossen werden. Meiner Erfahrung nach kann dies mithilfe der Wildkräuter-Vitalkost am besten gelingen. Bleiben die undichten Stellen weiterhin offen, können Toxine aus dem Darm in

den Blutkreislauf gelangen und die Entstehung von Autoimmunkrankheiten begünstigen.

Da das Immunsystem zu ca. 80 Prozent entlang des Darms angesiedelt ist, wird es von einer Optimierung des Darms samt Mikrobiom immer profitieren. Das Immunsystem braucht ein sauberes Darmmilieu, um Immunzellen, Antikörper und Immunfaktoren bilden zu können. Je toxischer der Darminhalt, desto schlechter können die Immunstammzellen die benötigten Immunzellen und Immunfaktoren herstellen. Unsere Vorfahren mussten ohne Antibiotika, Impfungen und Arzneimittel auskommen; das Mikrobiom stellte ihre Apotheke dar. Es war und ist eine sprudelnde Quelle von Hormonen, Neurotransmittern, entzündungshemmenden Stoffen, Vitaminen, Enzymen und reichlich Butyrat. Das versetzte das Immunsystem in die Lage, auf Infektionen und Entzündungen angemessen zu reagieren. Hyperentzündliche Reaktionen,

Lebens- bedrohlicher Zytokinsturm

Krebs- oder Autoimmunkrankheiten kannten unsere Vorfahren nicht. Ihre Überlebensfähigkeit hing von einem leistungsfähigen Mikrobiom ab.

Meine evidenzbasierten Praxiserfahrungen mit der Wildkräuter-Vitalkost-Strategie haben wiederholt eine deutliche Abnahme von Beschwerden in Verbindung mit Allergien, Histamin-Intoleranz, Nahrungsmittelunverträglichkeiten, entzündlichen Hautausschlägen sowie grippalen Infekten und Erkältungen gezeigt. Virusinfekte wurden meistens in den oberen Luftwegen abgefangen und unschädlich gemacht, die Verläufe waren häufig sehr mild. Zahlreiche bioaktive Pflanzenstoffe aus heimischen Wildkräutern sind bekannt für ihre Signalwirkung auf Gene, die das Immunsystem steuern.[9]

Quellen:

1. R. R. Penkert, S. L. Surman u. a., Vitamin A deficient mice exhibit increased viral antigens and enhanced cytokine/chemokine production in nasal tissues following respiratory virus infection despite the presence of FoxP3+ T cells, International Immunology, Bd. 28 (3), 2016, S. 139-152

2. S. Fiorino, C. Gallo u. a., Cytokine storm in aged people with CoV-2: possible role of vitamins as therapy or preventive strategy, Aging Clinical and Experimental Research, Bd. 32, 2020, S. 2115-2131

3. ebda.

4. S. Banic, Immunostimulation by Vitamin C, International Journal for Vitamin and Nutrition Research, 1982, Bd. 23, S. 49-52

5. M. Sahebari, Z. Rezaieyazdi u. a., Selenium and Autoimmune Diseases: A Review Article, Current Rheumatology Reviews, Bd. 15 (2), 2019, S. 123-134

6. Grippeimpfung: Wie Pandemrix eine Narkolepsie auslöst, Deutsches Ärzteblatt, 2. Juli 2015

7. M. M. Mihaylova, C.-W. Cheng u. a., Fasting Activates Fatty Acid Oxidation to Enhance Intestinal Stem Cell Function during Homeostasis and Aging, Cell Stem Cell, 2018, Bd. 22 (5), S. 769-778

8. Dr. John Switzer, Das große DETOX-Buch, Ayurveda Health & Beauty Verlag, 2020

9. S. Upadhyay , M. Dixit, Role of Polyphenols and Other Phytochemicals on Molecular Signaling, Oxidative Medicine and Cellular Longevity, 2015

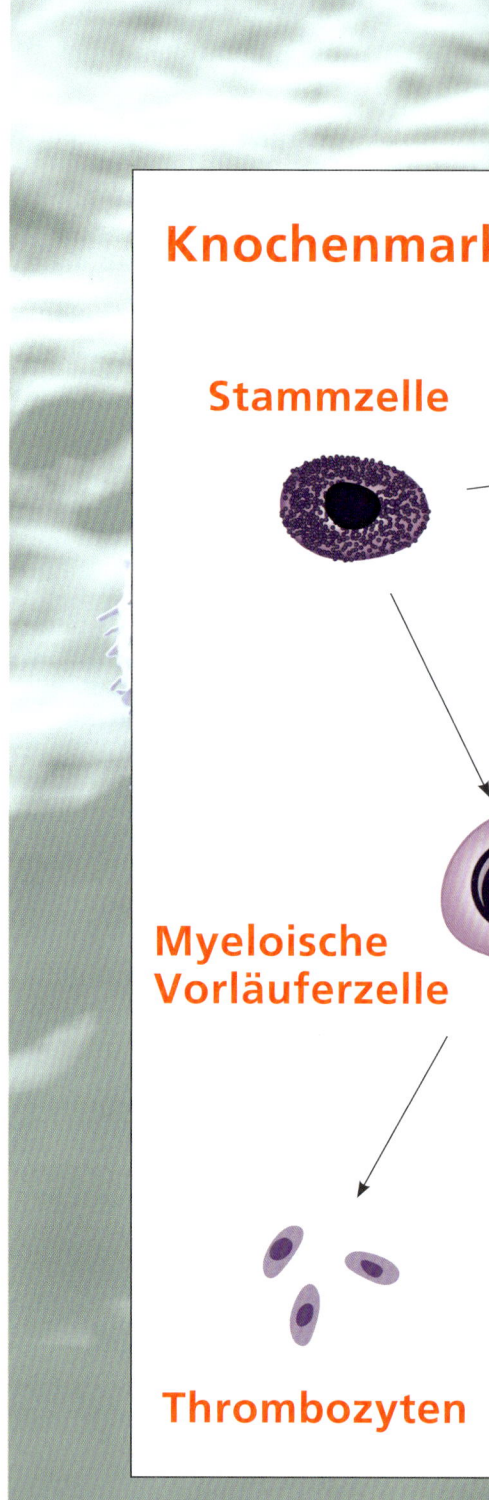

Knochenmark

Stammzelle

Myeloische Vorläuferzelle

Thrombozyten

Immunzellen des Immunsystems

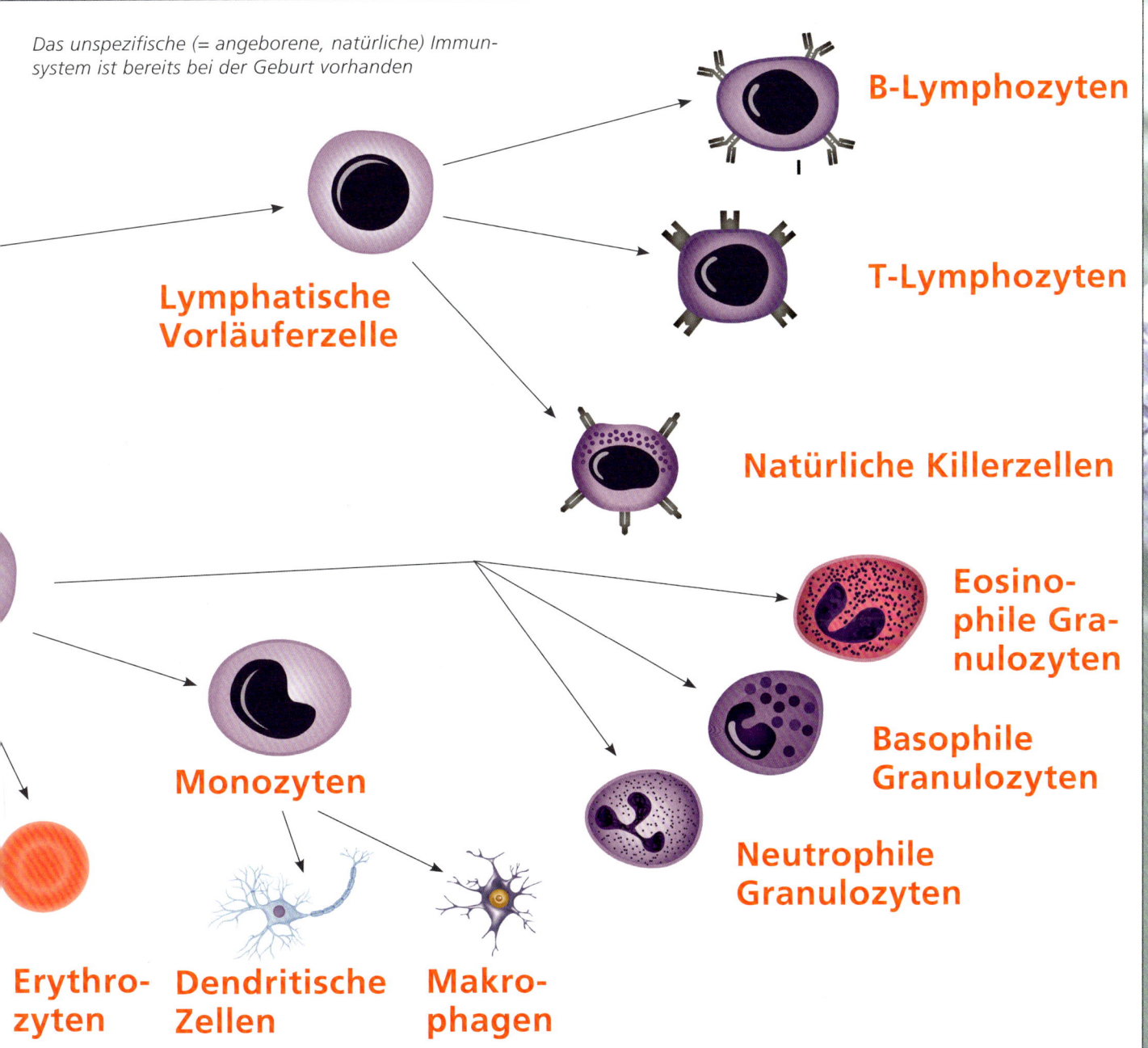

Das unspezifische (= angeborene, natürliche) Immunsystem ist bereits bei der Geburt vorhanden

B-Lymphozyten

T-Lymphozyten

Lymphatische Vorläuferzelle

Natürliche Killerzellen

Eosinophile Granulozyten

Monozyten

Basophile Granulozyten

Neutrophile Granulozyten

Erythrozyten

Dendritische Zellen

Makrophagen

27

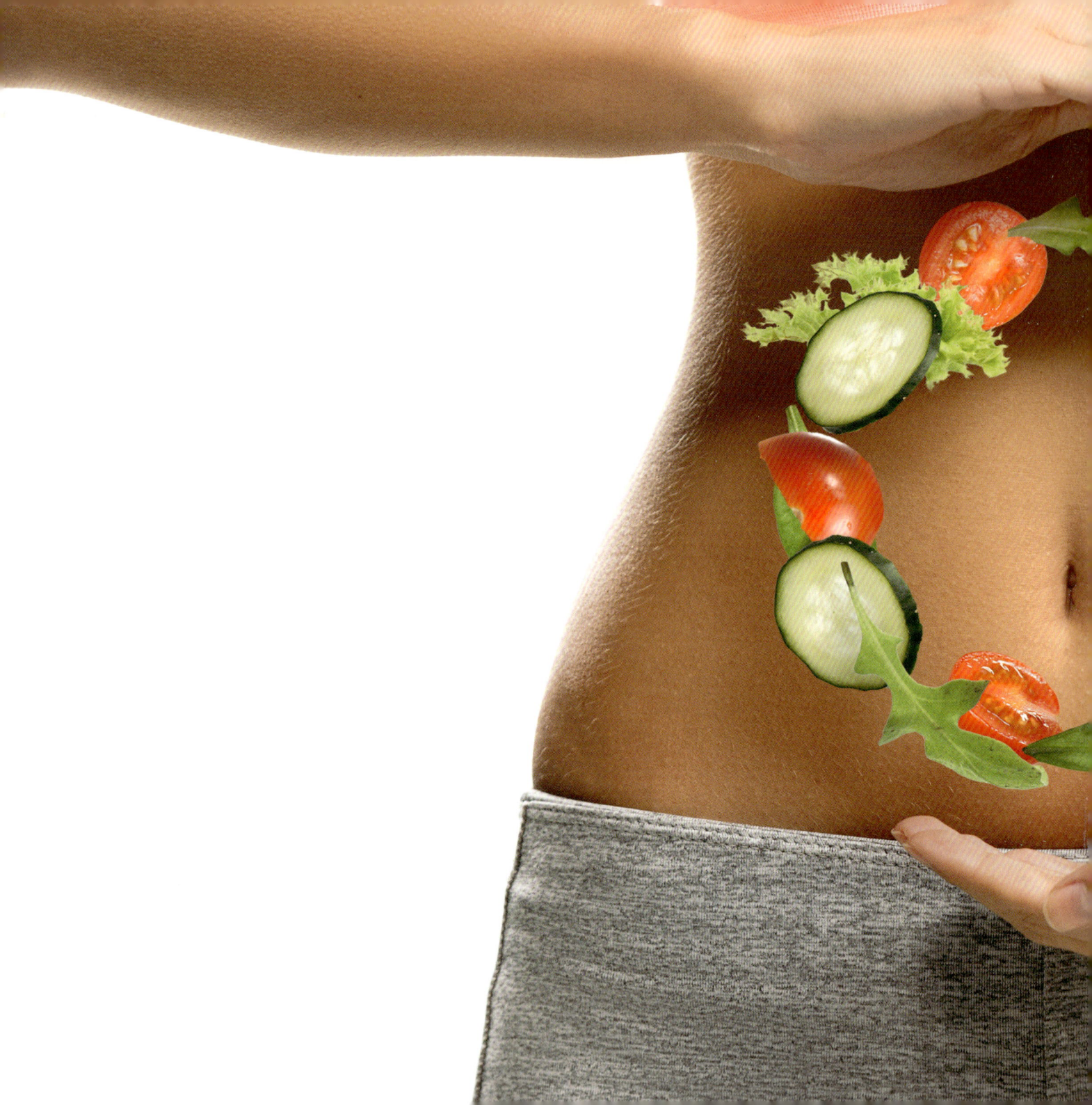

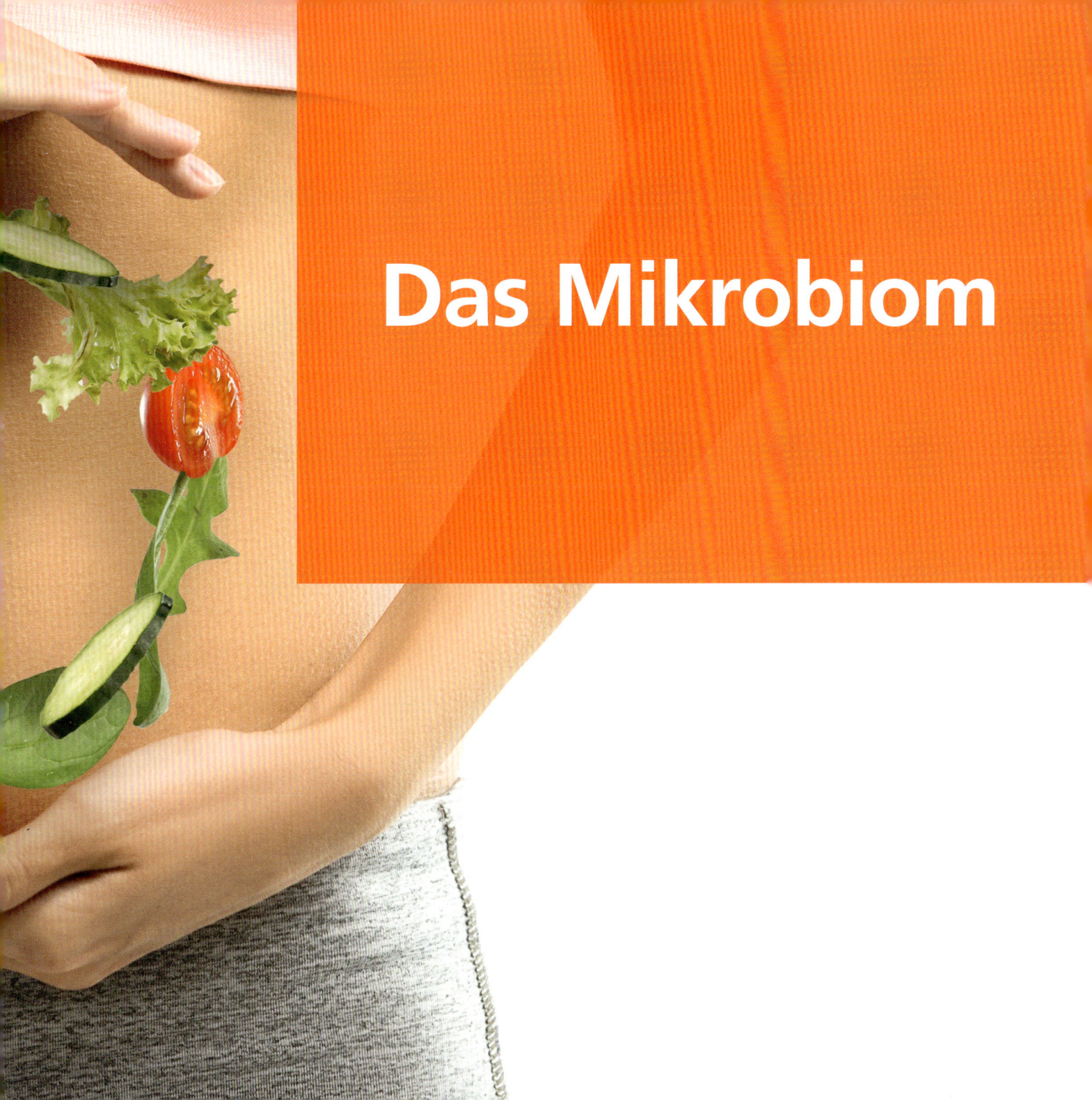

Das Mikrobiom

Rolle des Mikrobioms

Das Mikrobiom ist ähnlich aufgebaut wie ein Komposthaufen; bei beiden laufen Fermentationsprozesse ab. Im Mikrobiom ist der Mensch verwurzelt. Je reichhaltiger das Mikrobiom, desto tiefer sind unsere Wurzeln, desto stabiler unsere Gesundheit. Um die Symbiose zwischen Mikrobiom und Mensch zu optimieren, müssen lösliche und unlösliche Pflanzenfasern an die hungrigen Darmbakterien geliefert werden.

Wird das Mikrobiom durch Faserstoffe aus möglichst vielen Pflanzenquellen genährt, sorgen die Darmmikroben für die Bildung der kurzkettigen Fettsäuren Butyrat (Buttersäure), Propionat und der Acetate (Essigsäure). Diese Fettsäuren dienen als wichtige Energieträger für den Darm und sorgen für eine Stärkung der Verdauungskraft und für bessere Ausscheidung. Dadurch lassen sich Fettleibigkeit und Gewichtszunahme verhindern.

Die Fettsäuren bewirken eine bessere Abdichtung der Darmschleimhaut und der Blut-Hirn-Schranke. Schwermetalle, Impfstoffe, Herbizide wie Glyphosat sowie Pestizide könnten weder ins Gehirn noch in den Blutkreislauf gelangen, wenn das Mikrobiom für die Bildung von Butyrat sorgt. Laut Dr. David Perlmutter, einem renommierten Neurologen und Buchautor aus Naples, Florida, kann ein gut entwickeltes Mikrobiom Neurodegeneration, Autoimmunkrankheiten, Demenz, Parkinson, ALS, MS, Gehirnnebel, Depression und Angst in Schach halten, weil entzündliche und toxische Prozesse im Gehirn nicht Fuß fassen können.[1]

Ein ausgereiftes und leistungsstarkes Mikrobiom kann sowohl B-Vitamine als auch Neurotransmitter synthetisieren. Dazu gehören Verbindungen wie Acetylcholin, GABA, Dopamin, Adrenalin und Noradrenalin, Ghrelin und Leptin. Diese Neurotransmitter können für Wohlbefinden, erholsamen Schlaf, Gelassenheit und Stressresistenz, gutes Gedächtnis und Konzentration sowie eine bessere Wahrnehmung sorgen. Unser Mikrobiom gilt als unser Bauchhirn, in dem mehr als 500 Millionen Nervenfasern gebündelt sind, die mit unserem ersten Gehirn in Verbindung stehen. Dank der Bildung von Neurotransmittern sorgt ein gesundes Mikrobiom für eine optimale Verbindung mithilfe des Vagusnervs.

Schon im Ayurveda vor mehr als 4.000 Jahren hat man die Bedeutung eines gesunden Darms erkannt. Spricht man vom gesunden Darm, sollte man immer zuerst an das Mikrobiom denken. Die neuere Forschung an einem Stamm von gesunden Jägern und Sammlern in Ostafrika hat gezeigt, dass sie jährlich ca. 600 verschiedene Wildpflanzen, Wurzeln und Früchte verzehren. Das sind beste Nahrungsmittel für das Mikrobiom, der Grund, warum sie vor Kraft strotzen!

Fazit: Unser Mikrobiom wird durch eine Vielfalt an Pflanzen, Gemüsen, Kräutern, Früchten und Wurzeln am besten genährt. Je vielfältiger unsere pflanzlichen Quellen, desto besser ist die Wirkung. Laut dem US-Arzt und Ernährungsforscher Dr. Michael Greger wäre es optimal, wenn man wöchentlich 30 verschiedene pflanzliche Nahrungsmittel zu sich nehmen würde.[2] Je besser und gesünder das Mikrobiom aufgestellt ist, desto geringer die Chancen, dass uns heftige Entzündungen wie ein Zytokinsturm heimsuchen. Solche hitzigen und außer Kontrolle geratenen Immunreaktionen werden durch ein geschädigtes und minderwertiges Mikrobiom begünstigt.

Impfnebenwirkungen, Neurodegeneration, chronische Entzündungen, Allergien und Histamin-Intoleranz sind die typischen Auswirkungen eines schlecht genährten Mikrobioms. Was viele nicht wissen: Käse, Quark, Joghurt, Fleisch, Fisch, Eier, Mehlspeisen, Nudeln, viele Brotsorten,

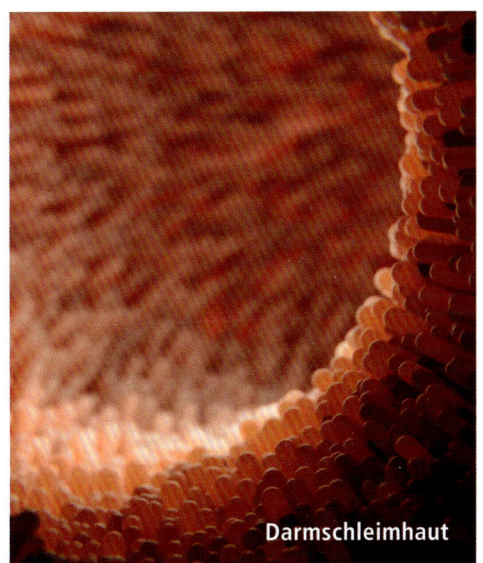
Darmschleimhaut

Fertigessen, Reis und Mais sind nicht dazu geeignet, für ein gesundes Mikrobiom zu sorgen. Milchprodukte, tierisches Eiweiß sowie Fertigessen und Fastfood enthalten keine oder nur wenige Ballaststoffe. Entsprechend hungern unsere Darmbakterien bei vollen Töpfen! Um die 60 Prozent der konsumierten Kalorien weltweit stammen aus Weizen, Mais und Reis. Diese Grundnahrungsmittel können unser Mikrobiom nicht gesund erhalten. Daher werden viele Menschen von Entzündungen, Allergien und Autoimmunkrankheiten geplagt und sind auch vor Impfnebenwirkungen nicht sicher.

Ein gut genährtes Mikrobiom mit mehr als 1.000 gesunden Bakterienspezies wirkt wie ein Puffer, um Toxine und entzündliche Reaktionen abzufangen und sie unschädlich zu machen. In unmittelbarer Nachbarschaft des Mikrobioms sind ca. 80 Prozent des Immunsystems angesiedelt. Geht es unseren Darmbakterien gut, wird auch unsere Immunabwehr stark sein. Die Entstehung von heftigen Impfnebenwirkungen ist dann eher unwahrscheinlich. Giftstoffe, Medikamente, Impfstoffe, Allergene und Histamin können mittels eines leistungsfähigen Mikrobioms herausgefiltert und entsorgt, Autoimmunreaktionen und chronische Entzündungen verhindert werden. Dann steht nicht zu befürchten, dass sie den Organismus ständig belasten.

Wir dürfen nicht vergessen, wie dünn unsere Darmschleimhaut ist, jene Trennung zwischen Darminhalt und Blutkreislauf. Sie besteht lediglich aus einer Zellschicht. Treffen auf diese Schicht Toxine, und davon gibt es viele in unserer industriellen Nahrung, dann können die Nähte zwischen den Zellen zumindest aufgeweicht werden. Damit wären Tür und Tor für Toxine und Bakterien aus dem Darm geöffnet, die in den Blutkreislauf gelangen.

Eine gut ausgebildete Darmflora bzw. ein Mikrobiom bildet eine Darmschleimhaut, die besser geschützt ist. Aber wer verfügt heute über ein gesundes Mikrobiom? Überall lauern belastende Chemikalien, Pflanzenzüchtungen und industrielle Produkte wie Fertigessen, Fastfood, hybrid gezüchtetes Gemüse und Obst, Gluten, Glyphosat und Pestizide,

Rolle des Mikrobioms

NPK (Natrium-Phosphor-Kalium)-Düngemittel, Schwermetalle, Arzneimittel, künstliche Süßungsmittel, Antibiotika und Medikamente sowie mit Genfutter ernährte Tiere. Noch in keiner Epoche der Menschheit waren Erwachsene und Kinder so schadstoffbelastet wie derzeit.

Bei einem entgleisten Immunsystem können Autoimmunerkrankungen wie Hashimoto-Thyreoditis (Entzündung der Schilddrüse), Psoriasis (Schuppenflechte), Colitis ulcerosa (chronisch-entzündliche Darmerkrankung), Lupus erythematodes (Schmetterlingsflechte), kindliches Rheuma und Allergien entstehen sowie andere Erkrankungen wie Diabetes Typ I und Asthma bronchiale. Entgleist bedeutet in diesem Zusammenhang, dass ein hyperaktives und aggressives Immunsystem eine von ihm selbst ausgelöste Entzündung nicht abbremsen konnte. Dem Immunsystem standen keine hemmenden Zytokine zur Verfügung, die eine außer Kontrolle geratene Entzündung hätten eindämmen können.

Einfluss von Glyphosat auf das Mikrobiom

Viele Kinder unter drei Jahren sind von einer intakten Darmflora weit entfernt. Toxische Einflüsse, Antibiotika, Impfungen, Glyphosat, fehlende Muttermilch und das Fehlen eines natürlichen Geburtsvorgangs gelten als typische Hindernisse. Wegen eines unreifen Immunsystems könnte ein solches Kind bei Impfungen Probleme bekommen. Die Freisetzung von proentzündlichen Zytokinen kann Autoimmunerkrankungen begünstigen.

Welchen Einfluss hat Glyphosat auf das Mikrobiom?

In der konventionellen Landwirtschaft und Lebensmittelerzeugung weltweit werden Pestizide und Herbizide eingesetzt. Eines der führenden Herbizide ist Glyphosat. In vielen Büchern und wissenschaftlichen Publikationen werden seine zahlreichen krankmachenden und schädlichen Wirkungen beschrieben.[3] Nach meiner Einschätzung leidet etwa ein Drittel der Menschen unter einem *Leaky Gut-* bzw. „Undichter-Darm-Syndrom".

Warum tritt dieses Syndrom so häufig auf? Weil wir fast täglich Spuren von Glyphosat durch Wein, Bier, Brot, Nudeln, Mehlspeisen, Fleischprodukte und Fastfood zu uns nehmen. Dadurch finden Darmtoxine Wege, aus dem Darm in den Blutkreislauf und in die Lymphbahnen zu gelangen. Diagnostizieren lässt sich dieses Phänomen über eine Erhöhung der Blutparameter I-FABP und Zonulin. Weist die Darmbarriere undichte Stellen auf, kann der Alpha1-Antitrypsin-Wert im Stuhl erhöht sein.

Eine geschädigte und entzündliche Darmflora ist heute keine Seltenheit. Pestizide, Herbizide wie Glyphosat, Schwermetalle, Arzneimittel und Antibiotika sind heute allgegenwärtig und landen täglich auf unserem Teller. Eine US-Studie hat ergeben, dass das Nabelschnurblut von neugeborenen Afroamerikanern, Latinos und Asiaten in den USA 232 toxische Chemikalien enthält.[4]

Weltweit ist Glyphosat der am meisten eingesetzte Unkrautvernichter. Allein in Deutschland wird es auf ca. 40 Prozent der Ackerfläche ausgebracht. Die WHO stuft Glyphosat als eine chemische Verbindung ein, die wahrscheinlich krebsauslösend wirkt. Andere Studien deuten auf seine destruktive Wirkung auf das Mikrobiom hin. Glyphosat erhielt seine Erstzulassung zunächst als Antibiotikum. Erst zu einem späteren Zeitpunkt entdeckte man seine Tauglichkeit, auch Wildkräuter auf dem Acker zu vernichten. Sein ursprünglicher Zweck ist die schlüssige Erklärung dafür, warum Glyphosat im Darm unvorhersehbares Chaos herbeiführen kann. Aufgrund seiner antibiotischen Wirkung ist Glyphosat nämlich in der Lage, Darmmikroben zu vernichten, jene für den Verdauungsprozess wichtigen Bakterienstämme, ohne die der Mensch verhungern würde. Solche Bakterien sorgen für die Fermentation von Nahrungsmitteln, damit sie vom Darm besser resorbiert werden können. Ist aber einmal das Mikrobiom geschädigt, wird der Weg für Mikroentzündungen und durchlässige Stellen in der Darmschleimhaut frei.[5] Dann erhalten vor allem Schadstoffe und bakterielle Endotoxine freien Eintritt in den Blutkreislauf. Als mir bewusst wurde, welche schädigende Wirkung Glyphosat in unserer Ernährung spielt, haben meine Familie und ich uns ausschließlich auf ökologische Nahrungsmittel umgestellt.

Das komplexe, auf Darmbakterien aufgebaute Ökosystem im Darm spielt eine wichtige Rolle nicht nur für den Stoffwechsel, sondern auch für das Immunsystem. So bildet die Darmflora sogar Neurotransmitter wie Serotonin und Acetylcholin, die für die Tätigkeit unserer Nervenzellen unerlässlich sind. Aus diesem Grund werden Störungen in der Darmflora von der Medizin in Verbindung mit entzündlichen Erkrankungen gebracht. Dazu zählen Fettleibigkeit,

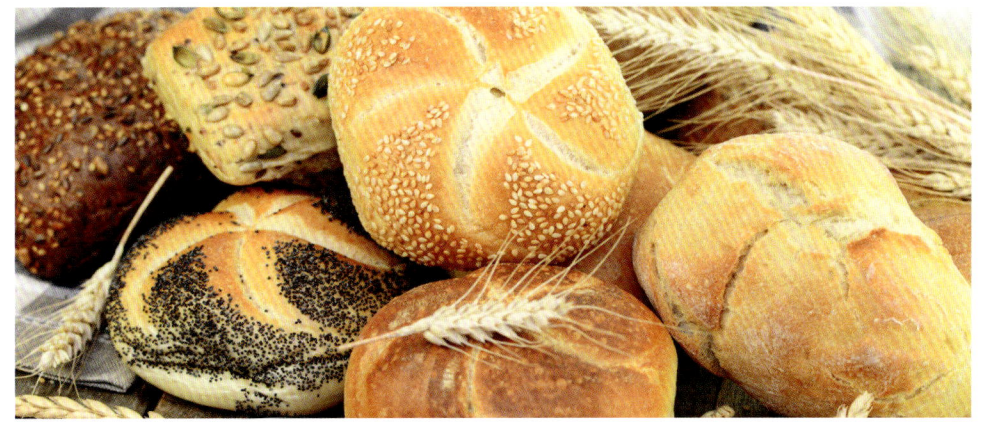

Diabetes, Darmkrebs, Parkinson und Alzheimer. Hierbei hat eine chemische Verbindung wie Glyphosat das Potenzial, das empfindliche Verhältnis zu zerstören, das zwischen Stoffwechsel, Immunsystem und dem hormonellen System besteht.

Pizza, Pasta, Pommes und Mehlspeisen sind Leckereien, die nicht nur von Kindern heiß geliebt werden. Dabei ist es jedoch problematisch, wenn solche Leckereien aus konventionell angebautem Getreide wie Weizen, Roggen, Mais und Reis sowie aus Kartoffeln hergestellt werden. Dann testen sie fast immer positiv auf das Herbizid Glyphosat. Ein weiterer Grund, warum Erwachsene und Kinder konsequent Bio-Kost verzehren sollten.

Die Wahrscheinlichkeit ist sehr groß, dass sowohl Kinder wie auch Erwachsene täglich in Kontakt mit Glyphosat kommen. Es ist nicht leicht, ein Kind ausschließlich mit Bio-Kost zu ernähren, wenn Einladungen wie Kinder-Geburtstagsfeste zum Verzehr von Snacks, Butterbrezen und weiteren Leckereien verlocken. Kinder wie auch Erwachsene haben dann ein verhängnisvolles Ernährungsproblem, wenn selbst grüne EU-Abgeordnete zu 100 Prozent positiv auf Glyphosat getestet werden. Im Rahmen einer wissenschaftlichen Untersuchung wurden 45 EU-Abgeordnete, darunter überwiegend grüne Politiker, auf Glyphosat getestet. 100 Prozent aller Urinproben waren positiv, wiesen also auf Glyphosat im Körper hin.[6] Es ist davon auszugehen, dass die ganze Bevölkerung der EU aufgrund einer Schädigung des Mikrobioms durch Glyphosat mit ernst zu nehmenden gesundheitlichen Problemen zu rechnen hat.

Glyphosat schwächt aufgrund seiner destruktiven Wirkung auf das Mikrobiom auch die Darmfunktion und das Immunsystem. Es erschwert den Aufbau eines leistungsfähigen Immunsystems, bei dem angestrebt wird, dass die Zahl der entzündungsfördernden und der -hemmenden Zytokine ausgeglichen ist. Eine durch Antibiotika und Glyphosat geschädigte Darmflora wird negative Auswirkungen auf das Immunsystem haben; dies kann die Abnahme von entzündungshemmenden Faktoren wie Interleukin 27 begünstigen.

Die Rolle weiterer Toxine

Viele Impfstoffe enthalten Begleitstoffe, die potenziell gesundheitsgefährdend oder allergen wirken können. Das kann jedes Immunsystem aus der Komfort- bzw. Gesundheitszone holen und intensiv irritieren. Bei einem solchen Mix droht also eine unkalkulierbare Immunantwort. Deswegen sollte mindestens drei bis vier Monate vor dem Impftermin mit der Wildkräuter-Vitalkost-Ernährung begonnen werden.

Die toxische Belastung schon bei Kindern kann das Darmmilieu auf das Schwerste belasten und für die

Die Rolle weiterer Toxine

Entstehung von durchlässigen Stellen entlang der Darmwände sorgen. Insgesamt fünf Labors haben dieses Ergebnis bestätigt. Laut Dr. Anila Jacob, einer der beteiligten Wissenschaftler/innen, besitzen die Organsysteme vieler Kinder nicht den Grad an Ausgereiftheit, um für eine umfassende Ausleitung solcher Giftstoffe zu sorgen. Werden Kinder nach der Geburt mehrfach geimpft, dürfen wir uns nicht wundern, wenn eine Reihe von Entzündungen und Symptomen entsteht. Die Säuglinge werden nicht nur durch die ca. 200 toxischen Chemikalien belastet, sondern müssen auch die Substanzen in den Impfungen hinnehmen und damit umzugehen versuchen. Einem unreifen kindlichen Immunsystem wird das kaum gelingen.

Problematisch ist die Tatsache, dass Kinder erst ab dem Alter von drei Jahren über eine schützende Blut-Hirn-Schranke verfügen. Was zeichnet eine solche Schranke oder Barriere aus? Die Gliazellen bilden eine isolierende und schützende Schicht um die Nervenzellen und Nervenbahnen, gleichzusetzen mit der Isolierung eines Hauses. Die Aufgabe der Gliazellen ist es, die Nervenzellen sowohl vor Endotoxinen aus Bakterien wie auch chemischen Giftstoffen aus Glyphosat, Pestiziden, Quecksilber, Aluminium, Ammoniak und Formaldehyd zu schützen. Solche Toxine sind in der Lage, oxidative Prozesse, Degeneration und elektrische Kurzschlüsse in den Nervenzellen und ihren Bahnen auszulösen.

Leider wird die Blut-Hirn-Schranke erst im Alter von drei bis vier Jahren vollständig ausgebildet. Das ist der Grund, warum japanische Kinder in früheren Zeiten erst ab drei Jahren geimpft wurden. Ich halte das für eine vernünftige und verantwortungsvolle Vorgehensweise. Je älter das Kind bei der Impfung ist, desto besser ist das Nervensystem vor dem Eindringen von Toxinen geschützt. Außerdem wirken Impfstoffe bei einem ausgereiften Mikrobiom besser. Erhalten jedoch proentzündliche Zytokine wie IL-6 einen Zugang zum zentralen Nervensystem, können

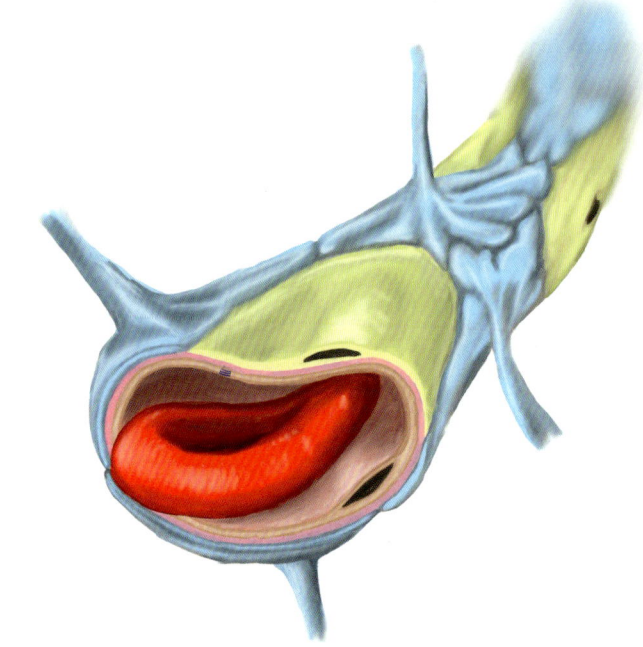

Schematische Darstellung der Blut-Hirn-Schranke: Schutzmantel für Gehirn und Nervensystem sowie die Transportprozesse an der Blut-Hirn-Schranke

Schwäche, Energieverlust, Blässe und allgemeine Apathie die Folge sein.

Die Wildkräuter-Vitalkost für Kinder zielt darauf ab, eine Art von Schutzzone um das Gehirn und das Nervensystem des Kleinkinds zu bilden, um ungebremste entzündliche Reaktionen fernzuhalten. Kommt ein Kind in den Genuss dieser heilkräftigen Ernährungsweise, dürfte das kindliche Immunsystem in die Lage versetzt werden, für eine ausgewogene Immunantwort auf eine Impfung zu sorgen. Das sollte das Ziel fürsorglicher Eltern sein. Vor allem die Verwendung von präbiotischen Nährstoffen wie in den Irisch-Moos- und

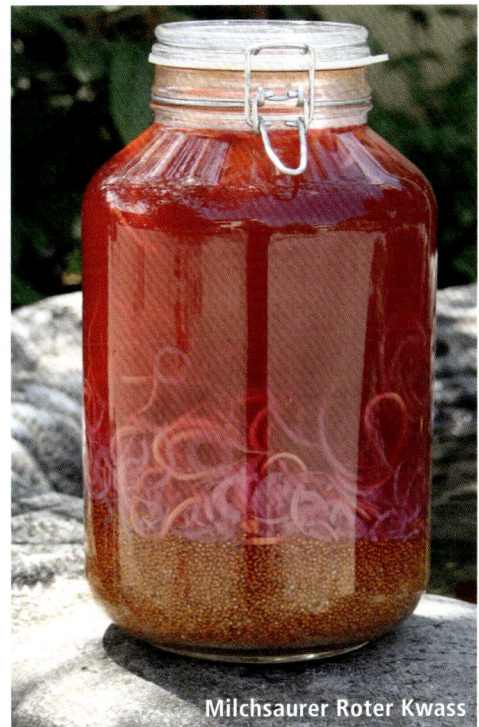
Milchsaurer Roter Kwass

Wildkräuter-Rezepten unterstützt die Bildung von gesunden Darmmikroben im Mikrobiom und dadurch das Immunsystem.

Fehlende Resorption von Mineralien bei einer porösen Darmwand

Ist aufgrund von Schädigungen die Darmbarriere porös, kann das zu einer fehlenden Resorption von Mineralien wie Magnesium und Spurenelementen wie Zink, Chrom, Kobalt, Selen, Kupfer und Mangan führen. Besonders ungünstig ist es, wenn diese Mineralien nicht aufgenommen werden und dadurch Kofaktoren für zahlreiche enzymatische Reaktionen nicht gebildet

werden können. Die Voraussetzung für eine Remineralisierung des Körpers, damit ein Neustart des Immunsystems und Stoffwechsels gelingen kann, ist die Einnahme eines flüssigen Mikromineralien-Präparats mit mehr als 70 organischen Mineralien und Spurenelementen. Sie versorgen den Körper mit mineralischen Bausteinen, die auch als Kofaktoren bei Tausenden von biochemischen Reaktionen notwendig sind.

Probiotische Lebensmittel wie Sprossen-Fermentsäfte, fermentiertes Süßlupinen- oder Soja-Tempeh, Misosuppe, rohes Sauerkraut oder Sauergemüse, Brottrunk und fermentierter Tofu sowie pflanzlicher Joghurt mit Nährhefeflocken dienen dem Wiederaufbau des Darms. Hinzu kommen Pilzgerichte und Wildkräuter-Smoothies als beste Nahrung für die gefräßigen Darmmikroben des Mikrobioms. Davon kann vor allem die Entgiftungsfunktion des Darms profitieren. So können Toxine wie Glyphosat und Pestizide schneller ausgeschieden werden.

Besonders heilsam, weil wirkmächtig ist die Zubereitung eines leckeren Puddings aus Irisch Moos, Mandelmilch und (gefrorenen) Heidelbeeren oder Kakaopulver mit etwas Kokos- oder Mandelmus in Rohkostqualität (siehe Rezepte Seiten 103/104). Die rückstandsgeprüften Irisch-Moos-Algen von der nordirischen Küste oder aus dem Pazifik machen auch Kindern Freude. Die geschmacklich neutralen Algen werden

eingeweicht und mehrmals gespült, um aus ihnen leckere Puddings zuzubereiten. Sie enthalten eine Fülle an bioaktiven Pflanzenstoffen für den Aufbau eines gesunden Mikrobioms.

Quellen:

1. David Perlmutter, Scheißschlau – wie eine gesunde Darmflora unser Hirn fit hält, Goldmann Verlag, 2018

2. Michael Greger, How Not to Die. Entdecken Sie Nahrungsmittel, die Ihr Leben verlängern, Unimedica/Narayana Verlag, 2016

3. David Perlmutter, Nie wieder dumm wie Brot: Schlank und schlau ohne Getreide, Mosaik Verlag, 2017

4. S. Goodman, Tests Find More Than 200 Chemicals in Newborn Umbilical Cord Blood, Scientific American, 2009

5. The Ramazzini Institute 13-week pilot study on glyphosate administered human-equivalent dose to Sprague Dawley rats: effects on the microbiome, Environmental Health, Bd. 17, Art.-Nr. 50, 2018

6. L. Chow, Results of Glyphosate Pee Test Are in 'And It's Not Good News', Eco-Watch, 2016

Löwenzahn und das Covid-19-Virus

Neue Studien zeigen Wege aus der Krise

Die Pandemie des Coronavirus (Covid-19), verursacht durch den akuten respiratorischen Erreger SARS-CoV-2, hat weltweit zu mehreren Millionen Todesfällen geführt. Wegen eines Mangels an wirksamen antiviralen Behandlungen wurde der Fokus auf Impfungen gelegt, zum Nachteil von präventiven Maßnahmen.

Eine spannende neue Studie, die kürzlich erschienen ist, beschreibt,

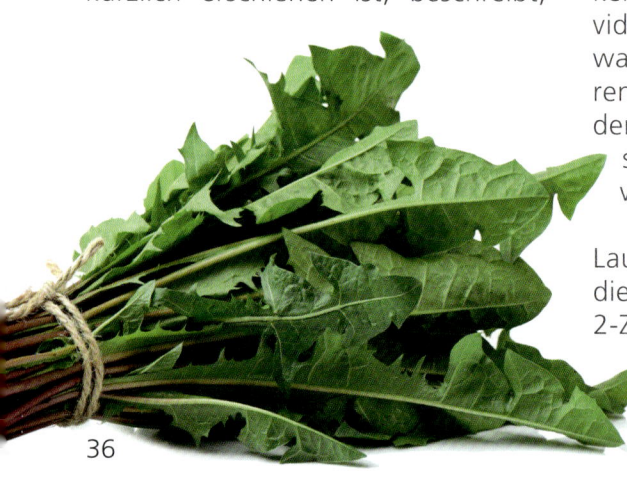

wie in Löwenzahn (*Taraxacum officinales*) ein spezifischer Inhibitor des Covid-19-Virus gefunden wurde. Das ist in der Tat eine große Entdeckung, die einen Weg aus der Krise zeigen könnte.

Phytochemikalien sind entscheidend für die medizinische Wirksamkeit von Wildkräutern. Ohne diese Pflanzenstoffe würden pharmazeutische Arzneimittel wie Metformin bei Diabetes und Digitalis bei Herzinsuffizienz keine Wirkung aufweisen. Ayurveda und TCM verwenden Tausende solcher Phytochemikalien in ihren Arzneimitteln. Mehr als ein Drittel aller Allopathika enthalten Wirkstoffe, die auf solchen Pflanzenstoffen basieren.

Phytochemikalien aus Löwenzahn können die Oberflächenbindung von Spike-Proteinen an menschliche Zellen hemmen. Dieses Ergebnis ist von größter Bedeutung. Als man in der Studie ACE-2-Rezeptoren von Lungenzellen mit Löwenzahnextrakt behandelte, kam es zu keiner Bindung zwischen den Covid-19-Spike-Proteinen und der Zellwand.[1] Damit erhalten die Viren offenbar keinen Zugang zu den Körperzellen. Die Pflanzenstoffe errichten eine Art „Firewall" für die Zellen.

Laut den Wissenschaftlern wurde die Bindung zwischen den ACE-2-Zellrezeptoren und den toxischen Spike-Proteinen um den erstaunlichen Wert von 77 Prozent reduziert. Die Spike-Proteine waren nicht in der Lage, an die menschlichen Zellen anzudocken, der Löwenzahn-Extrakt half, das Eindringen des Virus mit seinen giftigen Spikes in die Zellen zu hemmen. Darüber hinaus wurde in den Zellen eine geringere Konzentration des inflammatorischen Zytokins IL-6 gefunden, was auf eine Verringerung des Gesamtentzündungsniveaus hinweist. Das ist eine sehr gute Nachricht, wie die Gefahr eines gefährlichen Zytokinsturms zu bannen ist, welcher das Lungengewebe zerstören und tödlich enden könnte.

Löwenzahn, Brennnesseln, Gartenmelde und Giersch sind einige Beispiele von essbaren Wildpflanzen mit einer hohen Konzentration an bioaktiven Pflanzenstoffen, die seit Jahrtausenden zur Verbesserung der Immunfunktion eingesetzt werden. Die Studienergebnisse bestätigen meine praktischen Erfahrungen aus der Verwendung von Wildpflanzen zur erfolgreichen Behandlung von Entzündungs- und Infektionskrankheiten in meiner Praxis seit mehr als 20 Jahren.

Der Verzehr von Wildpflanzen hat eine lange Geschichte. Seit Millionen von Jahren haben sie Menschen geholfen, bakterielle und virale Epidemien abzuwehren zu einer Zeit, als Antibiotika, antivirale Medikamente und Intensivstationen noch nicht zur Verfügung standen. Diese Nahrungs- und medizinischen Eigenschaften von Wildpflanzen wie Brennnesseln und Löwenzahn können der Menschheit

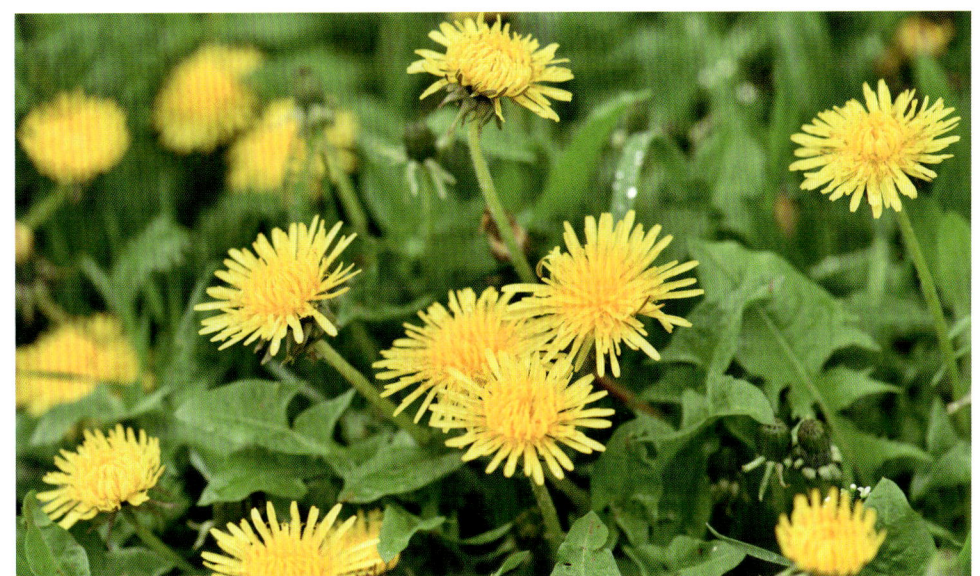

helfen, physische Beschwerden wie Stress und Depressionen, die auch aus Schwermetallbelastungen resultieren können, sowie globale Herausforderungen wie Umweltverschmutzung, Klimaextreme, Hunger und Pandemien zu bewältigen.

Die Zubereitung von Wildpflanzen, um schmackhafte Speisen und Cocktails auf den Tisch zu bringen, ist ein relativ leichtes Unterfangen. Seit mehr als 20 Jahren kreiere ich Rezepte mit Wildpflanzen, die sowohl als Hauptzutaten wie auch Aromastoffe dienen.[2] Sogar Gourmetrestaurants setzen mittlerweile Wildpflanzen ein, um ihren Vorspeisen exotische Aromen und Texturen zu verleihen.

Da die meisten Gemüse- und Obstsorten im Handel zurzeit mittels Hybridzüchtungen angebaut werden, verfügen sie über viel weniger sekundäre Pflanzenstoffe und organische Spurenelemente als die heimischen Wildkräuter. Somit können sie mit den Wildpflanzen nicht konkurrieren. Ohne Pflanzenstoffe ist es kaum möglich, für ein gesundes und ausgeglichenes Immunsystem und Mikrobiom zu sorgen. Problematisch wird es, wenn entzündliche Zytokine in der Überzahl vorkommen, denn sie können hyperentzündliche Reaktionen und Autoimmunkrankheiten auslösen.

Wildpflanzen in Form von Cocktails, Smoothies, Salaten, Säften und Desserts sind eine exzellente Quelle von wichtigen sekundären Pflanzenstoffen, die gleichzeitig die Bildung von dämpfenden Immunfaktoren bewirken können. Dies kann hyperentzündliche Immunreaktionen verhindern. Ein solcher Ansatz kann für ein ausgeglichenes Immunsystem sorgen und die Entstehung eines gefährlichen Zytokinsturms verhindern.

Gibt es einen Zusammenhang zwischen einem Mangel an Vitaminen wie B12, Spurenelementen, Biophotonen sowie Antioxidantien und dem Covid-19-Virus? Meine therapeutische Erfahrung während der letzten 35 Jahre hat gezeigt, dass ein Mangel an organischen Spurenelementen, Biophotonen, Milchsäure aus Fermenten und Vitaminen wie B12 die Immunfunktion negativ beeinflussen kann.

Die Aufnahme von fettlöslichen Vitaminen, organischen Spurenelementen und Omega-3-Ölen mit DHA und EPA aus Algenöl in Verbindung mit Wildkräuter-Cocktails, fermentierten Bienenprodukten, gekeimten Fermentsäften sowie flüssigen Vitamin- und Mineralienprodukten kann eine wirksame Strategie zur

Löwenzahn und das Covid-19-Virus

Behandlung von bzw. Vorbeugung vor Infektionskrankheiten und Impfnebenwirkungen sein.

Wie eine solche Ernährung leicht im Alltag umgesetzt werden kann, erläutert mein Buch über die Wildkräuter-Vitalkost-Therapie in Verbindung mit der Gerson-Therapie.[3] Hier werden Strategien eingesetzt, um die Aufnahme von Nährstoffen zu erhöhen und die Ausscheidung von Giftstoffen und Schwermetallen aus den Organen zu fördern. Vitalstoffe können sowohl die entzündlichen als auch die hemmenden Zytokine des Immunsystems ins Gleichgewicht bringen, um hyperentzündliche Reaktionen zu verhindern.

Dies gilt ebenso für Covid-19- und andere Virusinfektionen, bei denen infizierte Patienten Symptome wie Schwäche, Fieber, Husten, Atembeschwerden, Magen-Darm-Beschwerden sowie Angstzustände, Depressionen, Psychosen und Koma zeigen können. Viele Patienten leiden im Anschluss an eine Covid-19-Infektion unter chronischer Müdigkeit, die mehrere Wochen oder Monate anhalten kann.

Aus meiner therapeutischen Erfahrung kann eine Covid-19-Virusinfektion den Vitamin-B12-Stoffwechsel beeinträchtigen und das Mikrobiom (bakterielle Darmflora) schädigen, was zu einem geschwächten Immunsystem führen kann. Anzeichen und Symptome eines Vitamin-B12-Mangels sind Müdigkeit, Schwäche, Depression, Schwindel, Angst und Schlaflosigkeit, ähnlich wie bei einer Covid-19-Virusinfektion. Meine Erfahrung hat gezeigt, dass Patienten während und nach einer Covid-19-Infektion von Vitamin-B12-Injektionen sowie flüssigen Vitamin-, Mineralien- und Aminosäuren-Mixgetränken profitieren können. Vitamin B12 kann vor allem Methylgruppen freisetzen, die die Leber bei der Entgiftung von Toxinen unterstützen.

Vor 40 Jahren erlebte ich, wie mein homöopathischer Lehrer Dr. Artur Braun Patienten nach einer Virusinfektion mit Vitamin-B12-Injektionen stärken konnte. Viele der Patienten waren überrascht, wie schnell ihre Müdigkeits- und Schwächesymptome dank dieser Vitamintherapie verschwanden. Neben Vitamin B12 können hochwertige flüssige Nahrungsergänzungen mit Vitaminen, organischen Spurenelementen

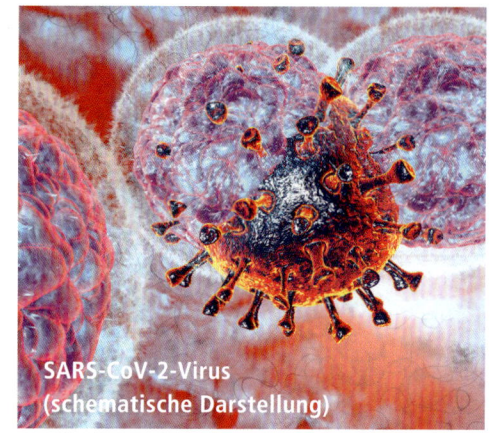

SARS-CoV-2-Virus (schematische Darstellung)

und Antioxidantien die Rekonvaleszenz-Zeit verkürzen. Aufgrund eines Mangels an solchen Nährstoffen können Antriebslosigkeit und Schwäche nach einer Virusinfektion viele Wochen andauern.

Im Alter von 90 Jahren erkrankte mein Vater an einer viralen Lungenentzündung. Ohne Vitamin-B12-Injektionen, flüssige Mikromineralien- und Vitaminkonzentrate, Wildpflanzensuppen, Knochenbrühe, Säfte und homöopathische Konstitutionsmittel wäre er wahrscheinlich gestorben wie die meisten Patienten in seinem Alter. Mein Vater war komatös, litt an Fieber, bekam keine Luft und klagte über Schmerzen und Schlaflosigkeit. Die Krankheit zehrte enorm an ihm. Dank der B12-Injektionen, weiterer Vitamingaben und Vitalstoffe ließ sich seine Gesundheit jedoch stabilisieren.

Ein im *International Journal of Pharmacological Research* aus dem Jahr 2021 veröffentlichter Fall berichtet über die Wirksamkeit von Vitamin B12, das einer 42-jährigen gesunden Frau verabreicht wurde, die sich von einer Covid-19-Infektion erholte und an Schwäche, Müdigkeit und Kältegefühl in den Extremitäten litt. Tägliche intramuskulär verabreichte Vitamin-B12-Ampullen brachten bald Abhilfe.[4] Wer Injektionen scheut, kann ein flüssiges Vitamin-B12-Mittel einnehmen, das mit Mikromineralien angereichert ist. Dieser symbiotische Mix kann die Assimilation des Vitamins verbessern.

Wie die erstgenannte Studie zeigte, kann die Einnahme eines Extrakts aus Löwenzahn die Entstehung von entzündlichen Zytokinen wie IL-6 and TNF (Tumor-Nekrose-Faktor) hemmen bzw. ihre gefährliche Wirkung reduzieren. So lässt sich eine entzündliche Überreaktion bei einer Infektion bzw. nach einer Impfung verhindern. Patienten meiner Praxis, die sich regelmäßig mit heimischen Wildkräutern, fettlöslichen Vitaminen und Omega-3-Fettsäuren aus Algenöl stärkten, litten kaum an Komplikationen oder langwierigen Folgen von Covid-19. Gibt man fettlösliche Vitamine wie A, D3, K1 und K2 hinzu, ist es möglich, die Schleimhäute vor Entzündungen, ausgelöst durch entzündliche Zytokine wie IL-6 und TNF, zu schützen. Die Einnahme von Sprossen-Fermentsäften kann für eine Optimierung des Mikrobioms bzw. der Darmflora sorgen, eine weitere Maßnahme, um das Immunsystem zu stabilisieren. Keine/r meiner Patienten/innen, die sich mit Covid-19 infiziert hatten oder mit mRNA-Vakzinen geimpft worden waren, sind schwer erkrankt oder gar gestorben.

Es erscheinen fortlaufend weitere neue Studien über die immunstärkenden und antiviralen Eigenschaften von Phytochemikalien aus Pflanzen, Pilzen und Meeresalgen, speziell auch gegen das SARS-CoV-2-Virus.[5, 6] In vielen Ländern werden Pflanzenstoffe basierend auf den Erfahrungen der jeweiligen traditionellen Volksmedizin und mangels wirksamer Medikamente gegen Covid-19 eingesetzt. Es besteht ein hoher Forschungsbedarf in Europa und weltweit, um aus virenhemmenden bioaktiven Pflanzenstoffen wirksame und sichere Medikamente zur allgemeinen Vorbeugung vor bzw. Behandlung von SARS-CoV-2 zu entwickeln.

Einstweilen sollte jeder für eine Stärkung des eigenen Immunsystems sorgen. Es scheint leider ziemlich unwahrscheinlich, dass Covid-19 die letzte globale Pandemie war. Doch jeder kann für sich und seine Familie einfache alltagstaugliche Maßnahmen ergreifen, um sich vor einer viralen Bedrohung zu schützen.

Quellen:

1. H. T. T. Tran u.a., Common dandelion (Taraxacum officinale) efficiently blocks the interaction between ACE2 cell surface receptor and SARS-CoV-2 spike protein in vitro, bioRxiv preprint, 2021

2. John Switzer, Dr. Switzers Heilkräftige Wildkräuter-Vitalkost-Rezepte, Ayurveda Health & Beauty Verlag, München 2018

John Switzer, Gesünder mit Dr. Switzers Vitalkost-Rezepten, mit Farbfotos, Ayurveda Health & Beauty Verlag, München 2017

3. John Switzer, Dr. Switzers Wildkräuter-Vitalkost-Therapie in Verbindung mit der Gerson-Therapie bei Krebs und degenerativen Erkrankungen, Ayurveda Health & Beauty Verlag, München 2019

4. E. Alshammari, Vitamin B12 Deficiency in COVID-19 Recovered Patients: Case Report, International Journal of Pharmaceutical Research, 2021, Bd. 13 (1), S. 482-485

5. T. D. Sen, The Role of Wild Food Plants of Himachal Pradesh in Boosting Immunity to Combat COVID-19, Journal of Scientific Research in Medical and Biological Sciences, 2021, Bd. 2 (2), S. 23-62

6. K. C. Chinsembu, Coronaviruses and Nature's Pharmacy for the Relief of Coronavirus Disease 2019, Revista Brasileira de Farmacognosia, 2020, S. 1-19

Löwenzahn und das Covid-19-Virus

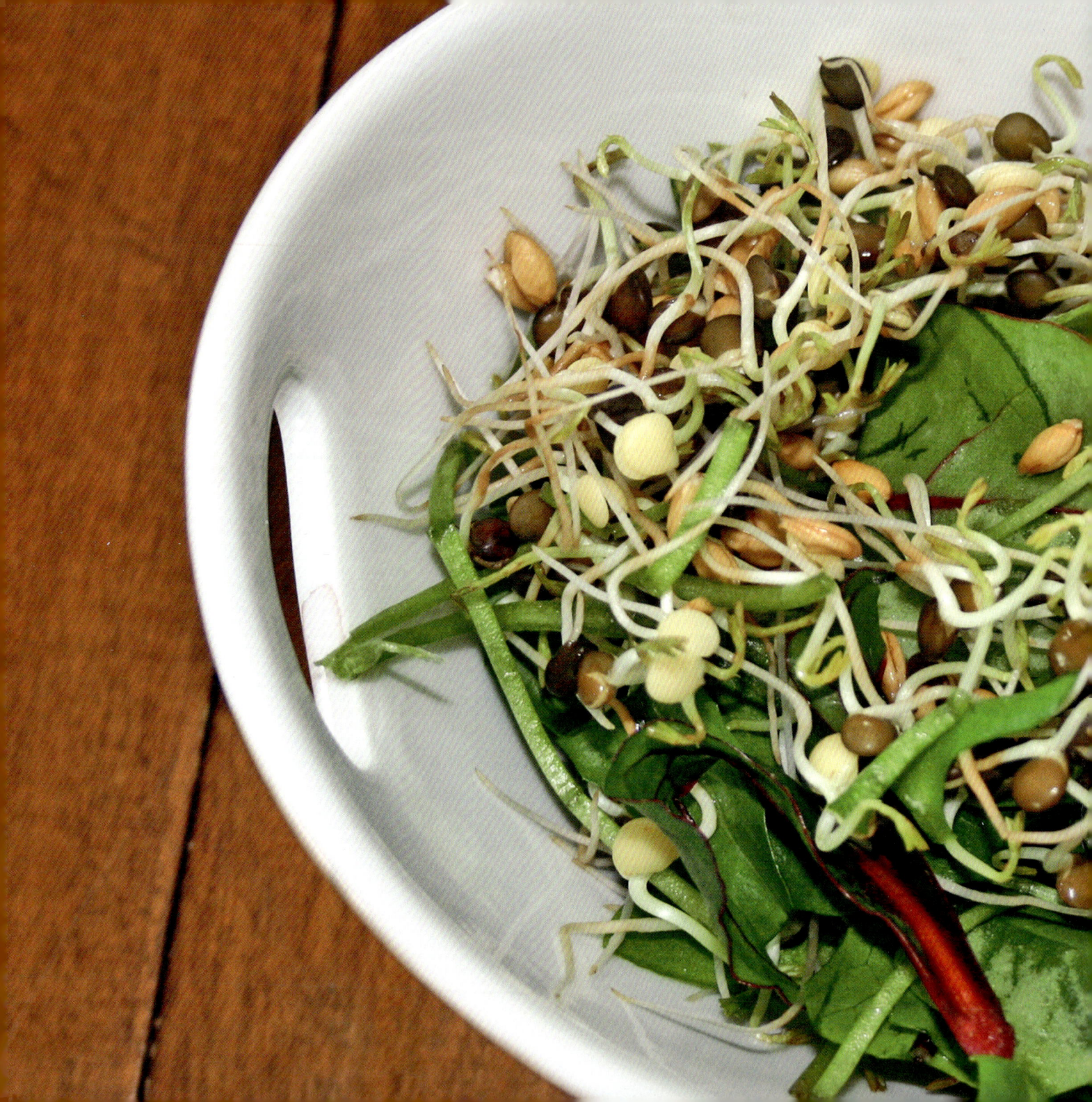

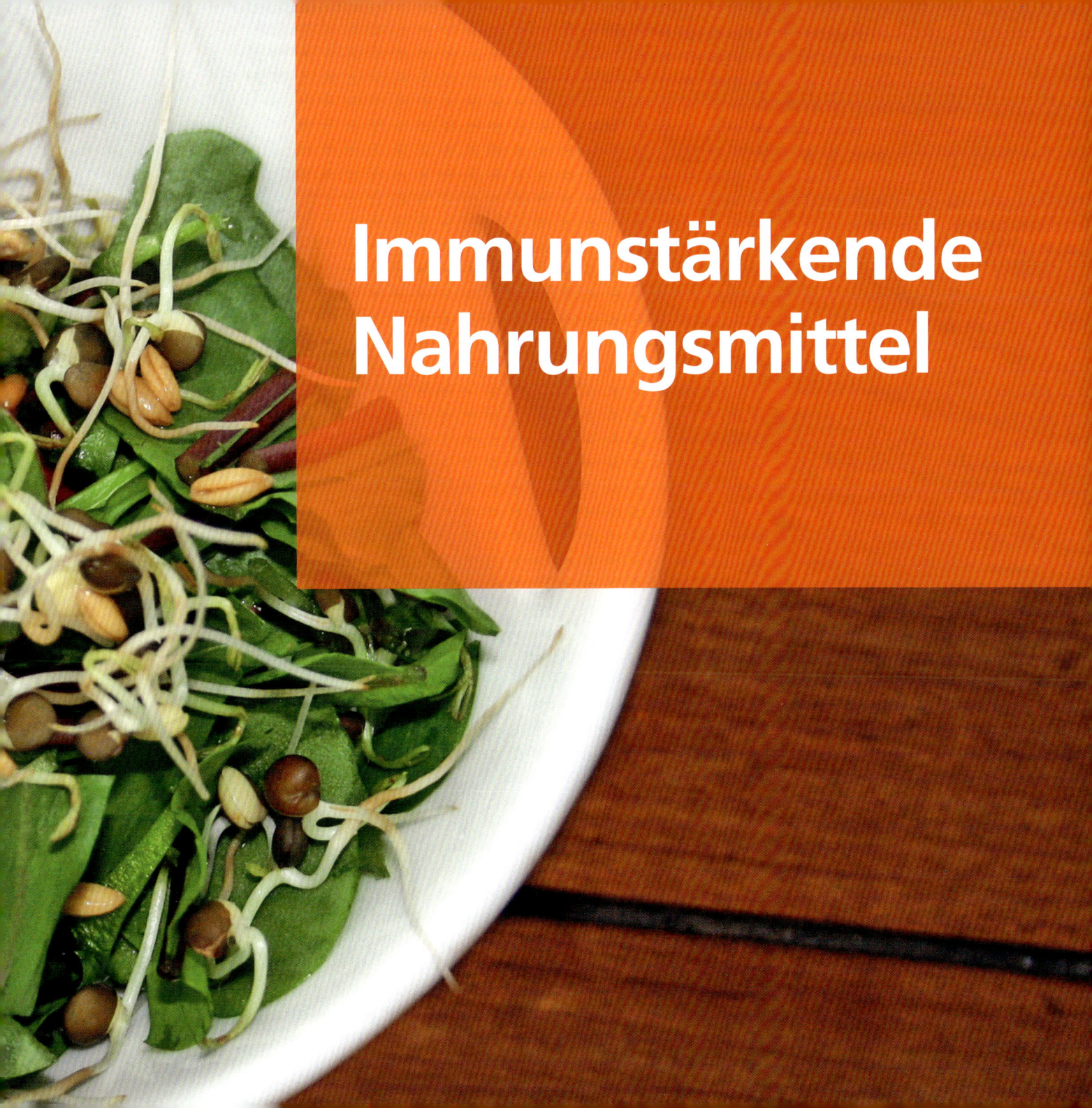

Immunstärkende Nahrungsmittel

Immunstärkende Nahrungsmittel

Immunstärkende Nahrung für Kinder

Die Bildung eines Gleichgewichts zwischen pro- und antientzündlichen Immunfaktoren gelingt am besten, wenn der Fokus auf vitalen Nahrungsmitteln liegt.

Hierzu zählen frisch pürierte Gemüsebreie für Kleinkinder (keine Gläschen-Kost) sowie Brennnessel-Früchte-Cocktails, für ältere Kinder zwischendurch Smoothies z.B. mit Erdbeeren, Orangensaft, Banane und einem Teelöffel Brennnessel- oder Superfood-Pulver. Rohkost und Blattgemüse sind ein wichtiger Bestandteil, um Knochen, Haut, das Bindegewebe und das Hormonsystem der Kinder gesund auszubilden.

Ich halte tägliche zusätzliche Vitamingaben zur Stärkung des Immunsystems ebenso für notwendig. Kinder in heranwachsendem Alter sollten nicht hungern oder fasten.

Ich selbst habe zwei erwachsene Kinder und weiß, welche Herausforderung es sein kann, Kinder im heranwachsenden Alter mit frischem Gemüse zu ernähren, wenn sie kohlenhydratreiche Nahrung wie Pizza, Pasta und Pommes lieben. Jedoch haben wir als Eltern zusätzlich zu diesen beliebten Kindergerichten versucht, ihnen einmal am Tag einen schmackhaften Smoothie mit frischen Kräutern oder im Winter Superfood-Pulver zu geben.

Jetzt im erwachsenen Alter haben die Kinder gelernt, selbst einen Ausgleich zu schaffen, indem sie sich täglich einen Smoothie mit Vitaminen, Mineralien, Spurenelementen, Aminosäuren, Antioxidantien und Mikromineralien zubereiten.

Einmal täglich z.B. ein Zink-Früchte-Gummi zum Lutschen liefert 5 mg Zink und 30 mg Vitamin C. Zwei- bis dreimal wöchentlich ein Vitamin-D3-Früchte-Gummi eignet sich sehr gut für Kleinkinder und ist unerlässlich für ein leistungsstarkes Immunsystem.

Eine weitere heilkräftige Maßnahme für Kinder ab zehn Jahren ist z.B. die Zufuhr von organischen Mikromineralien und Spurenelementen als flüssige Essenz und von bioaktiven sekundären Pflanzenstoffen z.B. aus Säften mit Knoblauch, Zitronenschalen, Aroniabeeren-Konzentrat, Ingwer, Chili usw.

Irisch-Moos-Algen: Ohne Irisch Moos nichts los

Ein Geheimnis für einen gesunden Darm sind die Meeresalgen Irisch Moos (Knorpeltang). Sie sind eine exzellente Quelle von wichtigen bioaktiven Pflanzenstoffen wie Fucoidan. Dieses wiederum kann laut Studien eine Belebung der Stammzellen des Darms und des Immunsystems bewirken. Gesunde Stammzellen sorgen für die Bildung von jungen und leistungsfähigen Immunzellen wie Lymphozyten und Leukozyten. Die Giftstoffe, welche das Immunsystem neutralisiert, werden am Ende des Verdauungsvorgangs mithilfe der Darmbakterien über den Darm ausgeschieden.

Lösliche Ballaststoffe, die in den Irisch-Moos-Algen vorkommen, sind exzellente Präbiotika bzw. Nährstoffe, die unsere gefräßigen Darmbakterien lieben. Weitere gute Quellen für lösliche Ballaststoffe sind Chiasamen sowie Polysaccharide aus Pilzen.

Meeresalgen liefern nicht nur interessante Geschmacksnoten in Suppen und Salaten, auch ihre Nährstoffdichte ist kaum zu toppen. Besonders wirkungsvoll als Zusatz in Puddings, Cremes, Suppen, Smoothies und Cocktails ist das Irisch-Moos-Gel. Da diese Alge auch für Kinder geschmacklich neutral ist, kann man das Gel überall einsetzen. In kleinen Mengen ist es gut verträglich und gesund.

Welche Strategie steht dahinter? Das Irisch Moos verfügt über eine hohe

Konzentration an löslichen Ballaststoffen, auf die sich die mehr als 1.000 Bakterienstämme in unserem Dickdarm freuen. Dank der vielen löslichen Ballaststoffe wachsen und gedeihen die Bakterienstämme besonders gut; ohne solche Pflanzenstoffe ist es kaum möglich, ein ausgewogenes Mikrobiom zu bilden.

Eine industrielle Ernährung bestehend aus Pizza, Pasta, Pommes, Mehlspeisen, Butterbrezen, Fleisch, Fisch, Eiern, Milchprodukten, Fertigessen, Fastfood, Süßigkeiten und Softdrinks, wie sie unsere Kinder normalerweise lieben, ist jedoch leider nicht dazu geeignet, dem Mikrobiom die unverzichtbaren Pflanzenfasern zu liefern. Industrielle Nahrungsmittel unterstützen eher die pathogenen bzw. krankmachenden Bakterien sowie Pilze wie Candida. Darunter wird das Immunsystem leiden.

Viele Menschen, auch schon Kinder, verzehren weniger als zehn Gramm Ballaststoffe täglich. Von der DGE empfohlen wird die Einnahme von 30 Gramm Faserstoffen pro Tag. Trotz dieser relativ geringen Menge erreichen laut DGE 68 Prozent aller Männer und 75 Prozent aller Frauen diesen Richtwert nicht. Das ist ein Grund, warum so viele Menschen von degenerativen Erkrankungen, Entzündungen, Autoimmunkrankheiten, Krebserkrankungen, Depressionen, Psychosen und Schlafstörungen betroffen sind.

Zum Vergleich: Unsere Vorfahren haben zwischen 100 und 150 Gramm Pflanzenfasern täglich verzehrt. Das ist eine Menge! Dank Irisch Moos, heimischen Wildkräutern, Sprossen, langsam gegarten Bohnen, Topinambur und Früchten wären 100 Gramm auch für uns erreichbar.[1] Zur Erinnerung: Ballaststoffe sind die primäre Ernährungsquelle für Hunderte von Bakterienspezies, die für den Aufbau eines gesunden und leistungsfähigen Mikrobioms zuständig sind.

Für Kinder empfehle ich zur Ballaststoffaufnahme eine Art Chiasamen-Pudding, auf Wunsch mit etwas Irisch-Moos-Gel, Früchten, Mandel- oder Kokosmilch, Joghurt oder Sahne ergänzt. Oder wie wäre es mit einem Cocktail aus Cashewkernen, Datteln, Kokosmilch, gefrorenen Heidelbeeren oder Himbeeren, einer (gefrorenen) Banane und zwei Handvoll frischen Brennnesselblättern oder einer halben Tasse Kräuterpulver. Weil Brennnesseln mild im Geschmack sind, werden selbst Kinder ohne Wildkräuterprägung keine Bitterstoffe wahrnehmen. So kann man Kindern Wildkräuter näherbringen.

Irisch Moos ist meine Nummer eins, wenn es darum geht, die gesunden Darmbakterien des Mikrobioms, welche vorwiegend im Dickdarm angesiedelt sind, zu ernähren. Die Darmbakterien lechzen nach bioaktiven Pflanzenstoffen, die nicht nur antientzündlich wirken, sondern auch in der Lage sind, Autophagie zu fördern. Autophagie ist ein Prozess, bei dem das Immunsystem kranke und defekte Zellteile und Toxine herausfiltert und zum Teil auch recycelt.

Irisch-Moos-Algen: Ohne Irisch Moos nichts los

Irisch Moos liefert sowohl lösliche als auch unlösliche Faserstoffe, die unser Dünndarm nicht assimilieren kann. Die Faserstoffe gelangen unverdaut in den Dickdarm, wo sie die schätzungsweise 30 bis 100 Billionen vorwiegend gesunden Darmbakterien aus mehr als 1.000 Bakterienspezies nähren. Irisch Moos ist ein hervorragendes Mittel, um Sodbrennen, Entzündungen, Blähungen und Völlegefühl im gesamten Magen-Darm-Trakt zu lindern.

Die Algen werden entlang der nordirischen Küste oder im Pazifik per Hand geerntet und auf Schadstoffe kontrolliert. Bitte meiden Sie Meeresalgen, die aus nicht kontrollierten, möglicherweise verschmutzten Gewässern stammen! Irisch Moos hat einen mittleren Jodgehalt. Je länger es eingeweicht und gespült wird (vier bis 48 Stunden), desto stärker reduziert sich der Jodgehalt. Irisch Moos wird nicht für schwangere oder stillende Frauen empfohlen, da es hier keine Erfahrungswerte gibt. Bitte fragen Sie Ihre/n Arzt/Ärztin oder Heilpraktiker/in.

Hülsenfrüchte und resistente Stärke

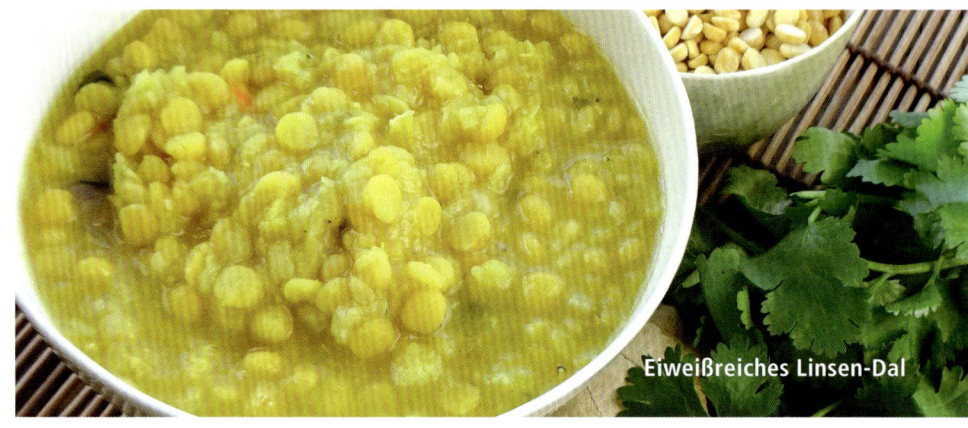
Eiweißreiches Linsen-Dal

Sehr wirkungsvoll sind auch *Slow Cooked*-Gerichte mit Kidney- oder Jumbobohnen, Urid-Dal-Bohnen oder Linsen, die über mehrere Stunden bei niedriger Temperatur gegart werden. Schätzungsweise 25 Prozent ihrer Kohlenhydrate bestehen aus resistenter Stärke, die unser Darm nicht assimilieren kann. Zum Schluss landet die resistente Stärke im Dickdarm, wo sie neben den grünen Pflanzenfasern zur bevorzugten Nahrung der Darmbakterien gehört.

Dafür empfiehlt sich eine bestimmte Zubereitung der Hülsenfrüchte: Zuerst werden sie für mindestens zwölf Stunden in Wasser eingeweicht, um die in ihnen enthaltenen Lektine abzubauen, jene Pflanzenstoffe, welche die Assimilation von Vitaminen und Mineralien erschweren könnten.[2] Werden die Hülsenfrüchte dann über mindestens vier bis sechs Stunden in einem *Slow Cooker* oder elektrischen Gartopf gegart, verursachen sie in der Regel kaum Blähungen. Dies ist

auch der Grund, warum sie in Ländern wie Ägypten und Indien mehrere Stunden bei niedriger Temperatur gegart werden. In Kairo werden Bohnengerichte auf Märkten angeboten, die bereits mehr als 20 Stunden langsam geköchelt haben. Diese durchdachte Methode der Zubereitung ist das krasse Gegenteil von Fastfood, diese Ernährung folgt lange erprobten Erfahrungswerten.

Unabhängig von der Garzeit jedoch ist der Gehalt an resistenter Stärke in Hülsenfrüchten, jenen Kohlenhydraten, welche der Darm nicht verdauen kann. Solche verdauungsresistenten Kohlenhydrate werden in den Dickdarm weitergeleitet, wo sie eine wichtige Nahrungsquelle für die mehr als 30 Billionen Darmbakterien sind, damit die Darmflora wachsen und gedeihen kann. Hülsenfrüchte sind also wichtige Lieferanten von bioaktiven Pflanzenstoffen wie Polyphenolen. Wenn sie in einem

langsamen Gartopf schonend zubereitet werden, erhält man erstklassige Bio-Kost fürs Kind, welche über mehrere Stunden sättigen kann. Eine solche Ernährungsweise kann sowohl einem zu niedrigen Blutzuckerspiegel als auch Diabetes bei Kindern und Erwachsenen entgegenwirken.

Durch den regelmäßigen Verzehr von Irisch Moos, heimischen Wildkräutern und Hülsenfrüchten erhalten die Darmbakterien des Mikrobioms eine exzellente Bandbreite an Ballaststoffen in Form von löslichen und unlöslichen Pflanzenfasern. Das ist ein wichtiger Schritt, um ein leistungsfähiges und ausgeglichenes Immunsystem aufzubauen.

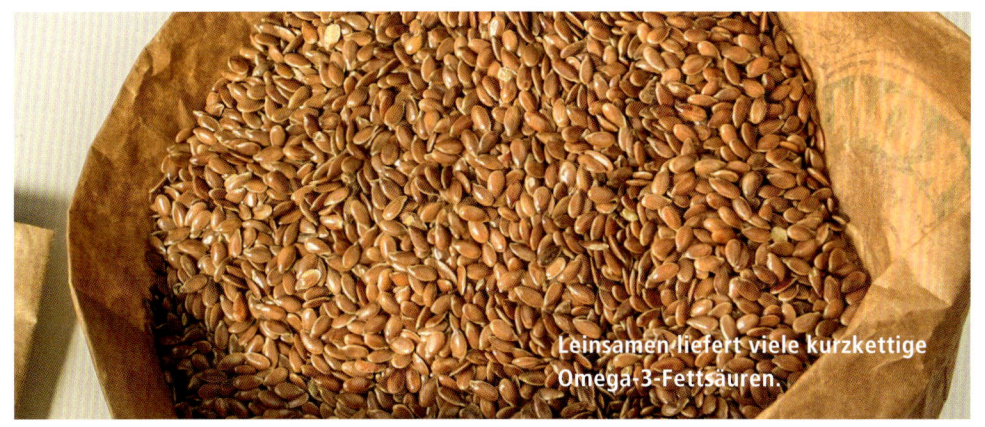
Leinsamen liefert viele kurzkettige Omega-3-Fettsäuren.

Kinder-Beikost-Öle

Welches heilkräftige Öl kann man Kleinkindern zu ihren Beikost-Gerichten hinzugeben? Rapsöl, Sonnenblumenöl, Distelöl, Soja-öl und Maisöl werden häufig genannt und auch als Beikost-Öle verwendet. Gibt es Pflanzenöle, die bessere Spender von bio-aktiven Pflanzenstoffen und Omega-3-Fettsäuren sind? Welche Rolle spielen die langkettigen Omega-3-Fettsäuren DHA und EPA? Darf man Bratöl oder Frittieröl verwenden?

Industriell hergestellte Öle sind oft deshalb belastet, weil sie mithilfe von Chemikalien und sogar Benzin extrahiert werden. Wenn solche chemischen Zusätze im Öl hängen bleiben, ist dies höchst schädlich für die Mitochondrien, die Kraftwerke unserer Zellen. Besonders problematisch ist es, wenn die Öl-Extraktion mittels Benzin durchgeführt wird, denn kein Tropfen des kostbaren Öls aus dem Saatgut darf verloren gehen. Das toxische Benzin nach der Ölpressung wieder zu entfernen gelingt nicht vollständig; eine festgelegte Menge an Benzingehalt pro Liter Öl gilt als gesetzlich erlaubt. Dass dies schädliche Wirkungen auslösen kann, dürfte wohl außer Frage stehen.

Werden industrielle Öle hoch erhitzt und sind sie toxisch belastet, kann dies negative Auswirkungen auf Darm, Darmflora und Mitochondrien haben. Vor allem die Mitochondrien spielen eine wichtige Rolle für den Stoffwechsel, auch bei Kindern. Laut einer Studie in den USA scheidet jedes Kind täglich um die 180 Toxine im Urin aus, ein Hinweis, wie groß die Belastung ist.

Fazit: Nur saubere Öle, die über eine Fülle an bioaktiven Pflanzenstoffen verfügen, können sowohl zu einem starken Immunsystem als auch zu gesunden Mitochondrien beitragen. Toxische, industriell hergestellte Öle sind für die Mitochondrien wie auch das Immunsystem alles andere als optimal.

Ein weiteres Problem bei Sonnenblumenöl, Distelöl, Sojaöl und Maisöl ist ihr hoher Anteil an Omega-6-Fettsäuren. Manche Wissenschaftler bringen diese in Verbindung mit der Bildung von Arachidonsäure, die die Entstehung von Entzündungen fördern kann im Gegensatz zu den Omega-3-Fettsäuren, die ein antientzündliches Milieu fördern.

Ein gesundes Verhältnis von Omega-6- zu Omega-3-Fettsäuren liegt laut Studien bei 3:1. Noch besser wäre ein Verhältnis von 1:1, was nicht einfach umzusetzen ist. Viele Menschen, die sich „normal" ernähren, weisen ein Verhältnis zugunsten von Omega-6-Fettsäuren von 20:1 auf. Die Bildung von Entzündungen, Hautausschlägen und Infekten sowie Impfreaktionen könnten darauf zurückzuführen sein. So ähnlich hat es die Chemikerin Dr. Johanna Budwig gesehen, die frisch gepresstes Leinöl mit einer Haltbarkeit von ca. zwei Wochen empfohlen hat.

Omega-3-Mischöle

Gute Ölmühlen haben geforscht und entdeckt, dass die Beimengung des antientzündlichen Weizenkeimöls zu Leinöl dessen Haltbarkeit um bis zu vier Monate verlängert. Woran liegt diese Optimierung? Weizenkeimöl ist bei Weitem die beste Quelle des Vitamin-E-Komplexes, der freie Radikale und Oxidation neutralisieren kann. Der Vitamin-E-Komplex enthält vier Tocotrienole und vier Tocopherole als wichtige Untereinheiten, die bei der Behandlung von Demenz, Neurodegeneration und Herz-Kreislauf-Erkrankungen empfohlen werden.

Kleine Ölmühlen pressen ihre Öle frisch und verschicken sie zeitnah. Sie achten auf die Verwendung von kaltgepressten Ölen mit einem optimalen Gehalt an Omega-3-Fettsäuren. Inzwischen setzen sie sogar Algenöl ein, das vegane Gegenstück zu Fischöl und Lebertran, um ihre Öle mit den wichtigen Omega-3-Fettsäuren DHA und EPA zu versehen.

Ein Mix z. B. aus Leinöl, Algenöl mit seinen langkettigen Omega-3-Fettsäuren DHA und EPA und Weizenkeimöl mit dem Vitamin-E-Komplex liefert wichtige antientzündliche Vitamine, bioaktive Pflanzenstoffe und Omega-3-Fettsäuren. Vor allem DHA und EPA, die langkettigen Omega-3-Fettsäuren, werden gebraucht, um den Aufbau von gesunden Zellmembranen der Nervenzellen zu fördern. Etwa die Hälfte des Fettanteils des Gehirns bei ca. 70 Prozent Trockengewicht besteht aus den langkettigen Fettsäuren DHA und EPA, ein Grund, weshalb früher viele Kinder regelmäßig Lebertran erhalten haben.

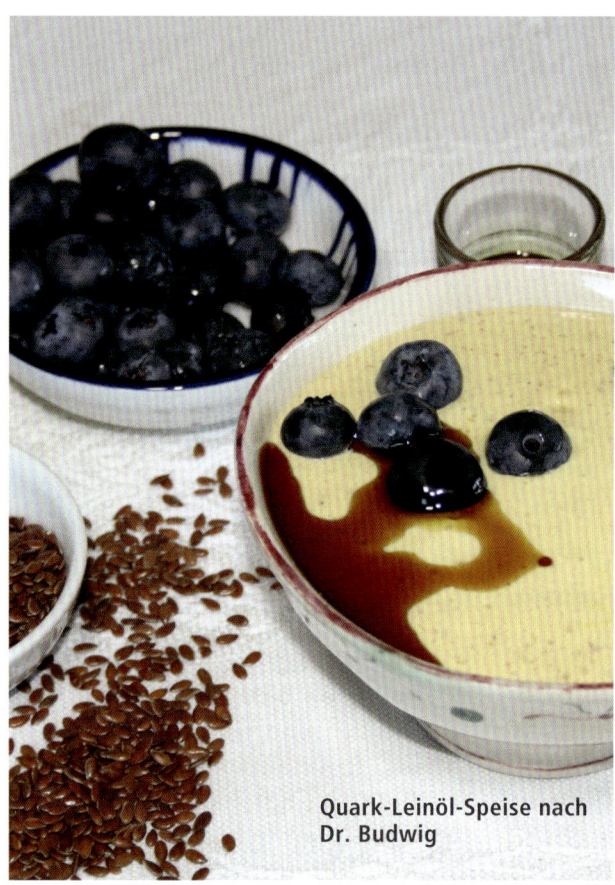

Quark-Leinöl-Speise nach Dr. Budwig

Würde die Einnahme von frischem Leinöl reichen, um ein Kind mit langkettigen Omega-3-Fettsäuren zu versorgen? Ja, allerdings nur dann, wenn der (Leber-)Stoffwechsel in der Lage ist, für die Umwandlung der kurzkettigen Omega-3-Fettsäuren in DHA und EPA zu sorgen. Das ist häufig nicht der Fall. Um auf der sicheren Seite zu sein, könnten neben dem Algenöl (vegan) auch Krillöl- und Grünlipp-Muschel-Kapseln verwendet werden (die zwei letztgenannten Öle stammen aus Tierquellen), um das kindliche Gehirn noch besser zu schützen.

Wie wird ein Omega-3-Mischöl eingesetzt? Hier gibt es mehrere Möglichkeiten: täglich zwei Esslöffel als Zugabe zum Babybrei, in einem Brennnessel-Früchte-Cocktail, einer Tomatensauce, einer guten Bio-Fertigsuppe oder in Salat. Besonders empfehlenswert ist die Zugabe des Beikost-Öls zum Slow Cooked-Bohnen- oder Linsen-Dal-Gericht, welches mithilfe eines Gartopfs über mehrere Stunden zubereitet wird. Der Vorteil liegt in seinem hohen Gehalt an resistenter Stärke, die wichtig ist, um die gesunden Darmbakterien zu stärken. Ein Ziel meiner Wildkräuter-Vitalkost ist es, für „satte" Darmbakterien zu sorgen.

Beikost-Mischöle für Kinder

Die Einnahme eines aus mehreren heilkräftigen Bio-Ölen zusammengesetzten Beikost-Öls für Kinder über einen Zeitraum von mindestens drei Monaten oder länger ist empfehlenswert, um für ein starkes und ausgewogenes Immunsystem zu sorgen. Es könnte zum Beispiel Leinöl, Weizenkeimöl, Mandelöl, Walnussöl, Nachtkerzenöl, Borretschöl, Granatapfelkernöl und Algenöl enthalten.

Beikost-Öle aus dem Supermarkt oder Bio-Markt enthalten meistens nur zwei bis drei Öle wie Raps-, Soja- und Maisöl. Solche Öle werden aus gezüchteten Pflanzen gewonnen, angebaut in großen Monokulturen. Im Gegensatz dazu verfügen hochwertige Beikost-Mischöle aus heilkräftigen Pflanzen wie Nachtkerze und Borretsch oder aus Walnüssen und Algen über einen hohen Anteil an bioaktiven Pflanzenstoffen. Für unsere Kinder ist nur das Beste gut genug!

Empfohlene Dosierung eines Beikost-Mischöls für Kinder:

Kleinkinder von 8 bis 12 Monaten:
1 Teelöffel
Kleinkinder von 1 bis 2 Jahren:
2 x täglich ein Teelöffel
Kleinkinder von 2 bis 4 Jahren:
3 x täglich ein Teelöffel
Kinder von 4 bis 12 Jahren:
2 x täglich ein Esslöffel
Kinder ab 12 Jahren:
3 x täglich ein Esslöffel

Vorteile von hochwertigen Beikost-Mischölen für Kinder

Mithilfe der Beikost dürfte es relativ leicht sein, ein Verhältnis von 3:1 zwischen Omega-6- und Omega-3-Fettsäuren zu erreichen. Ich denke, Dr. Budwig würde eine ähnliche Vorgehensweise unterstützen. Pflanzenöle, die vorwiegend Omega-6-Fettsäuren enthalten, könnten dieses Verhältnis unvorteilhaft umkehren.

Wir wollen alles tun, um unsere Kinder vor einer potenziellen, durch Impfungen ausgelösten Entzündung zu schützen. Deswegen kann man sowohl auf die kurzkettigen Omega-3-Fettsäuren aus Walnussöl und Leinöl wie auch auf die langkettigen Omega-3-Fettsäuren DHA und EPA aus Algenöl, Wildlachs, Krillöl oder Grünlippmuschel-Konzentrat setzen. Eine solche Vorgehensweise würde nicht nur das Kind vor Entzündungen schützen,

sondern auch die Entwicklung des Gehirns und des Nervensystems durch Omega-3-Fettsäuren fördernd unterstützen.

Die erste Wissenschaftlerin, die über die Vorteile der Omega-3-Fettsäuren berichtet hat, war Dr. Johanna Budwig, die Erfinderin des berühmten Quark-Leinöl-Rezepts. Sie war eine unbequeme Kritikerin von industriell hergestellten Fetten und Ölen. Frisches Leinöl, mit Rohmilch und Magerquark im Mixer gemixt, ist nach ihrer Einschätzung der beste Spender von elektrischen Biophotonen und gesunden Omega-3-Fettsäuren, wichtigen Bausteinen für die Zellwände und die beste Nahrung für die Mitochondrien, die Kraftwerke der Zellen.

Laut Dr. Budwig kann die regelmäßige Einnahme eines Quark-Leinöl-Mix die Entstehung von Entzündungen durch proinflammatorische freigesetzte Zytokine verhindern. Zu den Zytokinen, die einen solchen

Beikost-Mischöle für Kinder

Entzündungsprozess anregen können, gehören der Tumornekrosefaktor (TNF)-α, IFN (Interferon)-γ, IL-1, IL-2, IL-6, IL-12 und IL-18. Mithilfe sowohl der kurzkettigen wie auch der langkettigen Omega-3-Fettsäuren werden mehr entzündungshemmende Zytokine wie IL-10 und (TGF)-β gebildet, jene Gegenspieler, die den Körper vor den entzündungsfördernden Zytokinen schützen.

Erstrebenswert ist ein Gleichgewicht zwischen den entzündungsfördernden und -hemmenden Zytokinen, damit kein Zytokinsturm entstehen kann. Befinden sich diese Faktoren im Gleichgewicht, kann das Immunsystem entweder Gas geben oder auf die Bremse treten. Damit lässt sich die Feuerkraft des Immunsystems dosiert einsetzen, um die Entstehung einer chronischen Entzündung zu verhindern.

Jede Immunreaktion sollte irgendwann zum Erliegen kommen. Damit das geschehen kann, muss das Immunsystem für die ausreichende Bildung von immunhemmenden Faktoren sorgen. Dies geschieht am besten durch die Zufuhr von fettlöslichen Vitaminen wie Vitamin A, D3, Vitamin-E-Komplex und K2 sowie von bioaktiven Pflanzenstoffen.[3]

Leinöl ist aufgrund seines hohen Gehalts an Alpha-Linolensäure (ca. 54 Prozent) eine der wertvollsten Quellen von kurzkettigen Omega-3-Fettsäuren schlechthin. Kein anderes Öl enthält eine so hohe Menge an kurzkettigen Omega-3-Fettsäuren wie das Leinöl. Ein Liter **Weizenkeimöl** wird aus 10.000 kg Weizen gepresst und enthält als einziges Pflanzenöl den gesamten Vitamin-E-Komplex, bestehend aus vier Tocopherolen und vier Tocotrienolen, die für eine bessere Sauerstoffverwertung sorgen und für eine starke antientzündliche und antioxidative Wirkung unerlässlich sind.

Es schützt zudem vor allem das Gehirn vor Entzündungen einschließlich oxidativen Prozessen. Diese Aufgabe ist wichtig, weil das Gehirn zu ca. 70 Prozent aus Fett besteht und daher für oxidative und entzündliche Prozesse besonders empfindlich ist. Solche destruktiven Prozesse werden durch freie Sauerstoffradikale, Toxine, Schwermetalle, Pestizide, Glyphosat, Feinstaub und Arzneimittel ausgelöst. Ferner ist der Vitamin-E-Komplex aus Weizenkeimöl in der Lage, die Haut vor UV-strahlungsbedingter Oxidation zu schützen.

Mischt man z. B. Weizenkeimöl samt Vitamin-E-Komplex mit frisch gepresstem Leinöl, wird dieses empfindliche Öl weniger schnell ranzig, die Haltbarkeit erhöht sich um mehrere Wochen. Gekühlt im Kühlschrank kann ein solches Beikost-Öl bis zu vier Monate frisch bleiben.

Walnussöl weist viele Vorteile auf: Es fördert gesunde Haut und sorgt für weniger Entzündungen und stabile Blutzuckerwerte, wodurch weniger entzündliche Hormone wie Adrenalin, Noradrenalin und Insulin gebildet werden. Walnussöl enthält bioaktive Pflanzenstoffe und gilt als exzellente Nahrung für das Gehirn. Es verfügt über eine hohe Konzentration an kurzkettigen Omega-3-Fettsäuren wie ALA. Der Stoffwechsel ist auf mehrere Arten von gesunden Fettsäuren angewiesen, um ein optimales Gleichgewicht zwischen Omega-6- und Omega-3-Fettsäuren von ca. 3 : 1 herzustellen.

Mandelöl enthält keine Reizstoffe und ist besonders mild und bekömmlich, auch für Kleinkinder. Es fördert die Sehkraft und gesunde Haut, ein starkes Bindegewebe und die gute Befeuchtung der Darmwände, eine wichtige Voraussetzung für gesunde Haut und gut durchblutete Schleimhäute.

Nachtkerzenöl genießt einen besonderen Stellenwert aufgrund sei-

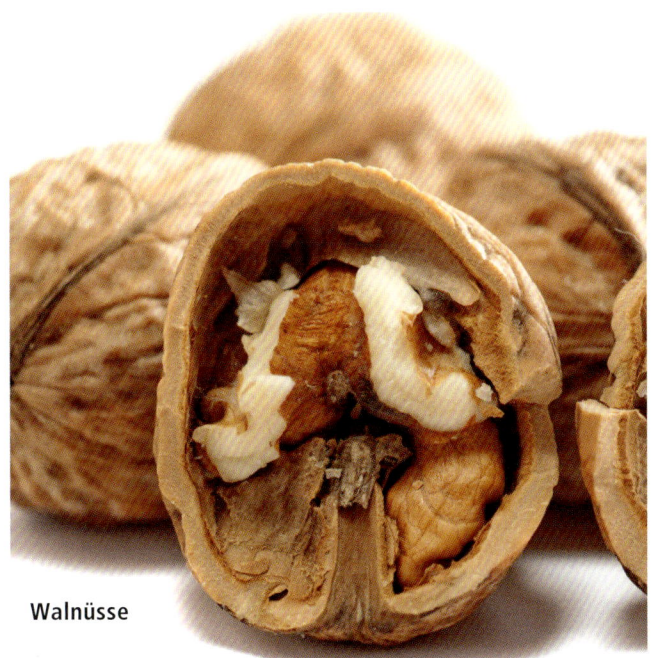
Walnüsse

nes Mix aus Linol- und Gamma-Linolensäure sowie seines Gehalts an antientzündlichen Pflanzenstoffen wie Polyphenolen, Flavonoiden, Gallussäure, Kaffeesäure, Epicatechin, Cumarsäure, Rutin sowie Rosmarinsäure. Diese bioaktiven Pflanzenstoffe wirken antimikrobiell, entzündungshemmend sowie antiproliferativ gegen Zellwucherung und bremsen die Angiogenese, die ungehemmte Bildung von Blutgefäßen. Aufgrund ihrer bekannten antientzündlichen Wirkung ist es naheliegend, dass die bioaktiven Pflanzenstoffe aus Nachtkerzenöl die Bildung von proaktiven entzündlichen Zytokinen wie IL-6 hemmen. Das wäre ein weiteres Geschütz, um einen gefährlichen Zytokinsturm aufzuhalten.

Granatapfelkernöl ist bekannt durch seinen hohen Gehalt an mehrfach ungesättigten Fettsäuren, darunter die seltene Punicinsäure mit einem Anteil von ca. 83 Prozent. Das Öl liefert auch antientzündliche Polyphenole. Granatapfel ist meine Frucht Nummer eins, um Entzündungen zu therapieren, er überflügelt alle Äpfel meilenweit. Granatapfelsamenöl ist eine hervorragende Quelle für Antioxidantien, welche die Zellen vor Schäden schützen können. Es enthält eine hohe Konzentration an Omega-5-Fettsäuren. Punicinsäure soll gegen Zellwachstum und Angiogenese (Gefäßbildung) von Krebszellen wirksam sein, damit schützt es vor entzündlichen Vorgängen. Die enthaltenen Säuren können den Blutzuckerhaushalt stabilisieren, eine wichtige Voraussetzung, um den Insulinspiegel zu senken und Entzündungen zu verhindern.

DHA und EPA findet man zwar in den meisten Seefischen, sie werden aber nicht von den Fischen selbst produziert. Die ursprüngliche Quelle von DHA und EPA ist die Alge. Früher mussten die Kinder Lebertran trinken, damit das kindliche Gehirn wachsen und gedeihen konnte. Die in einem hochwertigen

Beikost-Öl enthaltenen langkettigen Omega-3-Fettsäuren DHA und EPA lassen sich aus **Algenöl** gewinnen, einer rein pflanzlichen, veganen Quelle frei von Schadstoffen und Schwermetallen.

DHA und EPA bilden ca. 50 Prozent der Fettsäuren, die als Bausteine für den Aufbau der Gehirnzellwände gebraucht werden. Ohne stabile Zellwände ist der Aufbau eines elektrischen Potenzials von ca. 60 Millivolt in den Nervenzellen kaum möglich. Diese elektrische Spannung ist für die Weiterleitung von Nervenimpulsen unerlässlich. Kinder, die die langkettigen Omega-3-Fettsäuren DHA und EPA zu sich nahmen, konnten ihren Intelligenzquotienten um ca. 3,5 Punkte verbessern. Dies zeigte das Ergebnis einer Meta-Analyse von mehreren Studien.[4]

Borretschöl enthält Gamma-Linolensäure, welche entzündungs- und juckreizhemmend wirken kann. Das Öl kann positive

Training des Immunsystems mit Melasse-Nährhefeflocken

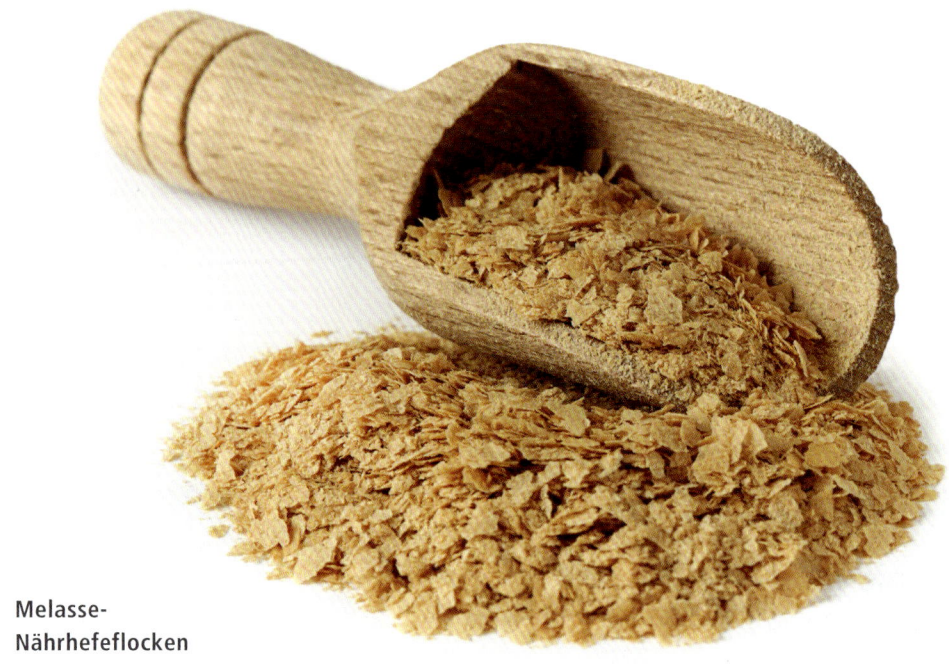

Melasse-Nährhefeflocken

Akzente gegen entzündliche Hautkrankheiten wie Neurodermitis und Gelenkerkrankungen setzen. Bioaktive Pflanzenstoffe wie Saponine, Gerbstoffe, Kieselsäure, Harz und Schleimstoffe bilden antientzündliche Komponenten, ein wichtiger Schutzschild gegen die ungehemmte Bildung von proinflammatorischen Zytokinen wie IL-6 nach einer toxischen oder Fremdstoff-Exposition.

Training des Immunsystems mit Melasse-Nährhefeflocken

Das Immunsystem lässt sich mit einer Fußballmannschaft vergleichen: Es gibt sowohl Abwehr- als auch Offensivspieler, die vom Trainer als Team dirigiert werden, um am Ende des Spiels das gewünschte Ergebnis zu erreichen. Eine Mannschaft kann natürlich nicht über Nacht entstehen, sie muss täglich trainiert werden. Das Gleiche gilt auch für das kindliche Immunsystem, welches während der ersten zwei Jahre über Antikörper der Mutter verfügt.

Seit mehr als 45 Jahren bin ich überzeugter Konsument von Nährhefeflocken, die auf Melasse angebaut werden. Vor allem meine Katze überzeugte mich vor langer Zeit von den Vorteilen der Flocken; alle Katzen lieben sie heiß und innig! Was ist das Geheimnis der Nährhefeflocken? Ihr hoher Gehalt an Beta-Glucan-Polysacchariden ist in der Lage, das Immunsystem zu „trainieren". Beta-Glucan wird durch lange Zuckerketten aufgebaut, die an den Aufbau der Zellwände von Bakterien erinnern. Damit kann Beta-Glucan eine milde Immunreaktion auslösen.

Werden die Nährhefeflocken regelmäßig verzehrt, wird das Immunsystem immer wieder angeregt,

Antikörper gegen die Beta-Glucan-Polysaccharidketten zu bilden. Ein solches „Immuntraining" baut ein Immunsystem auf, welches auf Herausforderungen durch Bakterien, Viren, Parasiten oder Toxine bestens vorbereitet ist. Eine solche Immunaktivierung führt folglich zu einem wirksameren Notfall-Ersthelfer-Effekt, sollte irgendwo im Körper ein Entzündungsherd entstehen.[5]

Wir können also für den Ernstfall üben, indem wir regelmäßig Nährhefeflocken mit pflanzlichem Joghurt verzehren. Dann werden Antikörper gebildet, die später gegen schädliche Bakterien und von ihnen ausgelöste Infektionen eingesetzt werden. Es dauert mehrere Tage, bis die Hefe-Beta-Glucan-Polysaccharide

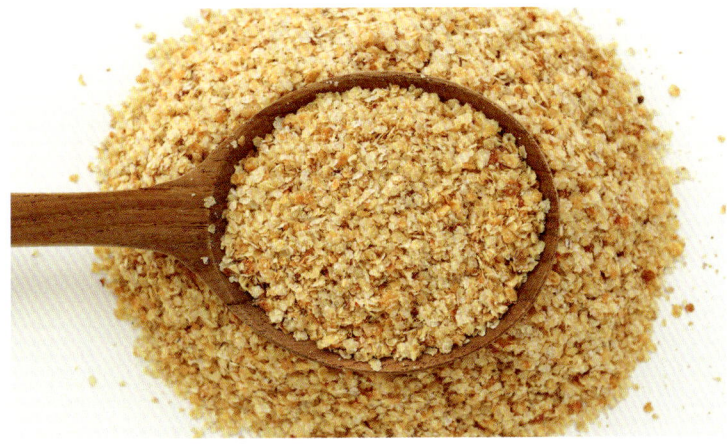

Getrocknete Weizenkeime

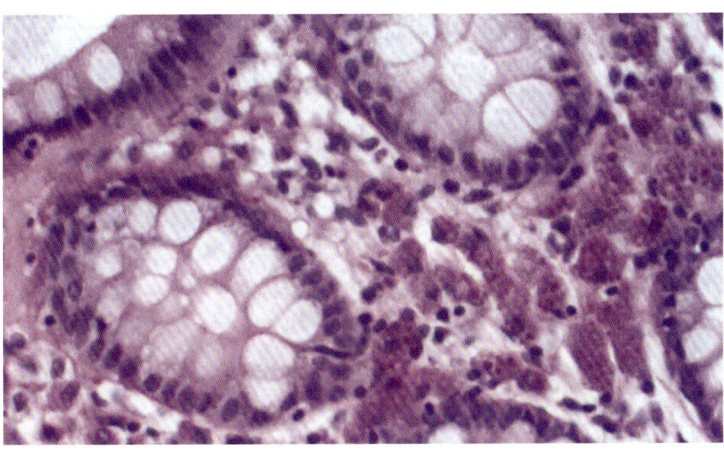

Makrophagen 200-mal vergrößert

von den Immunzellen des Immunsystems vollständig abgebaut werden.

Man kann auch Weizenkeime oder Weizenkeim-Granulat hinzufügen, welche Spermidin enthalten. Wie wirkt Spermidin? Es kann die Autophagie unterstützen, einen Prozess, bei dem kranke und defekte Zellteile recycelt werden, um ihre Grundbausteine beim Wiederaufbau von gesunden Strukturen einzusetzen. Des Weiteren wirkt Spermidin antientzündlich sowie antioxidativ und kann sowohl die kognitive Leistung wie auch Herz und Kreislauf unterstützen. Insgesamt sollte es dank Autophagie für eine lebensverlängernde Wirkung sorgen.

Nährhefeflocken und Weizenkeim-Granulat schenken Kraft und schmecken auch ausgezeichnet. Sie haben einen süßlichen, fast nussartigen Geschmack und lassen sich auch kindgerecht zubereiten. Ich möchte sie zum Frühstück nicht mehr missen. Nicht nur ihre immunsteigernde Wirkung macht sie sehr wertvoll, sie liefern auch hochwertiges Eiweiß, welches ca. 50 Prozent ihres Gewichts ausmacht. Zudem sind sie ein großartiger Spender von organischem Chrom, das für stabile Blutzuckerwerte und weniger Stresshormone und Insulin sorgt.[6]

Quellen und Anmerkungen:

1. S. L. Schnorr u. a., Gut microbiome of the Hadza hunter-gatherers, Nature Communications, Bd. 5, S. 3654

2. Assimilation (w) [von lat. assimilatio = Angleichung], die Überführung körperfremder Ausgangsstoffe in körpereigene Substanzen im Rahmen der meist endergonischen Reaktionen des Stoff- und Energiestoffwechsels (Gegensatz: Dissimilation). Die organischen Substanzen aus der Assimilation heißen Assimilate. Sie werden zur Bildung von Substanzen für Wachstum und Vermehrung und zum Aufbau von Speicherstoffen benötigt, die als Vorstufen im Baustoffwechsel (Baustoffe) und/oder zum Energiegewinn genutzt werden können. www.spektrum.de/lexikon/biologie/assimilation/5537

3. B. Gray, F. Steyn u. a., Omega-3 fatty acids: a review of the effects on adiponectin and leptin and potential implications for obesity management, European Journal of Clinical Nutrition, 2013, Bd. 67 (12), S. 1234-42

4. J. Protzko, J. Aronson u. a., How to Make a Young Child Smarter: Evidence from the Database of Raising Intelligence, Perspectives on Psychological Science, 2013

5. Die First Responder (übersetzt: Erst-Eintreffende) sind eine Ergänzung zum regulären Rettungsdienst und überbrücken die Zeit vom Notfallereignis bis zum Eintreffen des Rettungsdienstes bzw. Notarztes – das sogenannte „therapiefreie Intervall".

6. A. Geller, J. Yan, Could the Induction of Trained Immunity by β-Glucan Serve as a Defense Against COVID-19?, Frontiers in Immunology, 2020

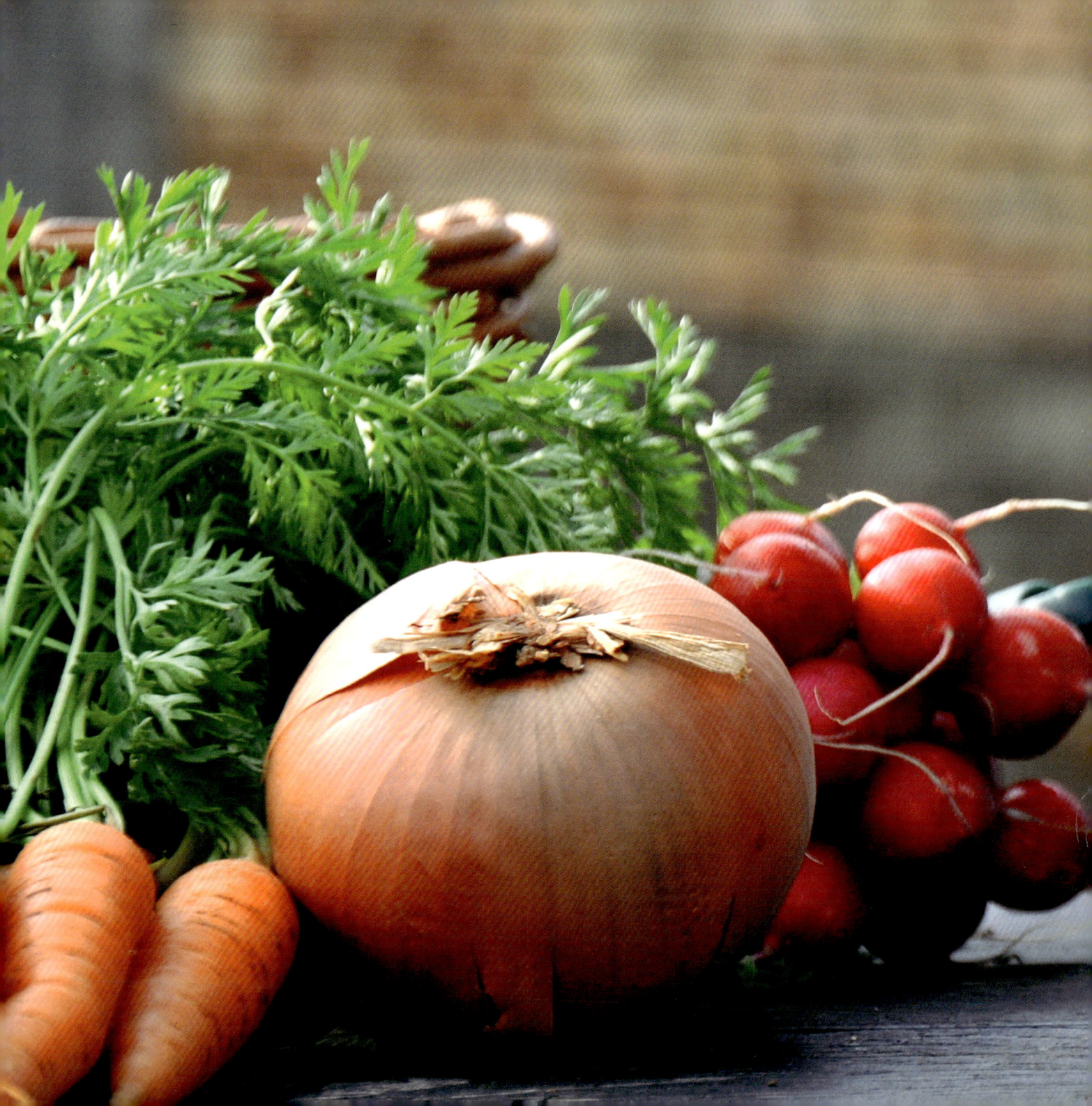

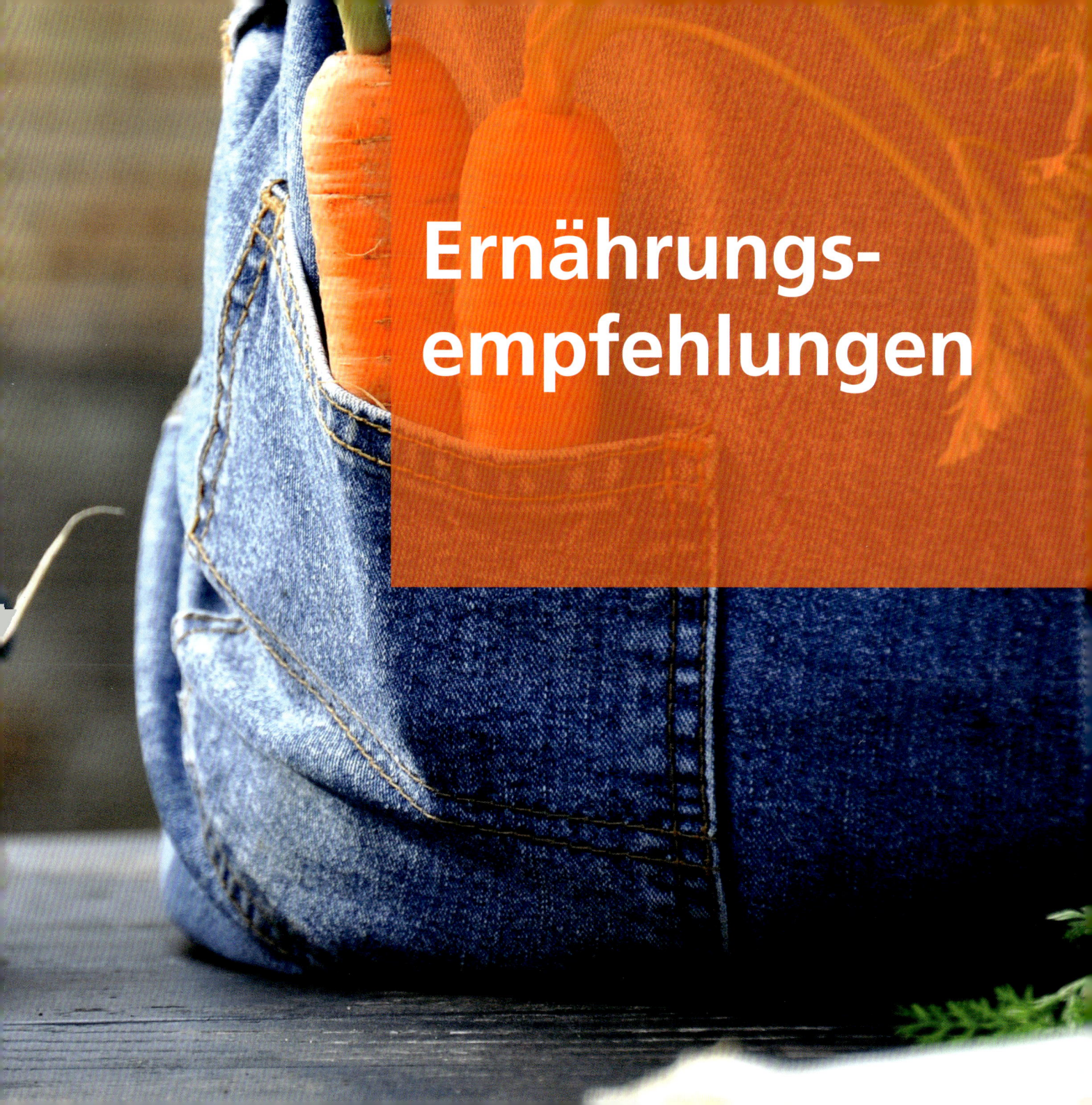

Ernährungsempfehlungen

Dreimonatige Impfvorbereitung für Kinder und Teenager

Die folgenden Vitalstoffe und Nahrungsergänzungen werden empfohlen, um für ein ausgewogenes und leistungsfähiges Mikrobiom und Immunsystem zu sorgen. Um dieses Ziel zu erreichen, wird eine Vorbereitungszeit von mindestens drei Monaten angestrebt.

Empfehlungen für Kleinkinder von ein bis vier Jahren

1 Teelöffel **Mikromineralien** gemischt mit frisch gepresstem Saft täglich ist eine exzellente Quelle von organischen Spurenelementen.

200 bis 250 mg **gepuffertes Vitamin C** wie Kalziumascorbat oder Ester-C täglich, gemischt mit Fruchtsaft. Fünf Tage vor und nach der Impfung wird das Vitamin C höher dosiert (siehe Seite 60).

Vitamin D3: 5.600 IE können als Vitamin-D-Fruchtgummi einmal pro Woche verabreicht werden. Bitte die Dosierung mit Ihrem/r Kinderarzt/ärztin vorher besprechen.

1 Teelöffel **Multivitamin-Tonikum** (flüssig) täglich von Montag bis Freitag mit Saft, Mandel- oder Kokosjoghurt einnehmen. Es sollte insbesondere den Vitamin-B-Komplex, Antioxidantien und Aminosäuren enthalten.

1 Esslöffel **Beikost-Mischöl für Kinder** täglich, welches einem Brei oder anderen Gericht hinzugefügt werden kann.

Curcumin-Extrakt-Kapseln: Dank einer speziellen Verarbeitung wird eine solche Kurkuma-Zubereitung im Darm gesteigert aufgenommen. Curcumin wirkt sowohl immunsteigernd wie antioxidativ gegen freie Radikale. Der Inhalt einer Kapsel kann mit Mandel- oder Kokosjoghurt gemischt und verzehrt werden.

Kinder von fünf bis zwölf Jahren

500 mg **gepuffertes Vitamin C** wie Kalziumascorbat oder Ester-C täglich, gemischt mit Fruchtsaft. Fünf Tage vor und nach der Impfung wird das Vitamin C höher dosiert (siehe Seite 61).

Vitamin D3-5.600-IE-Fruchtgummi oder
Vitamin D3 5.000 IE zweimal pro Woche einnehmen

Multivitamin-Tonikum: 1 Esslöffel mit Saft täglich

Beikost-Mischöl für Kinder: 2 Esslöffel mit Brei oder Gemüse täglich

Zinkorotat: 1 Kapsel mit 40 mg alle zwei Tage

Mikromineralien: 1 Esslöffel mit Saft täglich

Curcumin-Extrakt-Kapseln: täglich 1 Kapsel zusammen mit Mandel- oder Kokosjoghurt verzehren

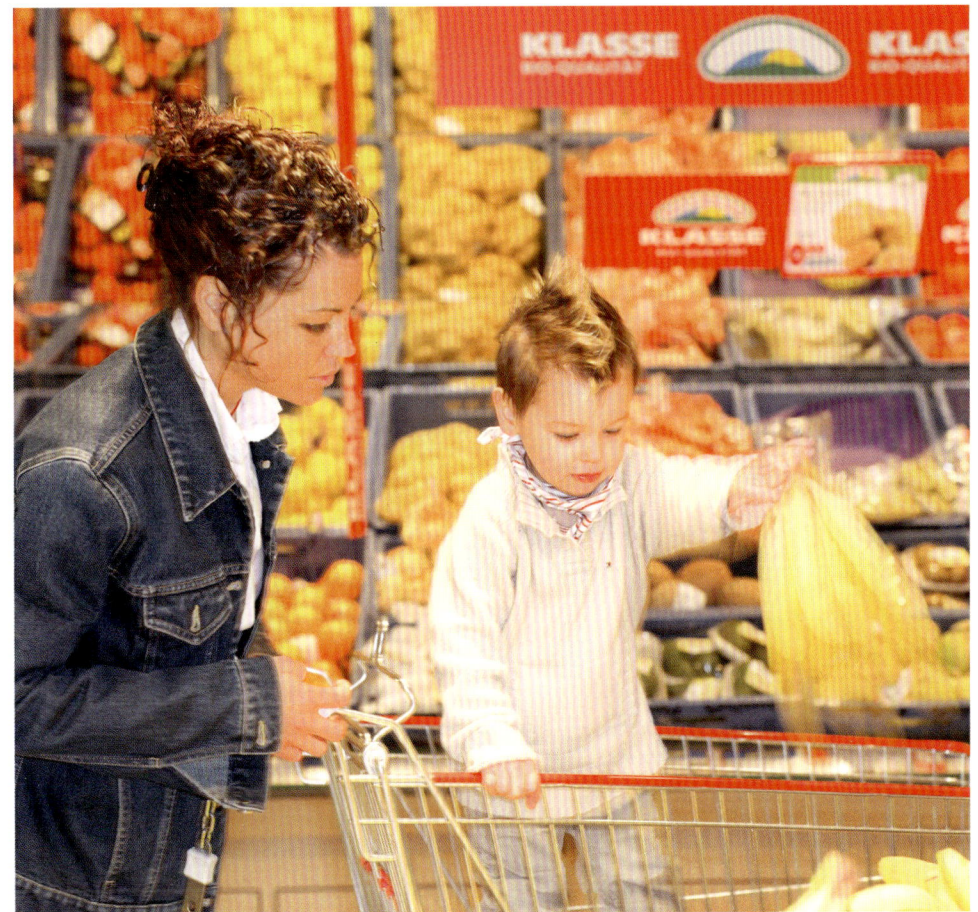

Zinkorotat: 1 Kapsel mit 40 mg alle zwei Tage

Mikromineralien: 1 Esslöffel mit Saft täglich

Curcumin-Extrakt-Kapseln: täglich 1 Kapsel zusammen mit Mandel- oder Kokosjoghurt verzehren

Teenager von 13 bis 18 Jahren

500 mg **gepuffertes Vitamin C** wie Kalziumascorbat oder Ester-C täglich, gemischt mit Fruchtsaft. Fünf Tage vor und nach der Impfung wird das Vitamin C höher dosiert (siehe Seite 61).

Vitamin D3-5.600-IE-Fruchtgummi oder
Vitamin D3 5.000 IE dreimal pro Woche einnehmen

Multivitamin-Tonikum: 1 Esslöffel mit Saft täglich

Beikost-Mischöl für Kinder: 2 Esslöffel mit Brei oder Gemüse täglich

Dosierung von Vitamin D3 bei Kindern und Erwachsenen

Für Kleinkinder und Kinder wäre die offizielle Vitamin-D3-Empfehlung mit nur einem Kinder-Fruchtgummi pro Woche erfüllt. Die Kinder würden mit dem Gummi ca. 5.600 IE Vitamin D3 erhalten.

Laut einer Studie können Erwachsene, die monatlich 60.000 IE Vitamin D3 einnehmen, den Verlauf einer Infektion deutlich verkürzen. Es gibt aber Ärzte, die nicht monatlich, sondern wöchentlich 60.000 IE Vitamin D3 empfehlen, damit ihre Patienten eine Blutkonzentration von mehr als 60 ng/ml Vitamin D3 erreichen können.

Bei Kindern würde ich eine Konzentration von mindestens 50 ng/ml Vitamin D3 im Blut anstreben. Laut Life Extension, einem wissenschaftlichen Forschungsunternehmen in Florida, USA, spielt Vitamin D3 eine beachtliche Rolle dabei, die Entstehung von Entzündungen, Krebs und Autoimmunkrankheiten zu verhindern.[1]

Eine unzureichende Versorgung mit Vitamin D3 kann praktisch jede altersbedingte Störung einschließlich Krebs, Gefäßerkrankungen und neurodegenerativen Krankheiten wie Demenz und Parkinson sowie eine Reihe von chronischen Entzündungen nach sich ziehen. Erwachsene und Kinder mit höheren Vitamin-D3-Spiegeln über 50 ng/ml erkranken viel seltener an Erkältungen, Grippe und anderen Virusinfektionen.

Laut Life Extension erkranken Kinder mit einem sehr niedrigen Vitamin-D3-Serumspiegel mit einer elffach höheren Wahrscheinlichkeit an einer schweren Atemwegsinfektion.[2]

Gibt man Kindern mit häufigen Atemwegsinfektionen über sechs Wochen 60.000 IE Vitamin D3 pro Woche, lassen sich solche Infektionen in den folgenden sechs Monaten vollständig zum Verschwinden bringen.[3]

Laut Life Extension unterstreichen neuere Studien, wie wichtig ein Vitamin-D3-Spiegel von mindestens 50 ng/ml ist, um die Kosten für Krankheitsbehandlungen sowohl bei Erwachsenen wie auch bei Kindern zu halbieren. Um einen solchen Blutspiegel zu erreichen, empfehle ich vielen meiner Patienten die folgende Dosierung Vitamin D3: Über einen Zeitraum von sechs Wochen werden täglich 10.000 IE Vitamin D3 verabreicht, gefolgt

von einer täglichen Dauerdosierung des Vitamins in Höhe von 5.000 IE. Nachdem die Probanden der Studie ihre Vitamin-D3-Einnahme über zwei Monate erhöht hatten, ergab eine Kontrollmessung, dass der von Life Extension empfohlene Wert von 50 ng/ml erreicht wurde.

Den meisten Kindern in meiner Praxis empfehle ich die tägliche Einnahme von 1.000 bis 5.000 IE Vitamin D3 je nach Alter über sechs Wochen. Eine solche Empfehlung gebe ich nur Kindern, die ich vorher untersucht habe. Nach sechs Wochen wird die Einnahmemenge halbiert und eine Erhaltungsdosis von 500 bis 2.500 IE Vitamin D3 alle zwei Tage verabreicht.

Achtung: Bevor man Kindern Vitamin D3 verabreicht, sollte die Blutkonzentration des Vitamins vom Arzt kontrolliert werden. Auch zwei bis drei Monate danach ist eine weitere Kontrolle angebracht, um festzustellen, ob ein Spiegel von 50 ng/ml erreicht werden konnte.

Die Organisation Life Extension arbeitet seit mehr als 40 Jahren nach strengen wissenschaftlichen Richtlinien. Ihre Empfehlungen werden jedoch nicht immer von den Ärzten, ihren Berufsverbänden oder den Gesundheitsbehörden unterstützt oder weitergegeben. Das ist verständlich, wenn politische und wirtschaftliche Interessen dagegensprechen.

Meine Vitamin-D3-Erfahrungen decken sich mit den Ergebnissen vieler

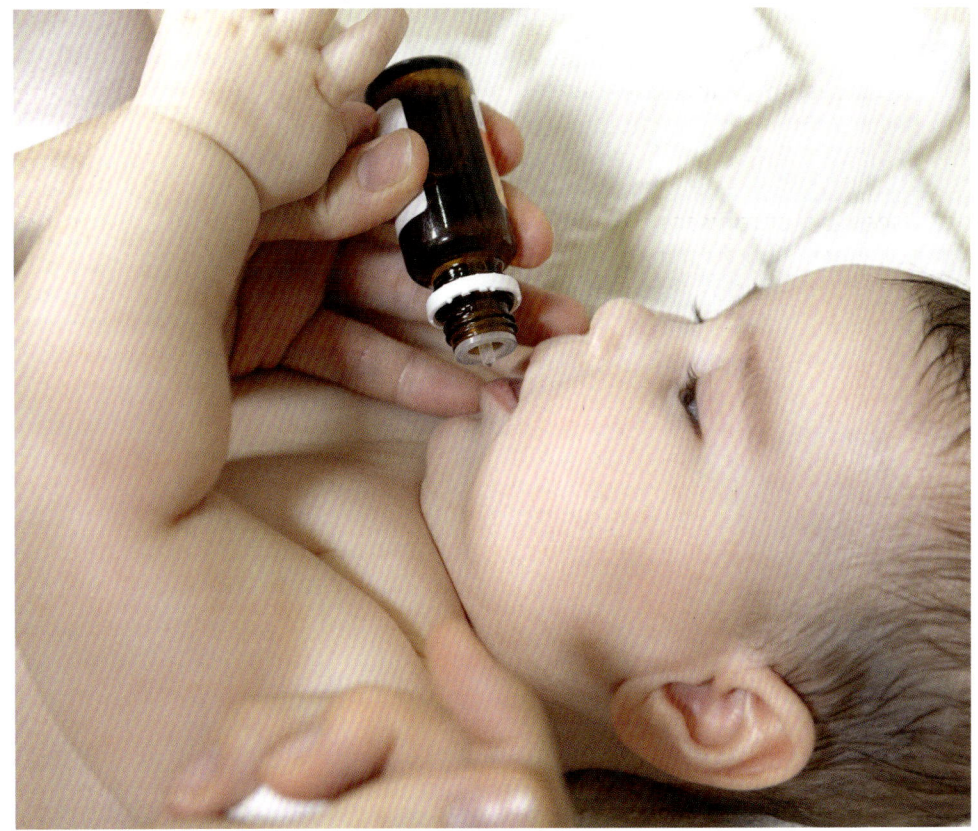

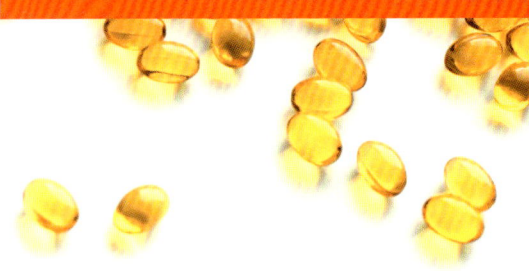

Dosierung von Vitamin D3 bei Kindern und Erwachsenen

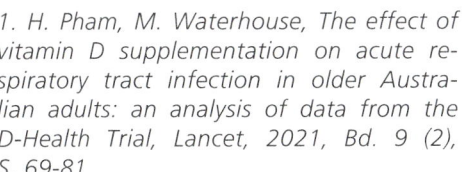

Studien einschließlich neuer Erkenntnisse über Covid-19-Patienten, bei denen die Einnahme der fettlöslichen Vitamine A und D3 sowie des Vitamin-E-Komplexes für einen milderen Ablauf der Erkrankung gesorgt haben. Dank der Einnahme der Vitamine entstanden weniger Lungenentzündungen. In einer kontrollierten Studie mit afrikanischen Frauen führte sogar eine sehr niedrige Dosis von 800 IE Vitamin D3 pro Tag zu einer dreifachen Verringerung der Erkältungs- und Grippesymptome im Vergleich zu der Placebo-Gruppe. [4]

Bitte fragen Sie Ihre/n Kinderarzt/ärztin, ob eine Optimierung des Vitamin-D3-Spiegels ihres Kindes auf einen Wert von 50 ng/ml sinnvoll wäre.

Quellen:

1. H. Pham, M. Waterhouse, The effect of vitamin D supplementation on acute respiratory tract infection in older Australian adults: an analysis of data from the D-Health Trial, Lancet, 2021, Bd. 9 (2), S. 69-81

2. ebda.

3. Journal of Tropical Pediatrics, 1994, Bd. 40 (1), S. 58

4. J. J. Cannel, M. Zasloff u. a., On the epidemiology of influenza, Virology Journal 2008, Bd. 12, S. 52

Die Bedeutung von Vitamin C und Vitamin A

fünf Tage vor und nach der Impfung

Es ist vorteilhaft, fünf Tage vor und nach dem Impftermin ein spezielles Vitalstoff- und Vitamin-Programm durchzuführen. Das Ziel ist eine weitere Reduzierung von möglichen Impfreaktionen.

Laut Studien und den Erfahrungen vieler Eltern kann eine solche Vorgehensweise sehr nützlich sein. Die Angst vor schweren Impfreaktionen bewegt viele Eltern. Sogar Ärzte fragen sich, in welchen Fällen der plötzliche Kindstod auf eine Impfung zurückzuführen ist.[1]

Besonders hilfreich ist die Verabreichung von hochdosiertem Vitamin C kurz vor und nach der Impfung. Vitamin C ist eines der wichtigsten Antioxidantien, die vor der Freisetzung von Toxinen, Schwermetallen und sowohl viralen wie auch bakteriellen Antigenen schützen können. Studien an Tieren haben gezeigt, dass die Gabe von Vitamin C die Tiere vor gesundheitsgefährdenden Reaktionen schützen konnte.[2] Hochdosierte

Ascorbinsäure senkte die Sterblichkeit nach einer Injektion von bakteriellen und viralen Endotoxinen bei Meerschweinchen und Ratten deutlich. Ähnliche Substanzen sind in vielen Impfstoffen enthalten.

Sowohl Meerschweinchen als auch Menschen können Vitamin C nicht selbst bilden und sind deshalb auf die Zufuhr von Gemüsen, Früchten und Sprossen von außen angewiesen. Andere Tiere wie Hunde und Katzen können Vitamin C selbst herstellen und so ihren Bedarf decken. Aber nicht selten leiden auch unsere Haustiere unter Impfnebenwirkungen.

Die gängige Praxis heutzutage ist, Kleinkindern bereits im ersten Lebensjahr Drei-, Fünf- und Sechsfach-Impfungen zu verabreichen. Da Kinder in diesem Alter nicht über ein autarkes Immunsystem und eine voll ausgebildete Blut-Hirn-Schranke verfügen, halte ich eine solche Praxis für bedenklich. Da bei jeder Impfung große Mengen an Histamin von den Mastzellen des Immunsystems freigesetzt werden, kommt es häufig zu einer Histamin-Belastung des Organismus. Dies kann Entzündungen, Autoimmunkrankheiten und auch Blutungen verursachen.

Wie wirkt sich ein hoher Histamin-Spiegel aus? Weil Vitamin C für die Neutralisierung von Histamin gebraucht wird, kann es zu einem Absinken des Vitamin-C-Blutspiegels kommen. Es mehren sich die

Hinweise, dass ein hoher Histamin-Blutspiegel vor allem durch Mehrfach-Impfungen verursacht wird. Es wird viel Vitamin C benötigt, um einen hohen Histamin-Spiegel zu neutralisieren.

Da Vitamin C für die Neutralisierung von Histamin verbraucht wird, kann ein Mangel an diesem Vitamin entstehen. Ein solcher akuter Mangel an Vitamin C könnte wiederum Gehirnblutungen, Meningitis (Hirnhautentzündung) und Enzephalitis (Gehirnentzündung) begünstigen.

Es sind schon Fälle von Gehirnblutungen bei Kleinkindern kurz nach einer Impfung aufgetreten, in denen die Eltern ihr Kind angeblich zu heftig geschüttelt hätten. Später stellte sich heraus, dass die Kinder nicht an einer Misshandlung, sondern aufgrund einer impfungsbedingten Gehirnblutung gestorben waren.[3]

Kann man solche tragischen Vorkommnisse verhindern? Wahrscheinlich schon. Hätte man diesen Kindern bereits vor der Impfung 500 mg Vitamin C (z. B. als Kalziumascorbat) zusammen mit Fruchtsaft verordnet, wäre die Gehirnblutung wahrscheinlich nicht aufgetreten.

Daher ist es wichtig, dass Kinder bereits fünf Tage vor und fünf Tage nach dem Impftermin eine hohe Dosis an Vitamin C täglich erhalten. Je höher der Histamin-Spiegel im Blut, desto niedriger fällt der Vitamin-C-Blutspiegel aus. Vitamin C wird für

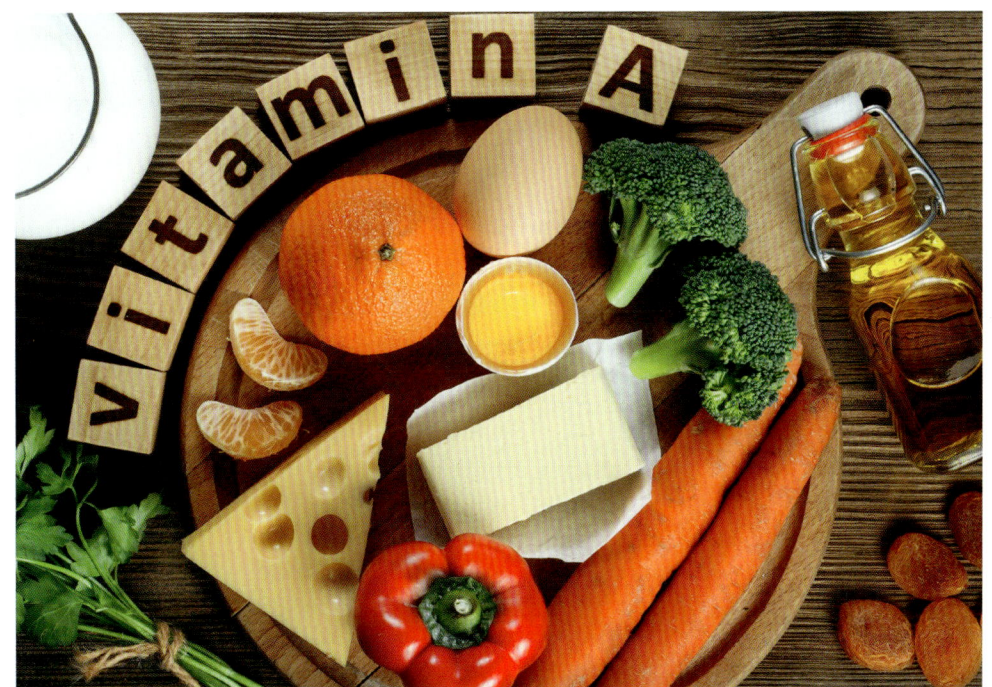

Die Bedeutung von Vitamin C und Vitamin A

fünf Tage vor und nach der Impfung

die Bildung von Kollagen-Bindegewebsfasern gebraucht, die für dichte und elastische Gefäßwände notwendig sind. Wird aber Vitamin C für die Neutralisierung von Histamin verbraucht, werden weniger Bindegewebsfasern gebildet, ein Grund für die Blutungen.

Wird bei einer Impfung Histamin freigesetzt, brauchen die Kinder einen hohen Blutspiegel an Vitamin C, um diese problematische Verbindung zu neutralisieren. Deswegen sollte Kindern kurz vor und nach dem Impftermin täglich hochdosiertes Vitamin C verabreicht werden. Als eines der wichtigsten Antioxidantien schlechthin kann es dafür sorgen, dass Histamin, bakterielle und virale Endotoxine sowie freie Radikale und

toxische Verbindungen keine Nebenwirkungen auslösen.

Vitamin C lässt sich als reine Ascorbinsäure, als Ester-C oder Kalziumascorbat auch bei Kindern hochdosiert kurz vor und nach dem Impftermin einsetzen. Diese Praxis hat sich in den USA bereits sehr gut bewährt. Das Einzige, was Ihrem Kind dabei passieren kann, ist Durchfall. Sollte das eintreten, kann man die Vitamin-C-Einnahme einfach halbieren.

Bromelain, ein Enzym aus der Ananas, kann die Verklumpung von Blutzellen verhindern[4], eine potenzielle Nebenwirkung nahezu aller Covid-19-Impfstoffe. Auch ein Cocktail aus Ananas und Wild-

pflanzen wie Brennnesseln und Löwenzahn könnte der Entstehung solcher Mikro-Embolien nach einer Impfung vorbeugen. Für Erwachsene empfiehlt sich fünf Tage vor und nach dem Impftermin die Einnahme eines guten Enzympräparats, welches Bromelain enthält. Man kann die Kapseln öffnen und den Inhalt mit Saft oder Speisen vermischen.

Quellen:

1. H. Buttram, Shaken baby syndrome, or vaccine-induced encephalitis?, Medical Sentinel 2001, Bd. 6, S. 83-89

2. C. A. B. Clemetson, Vaccinations, inoculations, and ascorbic acid. Journal of Orthomolecular Medicine, 1999, Bd. 14, S. 137-142

3. C. A. B. Clemetson, Elevated blood histamine caused by vaccinations and Vitamin C deficiency may mimic the shaken baby syndrome, Medical Hypotheses, 2004, Bd. 62 (4), S. 533-36

4. H. Kaur u.a., Bromelain has paradoxical effects on blood coagulability: a study using thromboelastography, Blood Coagulation & Fibrinolysis, 2016, Bd. 27 (7), S. 745-752

Einnahmeplan für Vitamin C und fettlösliche Vitamine

fünf Tage vor und nach der Impfung

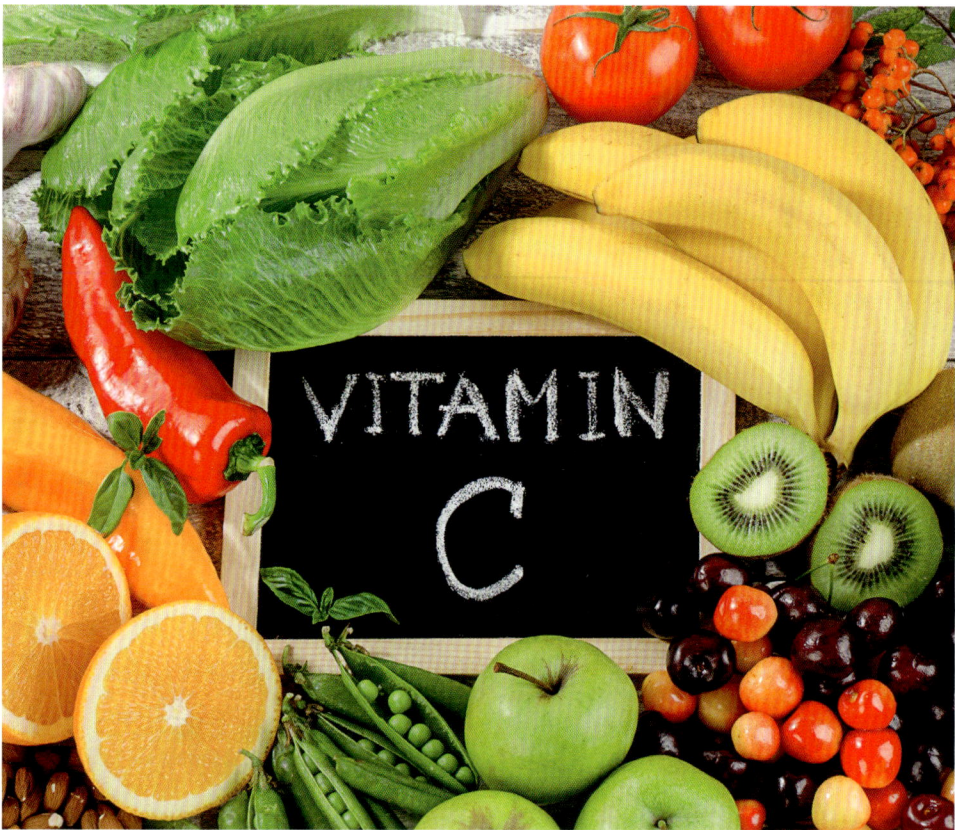

Kleinkinder bis 15 Kilo Gewicht vor der Impfung

Zwei Gramm Vitamin C zusammen mit 250 ml frisch gepresstem Orangen- oder Karottensaft für fünf Tage vor dem Impftermin über den Tag verteilt in kleinen Portionen verabreichen.

Vitamin A 5.000 IE: Bitte eine halbe oder ganze Vitamin A (ggf. mit D3)-Kapsel (je nach Dosierung der Kapseln) aufknipsen oder alternativ ein flüssiges Vitamin-A-Präparat verwenden, das tropfenweise dosiert wird, und diese am besten in einem Fläschchen mit ein bis drei Teelöffeln (Kinder bis vier Jahre, genaue Dosierung siehe Seite 47) bzw. zwei (Kinder vier bis zwölf Jahre) bis drei Esslöffeln (Kinder ab zwölf Jahren) eines Omega-3-Öls, Beikost-Mischöls oder einer heilkräftigen Bio-Ölmischung vermengen, die z.B. die Omega-3-Fettsäuren DHA und EPA, Hanföl mit der Omega-3-Fettsäure ALA, Polyphenole aus bioaktiven Pflanzenstoffen z.B. von Früchten sowie Vitamine und Spurenelemente wie B12, Vitamin D3, Vitamin-E-Komplex und Zink enthält. Diese Zutaten helfen bei der Stabilisierung der Schleimhäute, damit die Interaktion zwischen den Antikörpern und den Immunzellen nicht entgleisen kann. Anschließend gut schütteln.

Bitte als Vitamin-A-Quelle ein Präparat besorgen, welches 5.000 oder 10.000 IE Vitamin A enthält. Es ist kein Problem, wenn dieses mit Vitamin D3 kombiniert ist. Betacarotin ist übrigens nicht mit Vitamin A gleichzusetzen! Sollte auf Ihrem Vitamin-A-Präparat die Messeinheit „µg" anstelle von „IE" angegeben sein, kann die folgende Formel für die Umrechnung zwischen den Einheiten verwendet werden: 1 IE = 0,300 µg Retinol.

Tag der Impfung für Kleinkinder bis 15 Kilo

Am Tag der Impfung wird die Nährstoff-Vitamin-Einnahme erhöht: Drei Gramm Vitamin C werden zusammen mit 300 ml frisch gepresstem

Orangen- oder Karottensaft gemischt und portionsweise über den Impftag verteilt getrunken.

Vitamin A 10.000 IE: Bitte einenhalb bis drei Vitamin A (mit D3)-Kapseln (je nach Dosierung der Kapseln) aufknipsen oder eine entsprechende Menge Vitamin-A-Tropfen abzählen und in ein kleines Mischöl-Fläschchen entleeren, damit am Impftag Ihr Kind 10.000 IE Vitamin A erhält.

Zeit nach der Impfung für Kleinkinder bis 15 Kilo

Für fünf Tage nach der Impfung wird die gleiche Menge von **zwei Gramm Vitamin C** in Saft sowie **5.000 IE Vitamin A** in einem Beikost-Mischöl täglich portionsweise verabreicht.

Kinder zwischen 15 und 45 Kilo Gewicht

Erste fünf Tage: Täglich werden **vier Gramm Vitamin C** zusammen mit 500 ml frisch gepresstem Orangen- oder Karottensaft gemischt. Täglich **10.000 IE Vitamin A** aus aufgeknipsten Kapseln oder als Tropfen mit einem Mischöl-Fläschchen vermengen. Saft und Öl werden portionsweise über den Tag verteilt.

Tag der Impfung: Bitte **sechs Gramm Vitamin C** mit dem Saft mischen und **15.000 IE Vitamin A** mit einem Mischöl-Fläschchen vermengen und in mehreren Portionen über den Tag verabreichen.

Fünf Tage nach der Impfung: Bitte täglich **vier Gramm Vitamin C** für insgesamt fünf Tage mit Saft mischen und verabreichen. Täglich **10.000 IE Vitamin A** mit einem Mischöl-Fläschchen vermengen und auf mehrere Portionen verteilen.

Teenager und Erwachsene ab 45 Kilo Gewicht

Täglich für fünf Tage hintereinander werden **acht Gramm Vitamin C** mit 500 ml frisch gepresstem Saft gemischt und in mehreren Portionen über den Tag verteilt. Täglich **15.000 IE Vitamin A** aus aufgeknipsten Kapseln oder als Tropfen in ein Mischöl-Fläschchen geben und vermengen. Portionsweise über den Tag verteilt einnehmen.

Am Tag der Impfung bitte **zehn Gramm Vitamin C** mit dem frisch gepressten Saft mischen und **50.000 IE Vitamin A** in ein Mischöl-Fläschchen geben und in mehreren Portionen über den Tag verteilt einnehmen.

Nach der Impfung für insgesamt fünf Tage bitte täglich **acht Gramm Vitamin C** mit Saft mischen und einnehmen. Täglich **15.000 IE Vitamin A** mit einem Mischöl-Fläschchen vermengen und in mehreren Portionen täglich verzehren.

Für Erwachsene empfiehlt sich zur Vorbeugung vor einer Verklumpung der Blutzellen zudem die Einnahme von täglich drei Kapseln eines guten Enzympräparats, welches **Bromelain** enthält, das Enzym aus der Ananas. Man kann die Kapseln auch öffnen und den Inhalt mit dem Saft oder mit Speisen vermischen.

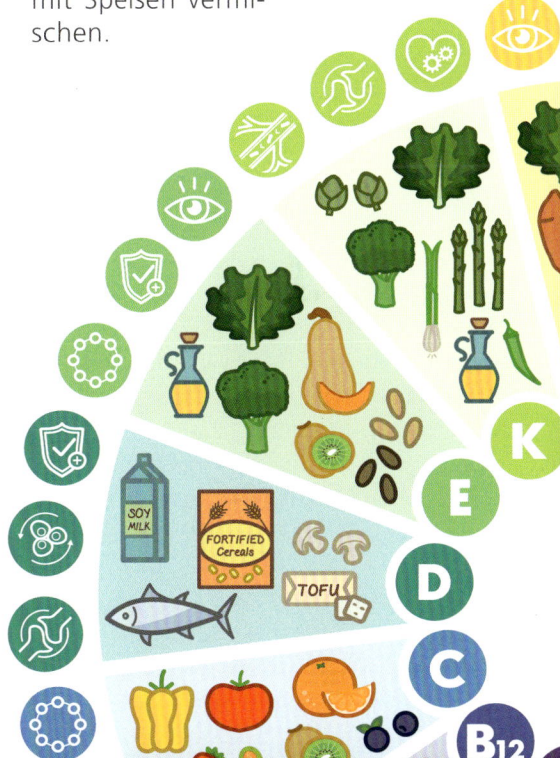

Homöopathische Impfvorbereitung/-nachbereitung

Homöopathische Impfvorbereitung und -nachbereitung sowie Behandlung von Impf-Nebenwirkungen

Sollten im Anschluss an die Impfung entzündliche Anzeichen wie Hautrötung, Schwellung, Schmerzen oder neurologische Symptome auftreten, wären Hausärztin/ Hausarzt oder Kinderärztin/Kinderarzt unverzüglich aufzusuchen.

Hier kann die Homöopathie große Hilfe leisten. Um deren Anwendung zu vereinfachen, habe ich die Leitsymptome der wichtigsten Arzneimittel zusammengestellt, die sich seit ca. 200 Jahren bewährt haben. Bevor die Mittel verordnet werden, sollten sie zuerst mit der Kinderärztin/dem Kinderarzt besprochen werden.

Sehr hilfreich ist die Anschaffung einer homöopathischen Reiseapotheke, die mit C-30-Potenzen ausgestattet ist. Manche Firmen haben sich auf die Herstellung solcher Arzneimittel-Apotheken spezialisiert.

Das bekannteste Mittel, um Impf-Nebenwirkungen zu behandeln, ist Thuja occidentalis, das oft routinemäßig als C-30-Potenz nach der Impfung verabreicht wird. Andere Mittel wie Aconitum, Arnica, Hypericum, Ledum, Drosera und Cicuta werden meistens nach ihrem eigenen Symptomenbild eingesetzt.

Homöopathische Impfvorbereitung:

Als Vorbereitung auf eine Impfung wäre das Mittel **Staphisagria C 30**, einmal drei Globuli, bereits einen Tag vor der Impfung empfehlenswert, um das Stress- und Entzündungsniveau sowohl für Kinder als auch Erwachsene zu senken. Schließlich kann ein Einstich für jeden ein kleines Trauma bedeuten. Staphisagria kann dafür sorgen, dass die Prozedur insgesamt entspannter abläuft.

Homöopathische Impfnachbereitung:

Sofort nach der Impfung wäre **Arnica C 30**, drei Globuli, angeraten, um potenzielle Entzündungen zu verhindern. Arnica ist wahrscheinlich das beste homöopathische Traumamittel schlechthin. Viele Mütter schwören auf Arnica in Verletzungssituationen.

Homöopathische Behandlung von Impf-Nebenwirkungen:

Aconitum: Ist das Kind nach der Impfung unruhig, quengelig, ängstlich und kaum zu beruhigen, ist Aconitum C 30 angezeigt. Immer wenn akute Symptome durch Angst und Unruhe überlagert sind, sollte man an Aconitum, den Sturmhut, denken. In einer solchen Situation gibt man drei Globuli als C-30-Potenz und man wird staunen, wie schnell sich das Kind beruhigt.

Ledum ist ein fast spezifisches Mittel nach einer DPT-Dreifachimpfung (Diphtherie, Pertussis/Keuchhusten, Tetanus). Das Wirkungsspektrum von Ledum deckt Bienenstiche, Messerstiche, Stanzwunden, Schlangen- und Zeckenbisse ab. Sollte die Haut nach der Impfung eine blauschwarze Verfärbung aufweisen, ist Ledum C 30 angezeigt. Wenn die Umgebung der Stichstelle schmerzhaft ist und entzündet aussieht und die blaudunkle Hautverfärbung nur langsam abheilt, kann man Ledum C 30, drei Globuli täglich für drei Tage, geben und sollte die Kinderärztin/den Kinderarzt aufsuchen.

Hypericum perforatum: Dieses Arzneimittel wird aus Johanniskraut potenziert und ist indiziert, wenn die Nervenbahnen in Mitleidenschaft gezogen sind. Die neuralgischen Schmerzen können entsprechend heftig und kaum auszuhalten sein. Immer wenn das Zentralnervensystem in Mitleidenschaft gezogen ist, sollte man an eine Reizung der Hirnhäute denken. Typische Anzeichen dafür sind ein nach hinten überstreckter Kopf und eine große innere Unruhe. Hier kann man Hypericum C 30 dreimal täglich drei Globuli verabreichen und sollte sofort die Kinderärztin/den Kinderarzt aufsuchen!

Apis: Indiziert ist das potenzierte Bienengift dann, wenn die Impfstelle stark anschwillt und rötlich verfärbt ist. Die Patientin/der Patient fühlt sich fiebrig, die Augen sind glasig, die Gesichtshaut rot und geschwollen, vor allem die Augen sind in Mitleidenschaft gezogen. Das Kind ist unruhig, schläft kaum und kann ziemlich heftig schreien. Allgemeine Verschlechterung tritt durch Wärme ein und Besserung durch kalte Umschläge. Die Verordnung lautet Apis C 30, einmal drei Globuli, danach drei Globuli in 100 ml Wasser in einer Flasche kräftig schütteln und jede Stunde einen Teelöffel davon geben, bis die Kinderärztin/der Kinderarzt eingeschaltet ist.

Hepar sulfuris: An dieses akute Mittel sollte man denken, wenn sich die Einstichstelle entzündet und Eiter bildet. Die Stelle ist extrem berührungsempfindlich, die Kinder sind hochgradig gereizt und können sogar gewalttätig werden. Hepar sulfuris C 30, drei Globuli täglich für drei Tage, in Absprache mit der Ärztin/dem Arzt geben.

Drosera: Diese potenzierte insektenfressende Pflanze wird bei einer durch Impfung ausgelösten Bronchitis oder Lungenentzündung verordnet. Drosera ist eines der besten Bronchitismittel in der Homöopathie und kann in der C-30-Potenz, drei Globuli täglich für drei Tage, verordnet werden.

Thuja occidentalis: Ist das Kind nach der Impfung einigermaßen fit, kann das Routinemittel Thuja C 30, drei Globuli für drei Tage, verordnet werden. Thuja gilt seit mehr als 200 Jahren als das Mittel der Wahl bei Pockenimpfung. Damit ließ sich die Entstehung von Narben ausgelöst durch die Pockenimpfung verhindern.

Zincum metallicum: An das homöopathische Zink sollte man denken, wenn bei geimpften Kindern unruhige Beine entstehen. Die Kinder wachen nachts wiederholt auf, weil sie nicht zur Ruhe kommen. Das Nervensystem ist völlig überreizt. Jedes Mal beim Aufwachen fängt das Kind an, laut zu schreien. Auslöser solcher Symptome kann die Freisetzung von proinflammatorischen Zytokinen sein, die das Nervensystem angreifen. Man gibt Zincum metallicum C 30, vier Globuli einmal pro Woche, bis die Symptome verschwinden. Hier sollte man unbedingt eine Kinderärztin/einen Kinderarzt zu Rate ziehen.

Cicuta virosa: Cicuta ist angezeigt, wenn nach der Impfung konvulsive Symptome oder epileptische

Anfälle auftreten. Hier sollte die Therapie durch eine/n versierte/n homöopathische/n Ärztin/Arzt durchgeführt werden.

Echinacea ist ein großartiges Mittel, um septische Infektionen bzw. Blutvergiftung zu verhindern. Echinacea kann das Immunsystem optimieren und die Entstehung von Entzündungen wie ein Zytokinsturm verhindern. Neben Thuja C 30 kann Echinacea D 6, zweimal täglich fünf Tropfen oder Globuli, für eine Woche nach der Impfung verordnet werden.

Immer wenn Beulen, Abszesse und Karbunkel nach einer Impfung entstehen, sollte man an Echinacea denken. Solche Symptome können die Vorboten einer Sepsis oder Blutvergiftung sein. Die Patienten sind geschwächt, fiebrig und schwitzen stark. Hier kann man stündlich fünf Tropfen oder Globuli Echinacea D 6 geben. Sollte das Fieber stark ansteigen, ist unbedingt eine Kinderärztin/ein Kinderarzt zu konsultieren.

Bewährte Nahrungsmittel

Bewährte Nahrungsmittel für Kinder, Teenager und Erwachsene

• Täglich ein grüner *Smoothie* aus Wildkräutern wie Brennnesseln oder aus grünem Blattgemüse und Früchten – ein gigantischer Spender von bioaktiven Pflanzenstoffen und Ballaststoffen für die Darmbakterien des Mikrobioms!

• Die tägliche Einnahme von nur einem *Pilz*, z. B. ein Champignon oder ein Austernpilz, entweder gedünstet oder roh als Zugabe zu einem Salat oder einer Suppe. Diese kleine Beigabe ist in der Lage, das Immunsystem und Mikrobiom enorm zu stärken. Alternativ kann täglich ein Teelöffel eines Pilzpulvers, z. B. Cordyceps oder Shiitake, unter Speisen gemischt werden.

• *Wildlachs* gedünstet oder geräuchert, eine oder mehrere Portionen pro Woche, ist ein exzellenter Spender der entzündungshemmenden Omega-3-Fettsäuren DHA und EPA, um für den gesunden Aufbau des Gehirns und des Nervensystems zu sorgen.

• Mindestens zwei bis drei weich gekochte *Bio-Eier* pro Woche liefern viel Lezithin, Phospholipide, Cholin sowie wichtige B-Vitamine wie Biotin, Folsäure und B12. Das sind wertvolle Bausteine für die Bildung von Neurotransmittern, Hormonen und Zellwänden.

• Ein weiterer guter Eiweißspender ist fermentiertes *Bio-Tempeh* aus Soja oder Süßlupinen, welches zu einer Gemüsepfanne oder einem Salat hinzugefügt werden kann.

• *Erbsensuppe:* Richtig schmackhaft und sehr eiweißreich sind gefrorene Erbsen, die man zu einer Hühnerbrühe, Gemüsebrühe oder Misosuppe hinzugeben kann.

• *Nährhefeflocken*, ein Esslöffel, zusammen mit Mandel- oder Kokosjoghurt, Beeren, Sonnenblumenkernen und Buchweizensprossen bilden ein leckeres und nahrhaftes Frühstücksmüsli. Die Nährhefeflocken sorgen für die Bildung des Immunfaktors IgA, der in der Lage ist, Viren bereits in der Schleimhaut der Nase und des Rachens zu neutralisieren.

• *Weizenkeim-Power:* Ein Mix entweder aus Weizenkeim-Granulat oder entölten Weizenkeimen mit Erdmandelflocken, Buchweizen-

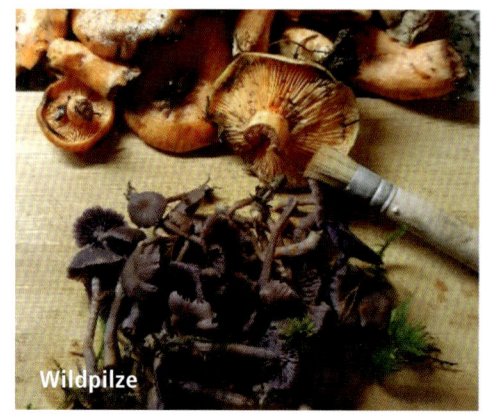
Wildpilze

sprossen, Mandelmilch, einem Teelöffel hochwertigem Bienen-Produkt, klein geschnittenen Medjool-Datteln oder getrockneten Feigen ist ein exzellenter Spender von Spermidin, einem bioaktiven Pflanzenstoff, der sehr wirksam gegen Entzündungen und Infektionen ist. Ferner ist Spermidin in der Lage, den Prozess der Autophagie in den Zellen zu aktivieren, um Stoffwechselunrat und kranke sowie defekte Zellteile zu eliminieren.

• Besonders empfehlenswert ist ein *Crock Pot-Bohnengericht:* Hier werden Kidney-, Jumbo-, Urid-Dal-Bohnen oder Linsen über mehrere Stunden bei niedriger Temperatur gegart. Zuerst sollten die Bohnen oder Linsen für eine Nacht in Wasser eingeweicht werden, bevor sie in einem langsamen Gartopf mindestens vier Stunden schonend gegart werden.

Das langsame Garen wird die Verträglichkeit verbessern und Blähungen neutralisieren. Sprossen, Korianderkraut und sogar Brennnesseln

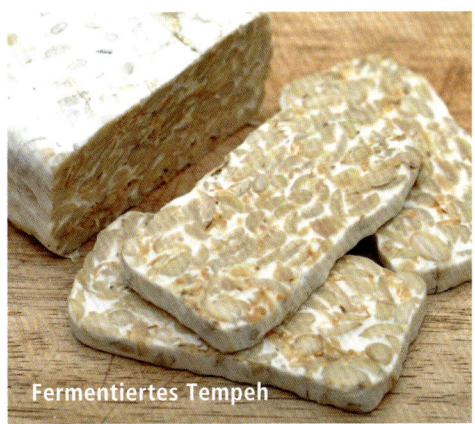
Fermentiertes Tempeh

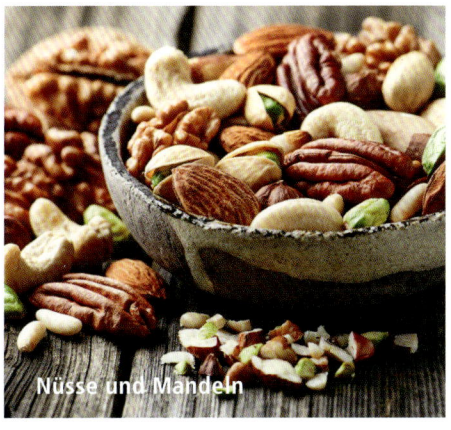
Nüsse und Mandeln

können zu den Bohnen hinzugegeben werden.

• *Früchte:* Bewährt haben sich Grapefruit, frische wie auch gefrorene Beeren, Granatäpfel, Mango, Äpfel, Avocado, Papaya, Aprikosen, Kirschen und Kiwis. Solche Früchte dienen als exzellente Lieferanten von Vitaminen, bioaktiven Pflanzenstoffen und Biophotonen und sollten möglichst aus biologischem Anbau stammen.

• *Heilkräftige Nüsse:* Walnüsse, Mandeln und Paranüsse (selenhaltig!) liefern Omega-3-Fettsäuren, rohe oder geröstete Erdnüsse und Sonnenblumenkerne die Omega-6-Fettsäuren, alle enthalten Eiweiß und bioaktive Pflanzenstoffe.

• *Beikost-Öle:* Heilkräftige Beikost-Öle, die z. B. einen Mix aus Algenöl mit seinen langkettigen Omega-3-Fettsäuren DHA und EPA und Weizenkeimöl mit dem Vitamin-E-Komplex sowie Vitamin D3 enthalten, liefern wichtige antientzündliche

Vitamine, bioaktive Pflanzenstoffe und Omega-3-Fettsäuren. Auch Mischungen z. B. aus Leinöl, Weizenkeimöl, Mandelöl, Walnussöl, Nachtkerzenöl, Borretschöl, Granatapfelkernöl und Algenöl mit DHA und EPA wären empfehlenswert, um für ein starkes und ausgewogenes Immunsystem zu sorgen.

• *Trockenfrüchte:* Sauerkirschen, Medjool-Datteln und Feigen liefern Energie für zwischendurch, vor allem in Verbindung mit heilkräftigen Nüssen und Kernen.

• *Ferment-Vitalstoffe:* Sprossen-Fermentsaft als Zugabe zu einer Salatsauce, Miso- oder Erbsensuppe ist eine herausragende Stärkung des Mikrobioms.

• *Irisch-Moos-Algen* in Kakao- oder Beeren-Pudding schmecken nicht nur lecker, ein solcher Pudding ist auch einer der besten Nährstoffspender für den Aufbau eines

Mikrobioms mit Billionen von gesunden Darmbakterien, die Grundlage eines leistungsfähigen Immunsystems.

Nur ein gesundes Mikrobiom kann die entgleisenden Reaktionen eines hyperentzündlichen Immunsystems auf Fremdstoffe und infektiöse Reize abmildern. Reagiert das Immunsystem auf einen solchen Reiz unverhältnismäßig, können Autoimmunerkrankungen und chronische Entzündungen entstehen.

Um ein gesundes Mikrobiom aufzubauen, wäre der wöchentliche Verzehr von mindestens 30 verschiedenen pflanzlichen Nahrungsmitteln sehr hilfreich. Je mehr Pflanzen, desto mehr gesunde Darmbakterien aus verschiedenen Spezies werden gebildet und umso breiter aufgestellt ist das Immunsystem. Ein reichhaltiges Spektrum an Billionen von gesunden Darmbakterien kann für ein ausgewogenes Immunsystem sorgen.

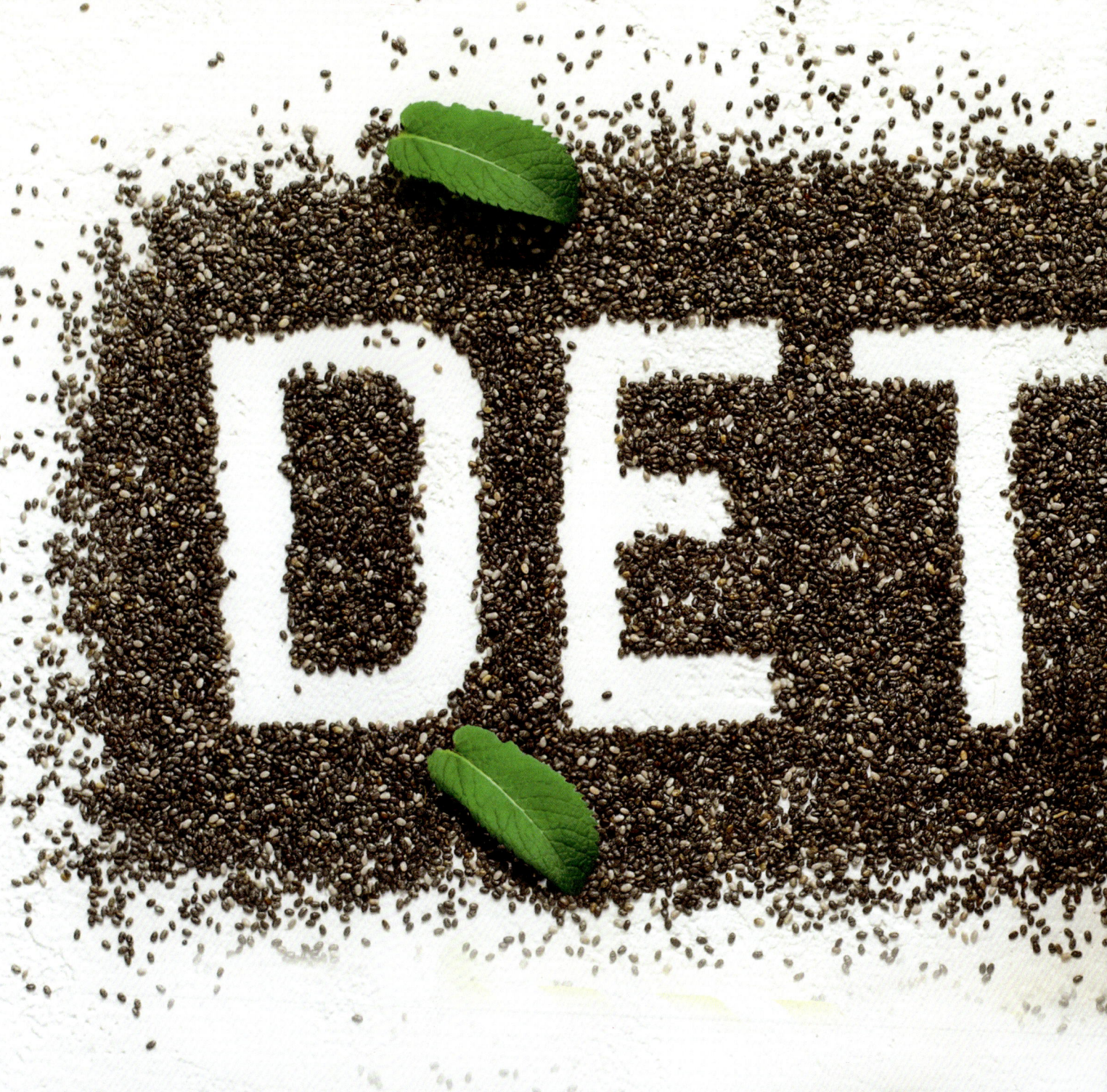

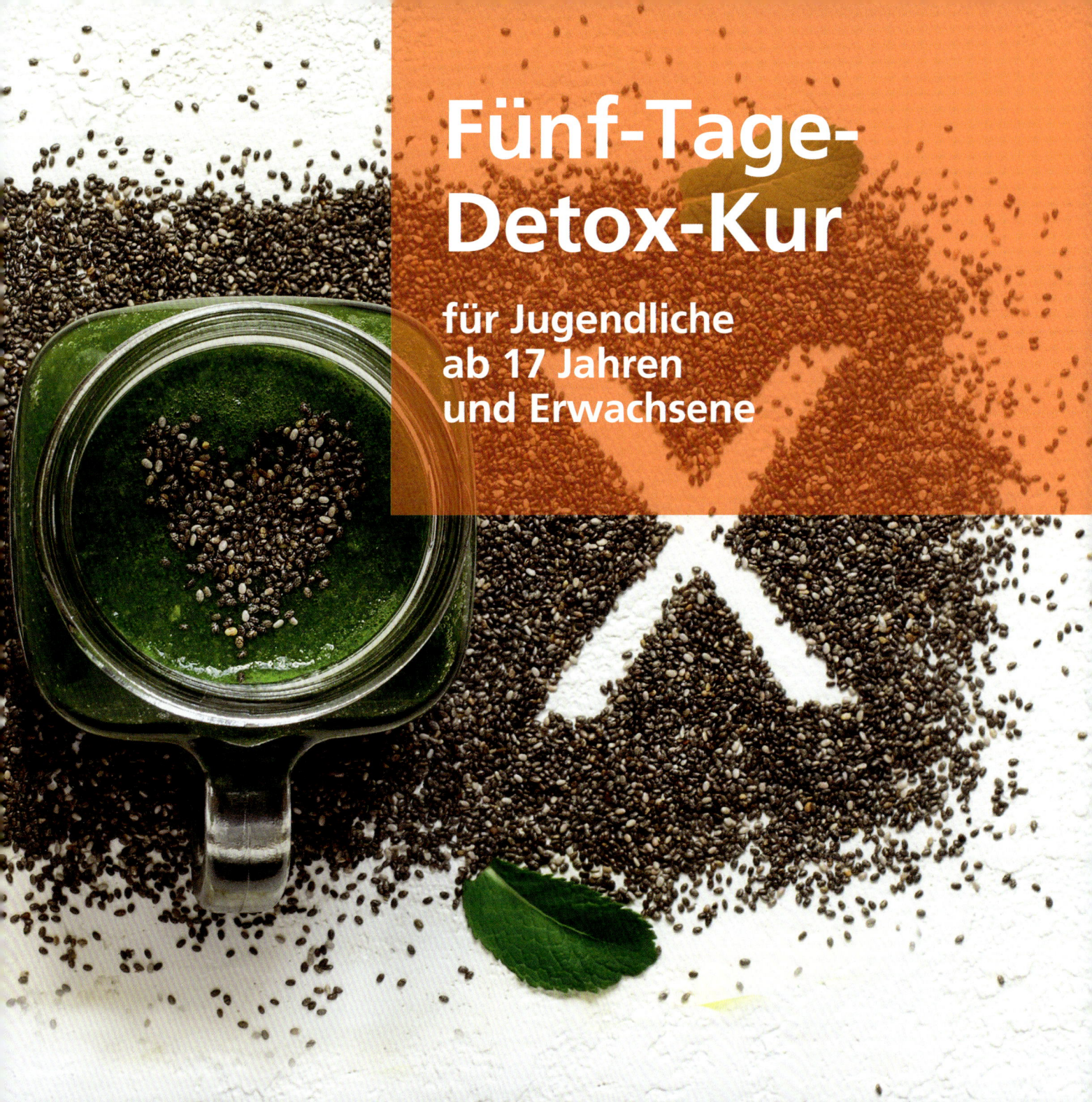

Fünf-Tage-Detox-Kur

für Jugendliche
ab 17 Jahren
und Erwachsene

Das Wildkräuter-Vitalkost-Detox-Heilfasten

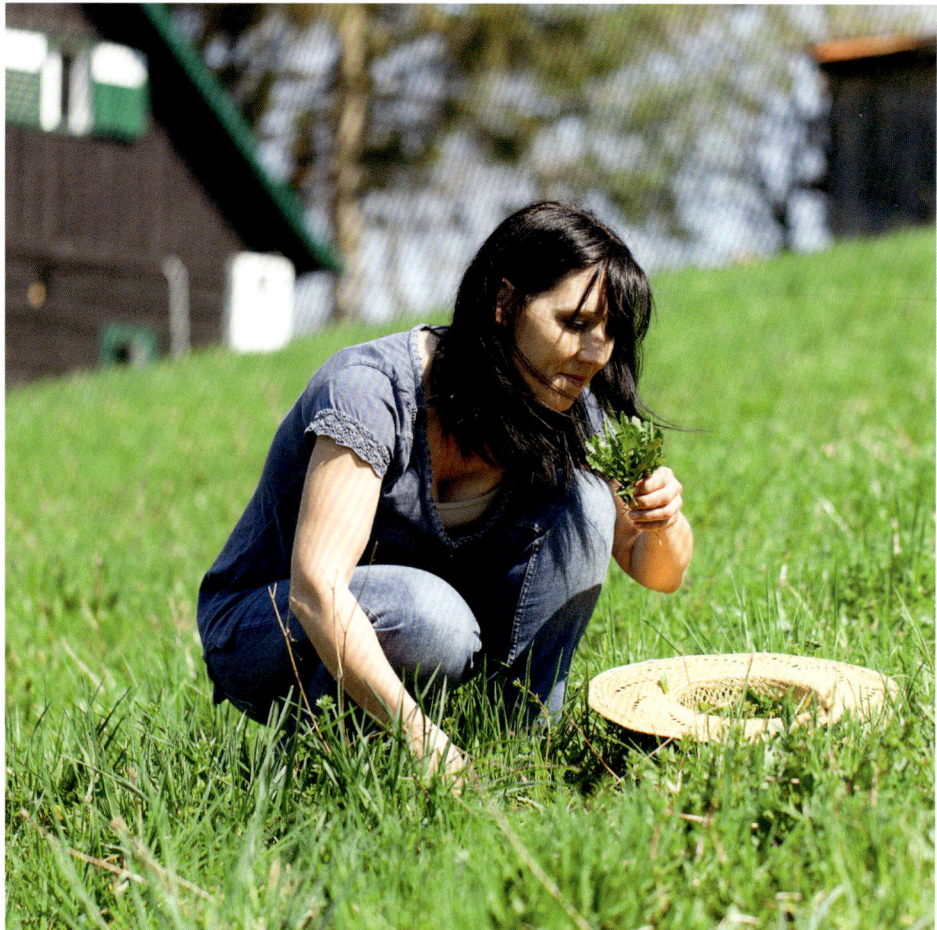

Alle drei bis sechs Monate bzw. für fünf Tage vor und mindestens drei Tage nach einem Impftermin durchgeführt, kann dieses Heilfasten-Verfahren für ein stärkeres Immunsystem und einen optimaleren Stoffwechsel sorgen. Einmal erlebt, wird man die Vorteile nicht mehr missen wollen. Der Erholungseffekt auf Körper, Geist und Seele wird jeden Urlaub in den Schatten stellen.

Gesundheit und Vitalität im hohen Alter sind ein hohes Gut. Erreichbar sind sie nur in Verbindung mit gesunden, leistungsfähigen Stammzellen. Unsere Stammzellen als Mutter und Ursprung aller Zellen sind in der Lage, innerhalb eines Organs oder Gewebes mehrere Arten von Zellen zu bilden, die die Erneuerung von Organen, Blutgefäßen, Schleimhäuten, Immunzellen, Blutzellen, Knochen, Bindegewebe und sogar Gehirnzellen ermöglichen. Ohne Stammzellen kann sich der Körper nicht erneuern und verjüngen.

Dank der ursprünglich vor Jahrmillionen angelegten Fähigkeit der Stammzellen, sich zu aktivieren und zu erneuern, werden alte und kranke Stammzellen durch gesunde und vitale Stammzellen ersetzt. So weit, so gut.

Werden aber gesunde Stammzellen durch die Einwirkung von freien Radikalen, oxidativem Stress, Schwermetallen, Toxinen und Stoffwechselabbauprodukten geschädigt, behindert dies ihre Funktion und Erneuerung, sodass Degeneration und Alterung unser Leben beeinträchtigen werden.

Geschädigte Stammzellen versinken in eine Art Dornröschenschlaf, wenn sie durch Toxine beeinträchtigt wurden, was durch eine industrielle Ernährungsweise mit ihrem hohen

Anteil an Stärke, Fett und Zucker und vor allem durch zu viel tierisches Eiweiß verursacht werden kann.

Fehlen sekundäre Pflanzenstoffe aus Wildkräutern und Sprossen sowie organische Mineralien, wird es schwierig, solche geschädigten Stammzellen zu neuem Leben zu erwecken.[1]

Ohne gesunde und potente Stammzellen ist eine Heilung bei degenerativen Erkrankungen wie Krebs, Diabetes, Demenz, Parkinson und Gelenkentzündungen kaum möglich. Ohne Zugriff auf funktionsuntüchtige Stammzellen ist der Mensch einem Prozess von Degeneration und Alterung ausgeliefert. Hier können Medikamente kaum noch Hilfe bieten. Wie können wir unsere Stammzellen aktivieren und erneuern?

Zwei Vorgehensweisen sind inzwischen wissenschaftlich erforscht und erfolgversprechend, um Stammzellen zu aktivieren:

1. Die Einnahme von sekundären Pflanzenstoffen aus Wildkräutern, Meeresalgen, Fermentsäften und organischen Spurenelementen zeigt eine belebende Wirkung auf die Stammzellen.

2. Kalorienreduziertes Heilfasten wird einen robusten Detox-Effekt (Entgiftung) bewirken und kann laut neuen Studien für eine Belebung und Aktivierung unserer Stammzellen sorgen. [2]

Heilkraft pur: ein Mix aus Heilfasten und sekundären Pflanzenstoffen! Kombiniert man kalorienreduziertes Heilfasten mit der Einnahme von sekundären Pflanzenstoffen und organischen Spurenelementen, können ungeahnte Heilkräfte entstehen. Inzwischen hat die Wissenschaft zahlreiche Pflanzenstoffe identifiziert, die unsere Stammzellen aktivieren. Dazu gehören Polyphenole aus Beeren, EGCG aus grünem Tee, Vitamin D, Carnosin, Flavonoide, Tannine, Carotinoide, Sulforaphan, Isoflavone sowie weitere Pflanzenstoffe aus Wildkräutern, Wurzeln, Früchten und Gewürzen.[3]

Prof. Valter Longo von der UCLA in Südkalifornien, der eine ähnliche Vorgehensweise untersucht hat, spricht beim Heilfasten von „enormen Effekten".[4]

Das Wildkräuter-Vitalkost-Detox-Heilfasten ist ein Verfahren, welches zwei Ziele verfolgt:

Durch eine besonders wirksame Kalorienreduktion in Verbindung mit sekundären Pflanzenstoffen lassen sich unsere Stammzellen aktivieren, damit mehr junge und vitale Zellen entstehen.

Während des Heilfastens werden zwei Lieferanten von sekundären Pflanzenstoffen sowie eine Quelle von organischen Mineralien und Spurenelementen (Mikromineralien) eingenommen. Damit können wir unsere Stammzellen und das Immunsystem unterstützen und beleben.[5]

Beide, die sekundären Pflanzenstoffe und die organischen Mikromineralien, sind wichtig, um degenerative Erkrankungen behandeln zu können.

Innovatives Heilfasten-Verfahren

Damit das Heilfasten gelingen kann, ist die Umstellung des Stoffwechsels auf den Fettverbrennungsmodus zwingend erforderlich. Die folgenden Vital- und Nahrungsmittel, besonders reich an sekundären Pflanzenstoffen, werden während des fünftägigen Heilfasten-Verfahrens eingesetzt, damit der Stoffwechsel leichter auf die Fettverbrennung umschalten kann:

- Ein Saft mit sekundären Pflanzenstoffen z. B. aus Knoblauch,

Das Wildkräuter-Vitalkost-Detox-Heilfasten

Das Wildkräuter-Vitalkost-Detox-Heilfasten

Beeren, Zitronenschalen, Ingwer und Chili plus organischen Mikromineralien

- Ferment-Gemüse und -Saft z. B. aus Chinakohl, Wildkräutern, Zwiebeln, Beeren, Mandeln, Ingwer, Bienenpollen etc. sowie Mikromineralien, der weitere heilkräftige Pflanzenstoffe und organische Mineralien liefert.

- Ein Konzentrat aus organischen Mineralien und Spurenelementen (Mikromineralien) kann für eine Remineralisierung des Körpers sorgen. Es wirkt beim Heilfasten allgemein stabilisierend und kann Hungergefühle reduzieren.

- Nicht pasteurisiertes Miso gewonnen aus Sojabohnen oder Süßlupinen, das in Holzfässern zwei Jahre lang vergoren wird

- Wildkräuter-Leinsamen-Sprossen-Cracker in Rohkost-Qualität

Dank der Pflanzenstoffe und organischen Mineralien ist es möglich, den Blutzucker- und Insulinspiegel zu stabilisieren, damit die Umstellung des Stoffwechsels auf die Fettverbrennung besser gelingen kann.

Je schneller die Umstellung, desto leichter wird der Verlauf des Heilfastens. Hungergefühle und Missempfindungen können dadurch begrenzt werden. Die Fettverbrennung ist die wichtigste Voraussetzung, um die Stammzellen zu aktivieren. Eine stärke- und zuckerhaltige Ernährung wird das Gegenteil bewirken und die Aktivität der Stammzellen einschränken.[6] Sie würde den Austausch von alten und kranken durch junge und gesunde Zellen enorm erschweren.

Auch die sekundären Pflanzenstoffe spielen eine wichtige Rolle: Ohne sie lassen sich die für die Bildung und Steuerung der Immunzellen zuständigen Gene nicht aktivieren.[7] Gelingt es nicht, die zuständigen Gene zu aktivieren, wird das Immunsystem nur eingeschränkt arbeiten können.

Die rechtsdrehende Milchsäure mit ihren Laktobazillen aus dem Ferment-Gemüse-Saft hilft die Darmflora zu erneuern und Löcher in der Darmschleimhaut zu kitten.

Ferner wird sie für einen optimalen Säure-Basen-Haushalt im gesamten Darmtrakt, im Blut und in allen Körperzellen sorgen. Das haben die bekannten Forschungen von Dr. Johannes Kuhl über die rechtsdrehende Milchsäure gezeigt.[8]

Die Milchsäure und das darin enthaltene Salz Laktat sind wichtige Energiespender für unsere Muskeln und Organe. Der Herzmuskel allein bezieht laut Dr. Kuhl ca. 60 Prozent seines Energiebedarfs daraus.

Bestätigung durch wissenschaftliche Studien

Eine Studie konnte die gute Wirkung der sekundären Pflanzenstoffe belegen. Ein Mix aus Vitalstoffen gewonnen aus Grüntee, Astragalus und Gojibeeren wurde zusammen mit Laktobazillen fermentiert und Versuchstieren verabreicht. Das Ergebnis: Die Zahl der Knochenmark-Stammzellen der Tiere verdoppelte sich innerhalb weniger Tage und löste eine Vermehrung der roten Blutkörperchen und Leukozyten aus. Auffallend war die Geschwindigkeit, mit der diese Veränderungen stattfanden.[9]

Eine weitere Studie konnte die positive Wirkung der Polyphenole aus Blaubeeren und Aroniabeeren auf die Stammzellen in den Knochen belegen. Das Ergebnis: besser mineralisierte Knochen mit weniger Frakturen.[10]

Laut einer weiteren Studie konnte Spirulina die Bildung von neuen Gehirnstammzellen anstoßen, damit junge und gesunde Neuronen und Gehirnzellen gebildet wurden.[11]

Das sind sehr gute Nachrichten für all diejenigen, die immer noch an die Mär glauben, man sei aufgrund der genetischen Prädisposition im Alter handlungsunfähig und der Medizin ausgeliefert.

Ein Mix aus Detox, Heilfasten und Pflanzenstoffen aus der Wildkräuter-Vitalkost kann uns unsere Handlungsfähigkeit zurückgeben!

Mithilfe des Heilfasten-Verfahrens in Verbindung mit sekundären Pflanzenstoffen und Mikromineralien können wir die ersten Schritte unternehmen, um unseren Körper zu entgiften und den Stoffwechsel und das Immunsystem zu stärken.

Durch eine umfassende Entgiftung wird das Immunsystem in die Lage versetzt, kranke, funktionsuntüchtige Zellen aus dem Verkehr zu ziehen und durch gesunde Zellen zu ersetzen.

Das trifft auch auf das Nervensystem und das Gehirn zu. Dank des Heilfastens und der sekundären Pflanzenstoffe gewinnt das Immunsystem genug Kraft, um minderwertige Zellen sowie Schwermetalle, Stoffwechselabbauprodukte und Toxine zu eliminieren, ein Prozess, der von Wissenschaftlern als Autophagie („sich selbst verzehrend") bezeichnet wird. Tiere, die

immer wieder kalorienreduzierte Phasen durchlaufen, können laut der Forschung von Prof. Roy Walford, UCLA Kalifornien, ihre Lebenserwartung fast verdoppeln. Auch bei Menschen wurden ähnliche lebensverlängernde Wirkungen beobachtet. Mit dem Wildkräuter-Vitalkost-Heilfasten ist es möglich, Einfluss auf den Alterungsprozess zu nehmen.[12]

Die Nahrungskarenz in Verbindung mit der Einnahme von sekundären Pflanzenstoffen und organischen Mineralien kann auch als Therapie bei Diabetes, Übergewicht, metabolischem Syndrom, hohem Blutdruck, schwachem Gedächtnis und Erkrankungen des Nervensystems eingesetzt werden.

Achtung: Bevor Sie mit dem Verfahren beginnen, sollten Sie die Einwilligung Ihrer/Ihres Ärztin/Arztes oder Heilpraktikerin/s einholen.

Aufgrund einer industriellen Ernährungsweise mit einem Überangebot an Eiweiß, Zucker und Fett sowie des Einflusses von Fremdstoffen und Chemikalien wird die Tätigkeit der Mitochondrien und der Stammzellen reduziert. Das kann die Entstehung von degenerativen Krankheiten begünstigen.

Wegen schlecht funktionierender Mitochondrien und Stammzellen leiden viele Senioren ab 70 Jahren unter Gehirnschwund und Gedächtnisstörungen. Mittlerweile leidet jeder zweite Senior ab 85 Jahren

Das Wildkräuter-Vitalkost-Detox-Heilfasten

unter Demenz. Das ist keine gute Botschaft für ein unbekümmertes und autonomes Leben im Alter.[13]

Um diese Probleme in den Griff zu bekommen, wäre der Einsatz der Wildkräuter-Vitalkost in Verbindung mit periodischem Heilfasten (alle zwei bis drei Monate) eine wirkungsvolle Option.

Steigern Sie Ihre Regenerationsfähigkeit nach Entzündungen und Verletzungen

Fehlen gesunde Stammzellen, werden Verletzungen nur langsam oder gar nicht repariert. Das kann bei älteren Menschen zu verschiedenen chronischen Erkrankungen führen. Kinder kennen dieses Problem kaum, weil sie über ausreichend junge und gesunde Stammzellen verfügen, die nach einer Verletzung sofort Reparaturen durchführen können. Das Heilfasten in Verbindung mit sekundären Pflanzenstoffen bewirkt die Aktivierung der Stammzellen bei Senioren und die

Das Wildkräuter-Vitalkost-Detox-Heilfasten

Bildung von jungen, gesunden Nachwuchszellen. Hartnäckige Schäden nach Entzündungen oder Verletzungen lassen sich dadurch beheben.

Mein Vater ist ein gutes Beispiel: Nach einigen schweren Stürzen hatte er keine bleibenden Schäden erlitten, weder Knochenbrüche noch irgendwelche Behinderungen. Ein Sturz war besonders gravierend und hätte normalerweise zu einem Oberschenkelhalsbruch geführt. Das blieb ihm erspart, was mit 92 Jahren bei Senioren keine Selbstverständlichkeit ist.

Sein Geheimnis: die hervorragende Mineralisierung seines Körpers gepaart mit der Wildkräuter-Vitalkost und einer jährlichen Panchakarma-Detox-Kur. Hinzu kam die Einnahme von spezifischen Vital- und Konstitutionsmitteln (Phytotherapeutika und Homöopathika) entsprechend seiner Konstitution. Die kombinierte Stärkung von Stammzellen, Stoffwechsel und Immunsystem hat sich bewährt. Im hohen Alter von 92 Jahren freute er sich über einen schmerz- und entzündungsfreien Körper und war in der Lage, autark zu leben.

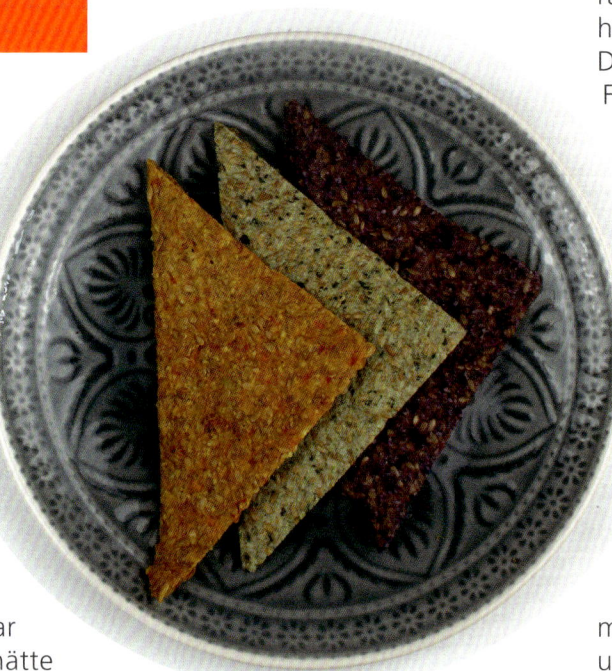

Sprossen-Leinsamen-Cracker

Fazit: Ohne eine Aktivierung der eigenen Stammzellen wird der viel beschworene Jungbrunnen Wunschdenken bleiben. Ohne sekundäre Pflanzenstoffe lässt sich das Immunsystem nicht stärken, ohne organische Mineralien und Spurenelemente werden dem Körper wichtige Bausteine fehlen, sodass der Stoffwechsel nicht sein volles Potenzial entfalten kann.

Alter ist keine Krankheit

Eine periodisch kalorienreduzierte Ernährung in Verbindung mit hervorragenden Vitalstoffen ist besonders heilkräftig und lebensverlängernd. Das konnte die wissenschaftliche Forschung von Prof. Walford belegen. Dieses Verfahren kann ungeahnte Heilkräfte wecken und dem Alterungsprozess bzw. der Degeneration positiv begegnen.[13]

Altern sollte nicht in Krankheit münden. Tiere in der Wildnis altern nicht annähernd so schnell wie Menschen. Meeresbewohner zeigen dank einer hervorragenden Mineralisierung überhaupt keine Alterung, senile Wale oder Delphine wird man nicht finden. Dank Wildpflanzen und Meeresalgen weist die Nahrung der Tiere einen hohen Gehalt an sekundären Pflanzenstoffen, Biophotonen und Chlorophyll auf. Die Tiere legen zudem immer wieder Pausen bei der Nahrungsaufnahme ein und erneuern und aktivieren dadurch ihre Stammzellen.[14]

Erwachsene können fünf Tage vor dem Impftermin mit dem Heilfasten-Verfahren beginnen, damit der Stoffwechsel in den ketogenen Fettverbrennungsmodus wechseln kann. Es empfiehlt sich, das Heilfasten noch für drei Tage nach dem Impftermin oder länger weiter durchzuführen. In Verbindung mit hochdosiertem Vitamin C würde das Verfahren einen guten Schutz vor Toxinen ermöglichen, wie zahlreiche Studien von Prof. Longo in Bezug auf die Chemotherapie bestätigen konnten.[15]

Quellen:

1. R. Liang, S. Ghaffari: Stem Cells, Redox Signaling, and Stem Cell Aging, Antioxidants & Redox Signaling, 2014, Bd. 20 (12), S. 1902-16

2. I. Beerman, D. J. Rossi: Epigenetic Control of Stem Cell Potential during Homeostasis, Aging, and Disease, Cell Stem Cell, 2015, Bd. 16 (6), S. 613-25

3. H. M. Blau, B. D. Cosgrove, A. T. Ho: The Central Role of Muscle Stem Cells in Regenerative Failure with Aging, Nature Medicine, 2015, Bd. 21 (8), S. 854-62

4. Spiegel-Interview mit Prof. Valter Longo, 4. August 2018

5. E. Fathi, F. Raheleh: Survey on Impact of Trace Elements (Cu, Se and Zn) on Veterinary and Human Mesenchymal Stem Cells, The Journal of Biochemistry, Bd. 52, S. 67-77

6. N. Saki, M. Ali Jalalifar: Adverse Effect of High Glucose Concentration on Stem Cell Therapy, International Journal of Hematology/Oncology and Stem Cell Research, 2013, Bd. 7 (3), S. 34-40

7. A. Cuevas, N. Saavedra: Modulation of Immune Function by Polyphenols: Possible Contribution of Epigenetic Factors, Nutrients, 2013, Bd. 5 (7), S. 2314–2332

8. Johannes Kuhl: Schach dem Krebs. Verhütung und Behandlung von Krebserkrankungen und anderen chronischen Krankheiten, Humata Verlag, 1999

9. P. C. Bickford, Y. Kaneko, B. Grimmig u. a.: Nutraceutical Intervention Reverses the Negative Effects of Blood from Aged Rats on Stem Cells, Age, 2015, Bd. 37 (5), S. 103

10. C. H. Ko, W. S. Siu u. a.: Probone and Antifat Effects of Green Tea and Its Polyphenol, Epigallocatechin, in Rat Mesenchymal Stem Cells in Vitro, Journal of Agricultural and Food Chemistry, 2011, Bd. 59 (18), S. 9870-76

11. A. D. Bachstetter, J. Jernberg u. a.: Spirulina Promotes Stem Cell Genesis and Protects against LPS Induced Declines in Neural Stem Cell Proliferation, PLoS One, 2010, Bd. 5 (5)

12. Roy Walford: Beyond the 120 Year Diet, Four Walls Eight Windows Press, 2000

13. ebda.

14. M. A. Goodell, T. A. Rando: Stem Cells and Healthy Aging, Science, 2015, Bd. 3506265, S. 1199-1204

15. Valter D. Longo: Fasting Protects Hematopoietic Stem Cells from Chemotherapy and Aging, Journal Cell Stem Cell, 2014, Bd. 14 (6), S. 704-705

Zutaten:

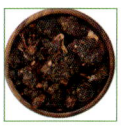
Cassia fistula

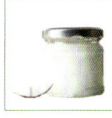
Kokosöl oder Ghee

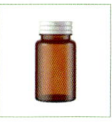
Saft mit sekundären Pflanzenstoffen und Mikromineralien

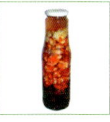
Fermentgemüse

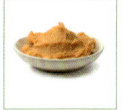
Miso-Paste für die Miso-Suppe

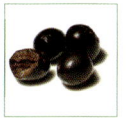
Oliven

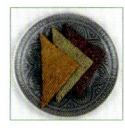
Sprossen-Leinsamen-Cracker

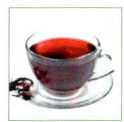
Vata- / Hibiskus-Tee

Anleitung zum Wildkräuter-Vitalkost-Heilfasten

Dieses Heilfasten-Verfahren wurde entwickelt, um ein Höchstmaß an Entgiftung (Detox) zu gewährleisten, die wichtigste Voraussetzung, um gesunde Stammzellen zu aktivieren und den Körper zu erneuern und zu verjüngen.

Dank eines ausgeklügelten Synergieeffekts aus mehreren Vitalstofflieferanten wird der Übergang des Stoffwechsels in den Fettverbrennungsmodus begünstigt. Hungergefühle werden kein Thema sein, Detox-Symptome wie Kopfschmerzen, Beschwerden im Magen-Darm-Trakt, Müdigkeit, Schwitzen, Frieren, Herzklopfen und Stimmungsschwankungen können allerdings entstehen. Ein Vorgespräch mit der/dem behandelnden Ärztin/Arzt/HP ist deshalb ratsam.

Dank der Einnahme von vitalstoffhaltigen Mitteln wie eines **Safts mit sekundären Pflanzenstoffen** z. B. aus Knoblauch, Beeren, Zitronenschalen oder Ingwer, **Miso** (fermentierte Soja- oder Lupinen-Paste) sowie von **Ferment-Gemüse** bzw. **Fermentsaft** werden die Detox-Nebenwirkungen weitgehend eingedämmt. Es hat sich gezeigt, wie leicht und mühelos das Heilfasten so gelingt.

Wildkräuter-Vitalkost-Anhänger und Ayurveda-Panchakarma-Kur-Erfahrene werden dieses Verfahren ohne Probleme durchführen können.

Anleitung für Anfänger mit wenig Heilfasten-Erfahrung

Am Abend vor Beginn des Heilfastens wird eine kleine Menge **Cassia fistula**, eine tropische Frucht, eingenommen. Die klebrigen, süßen kleinen Scheibchen bewirken eine sanfte Entleerung des Darms. Durch die Ausscheidung können die ersten Toxine und Ablagerungen ausgeschwemmt werden und der Einstieg in das Heilfasten wird dadurch erleichtert.

Der nächste Schritt ist die Einnahme von 40 ml **Ghee** oder **Kokosöl** am folgenden Morgen. Das Ghee sollte, das Kokosöl kann vorher erwärmt werden. Die Einnahme von 40 ml entspricht ca. vier Esslöffeln flüssigem Ghee oder Kokosöl.

Vorgehensweise: Das warme **Ghee** am besten schnell herunterschlucken, bei Bedarf kann man danach zur Geschmacksverbesserung mit einem halben Esslöffel Zitronensaft gurgeln, ausspucken und den Mund mit heißem Wasser ausspülen. Damit dürften sämtliche unangenehmen Geschmacks- und Geruchswahrnehmungen beseitigt sein.

Nach der Ghee- oder Kokosöl-Einnahme sollte man zwei Stunden warten, bevor man etwas trinkt. Empfehlenswert ist ein **Bio-Vata-Tee** oder **Hibiskus-Tee**.

Morgens sowie mittags oder am Nachmittag nimmt man einen **Saft mit sekundären Pflanzenstoffen** z. B. aus Knoblauch, Beeren, Zitronenschalen oder Ingwer plus organischen Mikromineralien ein. Dieser ist ein belebender und wichtiger Spender von Antioxidantien und bioaktiven Phyto-Nährstoffen.

Sechs bis zehn **Bio-Oliven** in Rohkostqualität aus Griechenland sind eine weitere exzellente Quelle von Bitterstoffen und Fettsäuren.

Der Inhalt eines **Ferment-Gemüse**-Glases z. B. mit Chinakohl, Wildkräutern, Zwiebeln, Beeren, Mandeln, Ingwer, Bienenpollen etc. sowie Mikromineralien kann am Abend als Salat verzehrt werden. Der Fermentsaft aus dem Glas kann mit der **Miso-Suppe** und einigen **Leinsamen-Sprossen-Crackern** eingenommen werden.

Die Miso-Suppe wird aus einer Fermentpaste aus Sojabohnen bzw. Süßlupinen zubereitet, die durch lange Fermentation (bis zu zwei

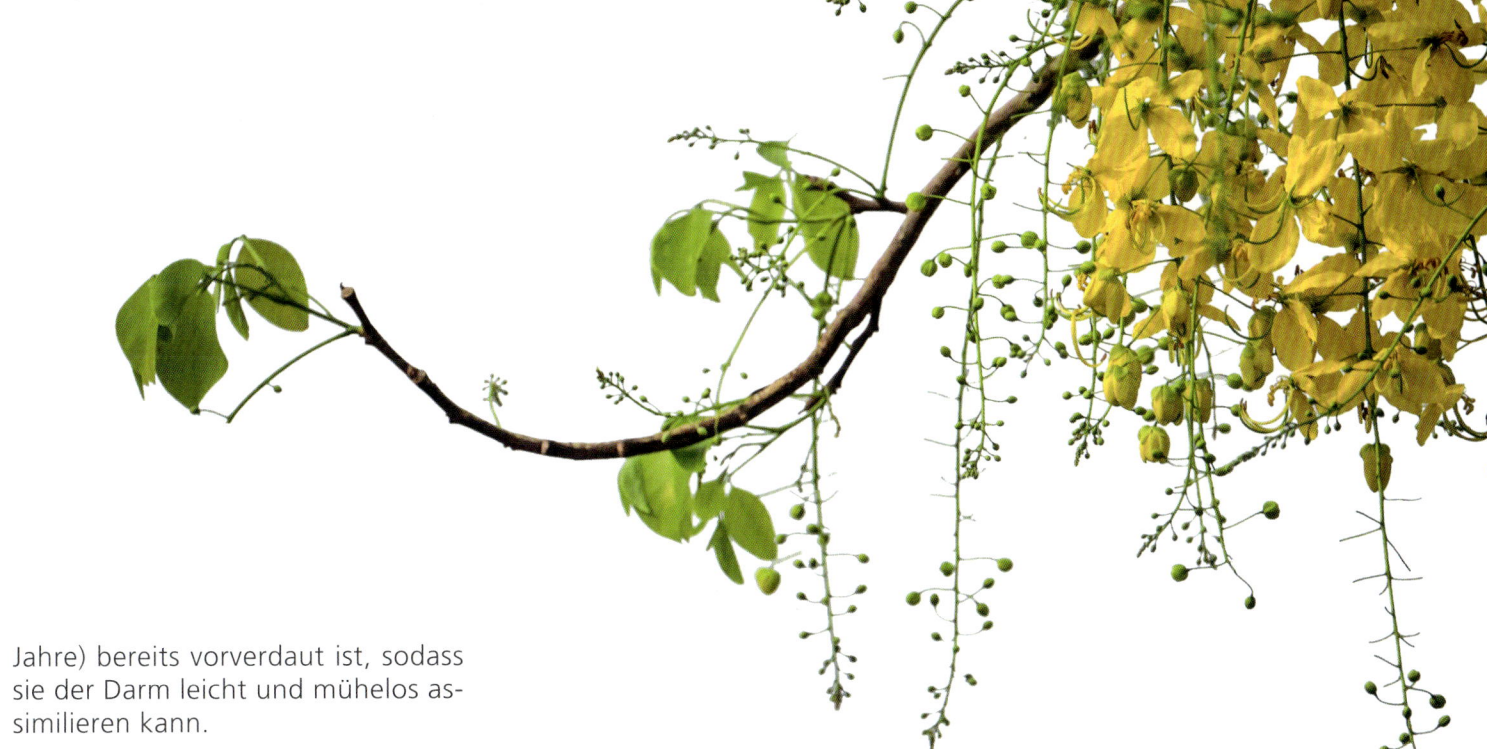

Jahre) bereits vorverdaut ist, sodass sie der Darm leicht und mühelos assimilieren kann.

Diese ausgewählten Nahrungsmittel liefern zusammen ca. 500 bis 800 Kalorien pro Tag, während gleichzeitig der Körper mit organischen Spurenelementen, Vitaminen, sekundären Pflanzenstoffen und Antioxidantien bestens versorgt ist. Die Inhaltsstoffe wurden so ausgewählt, dass keine Insulinausschüttung hervorgerufen wird.

Bereits nach zwei, spätestens nach drei Tagen kann der Stoffwechsel in den Fettverbrennungsmodus wechseln und die Energiegewinnung fast vollständig aus den Fettspeichern erfolgen.

Oft verspüren viele Fastende bereits ab dem dritten oder vierten Tag eine deutliche Abnahme des Appetits. Hier kann jeder für sich entscheiden, ob er/sie weiterhin Sprossen-Cracker, Ferment-Gemüse oder Oliven verzehren will oder nicht. Für viele werden sie überflüssig, weil der Stoffwechsel ausreichend Energie aus den Fettdepots erhält. Viele wollen nur Vata-Tee, Fermentsaft und Miso-Suppe zu sich nehmen. Das kann jeder für sich entscheiden.

Vorausgesetzt, Sie fühlen sich stabil und beschwingt, ist es kein Problem, das Heilfasten zu verlängern. Das kann man ganz spontan, je nach Befindlichkeit, entscheiden.

Anleitung für Fortgeschrittene

Fortgeschrittene können auf das Ferment-Gemüse, die Sprossen-Leinsamen-Cracker und die Oliven verzichten. Dank des Verzehrs von Ghee, Miso-Suppe und Mikromineralien wird der Wechsel in die Fettverbrennung optimal gelingen. Cassia fistula wird am Abend vor Beginn des Heilfastens wie gewohnt eingenommen, um den Darm sanft zu entleeren.

Weitere Option: Täglich kann ein Kaffee-Einlauf von 500 bis 700 ml durchgeführt werden.

Wildkräuter-Vitalkost-Heilfasten

	Tag 1	Tag 2
Morgens	40 ml Ghee oder Kokosöl 2 Std. nach Ghee: Vata- / Hibiskus-Tee 2 Esslöffel Saft mit sekundären Pflanzenstoffen und Mikromineralien	40 ml Ghee oder Kokosöl wie Tag 1
Mittags/ Nachmittags	Fermentsaft 100 bis 200 ml 6 bis 10 Oliven 2 bis 4 Esslöffel Saft mit sekundären Pflanzenstoffen und Mikromineralien	wie Tag 1
Abends	Fermentgemüse Miso-Suppe Sprossen-Leinsamen-Cracker 2 bis 4 Stück	wie Tag 1

– Übersicht

Tag 3	Tag 4	Tag 5
40 ml Ghee oder Kokosöl wie Tag 1	wie Tag 1	wie Tag 1
wie Tag 1	wie Tag 1	wie Tag 1
wie Tag 1	wie Tag 1	wie Tag 1
	Kalorien gesamt: ca. 500 bis 800	

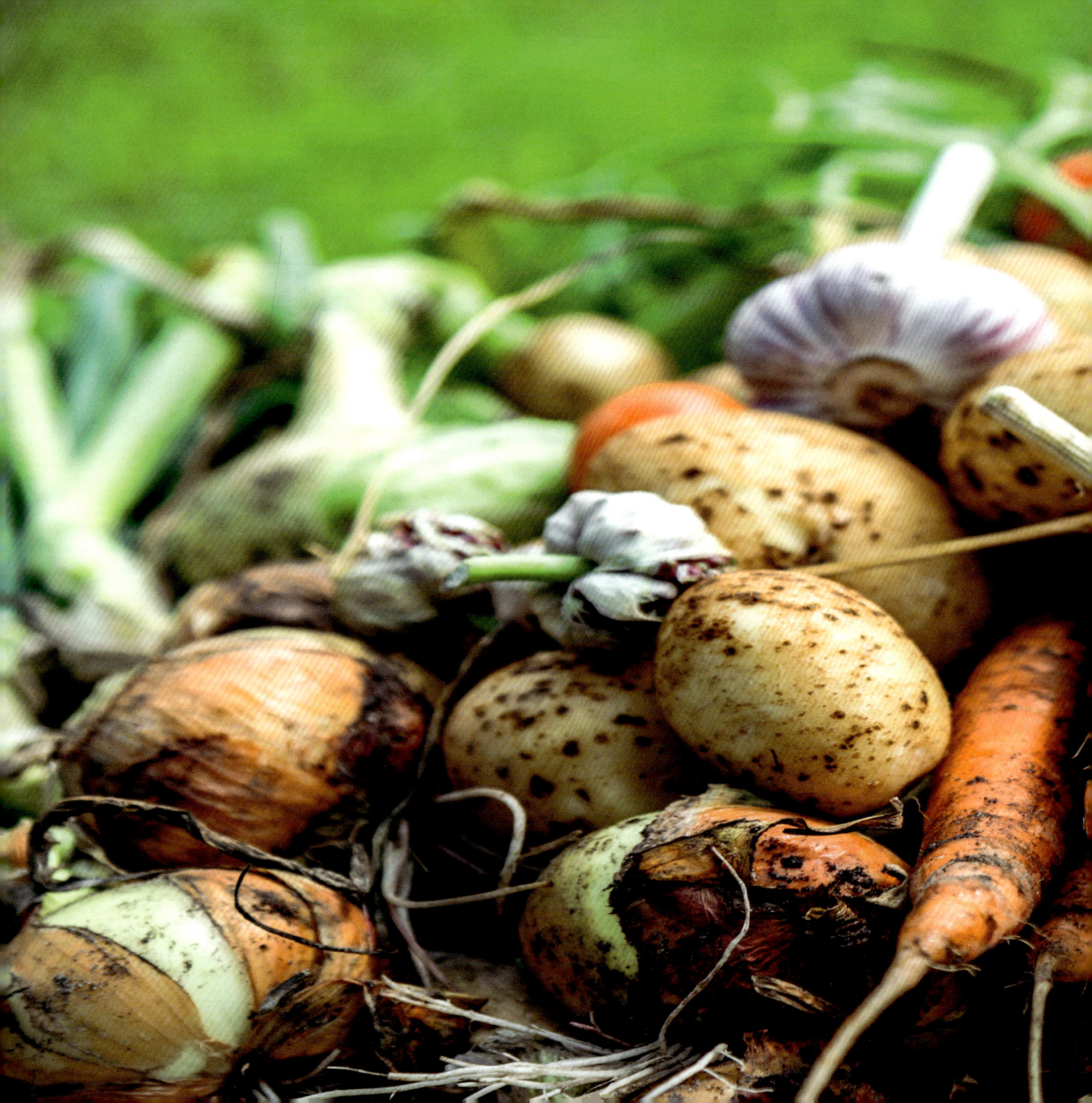

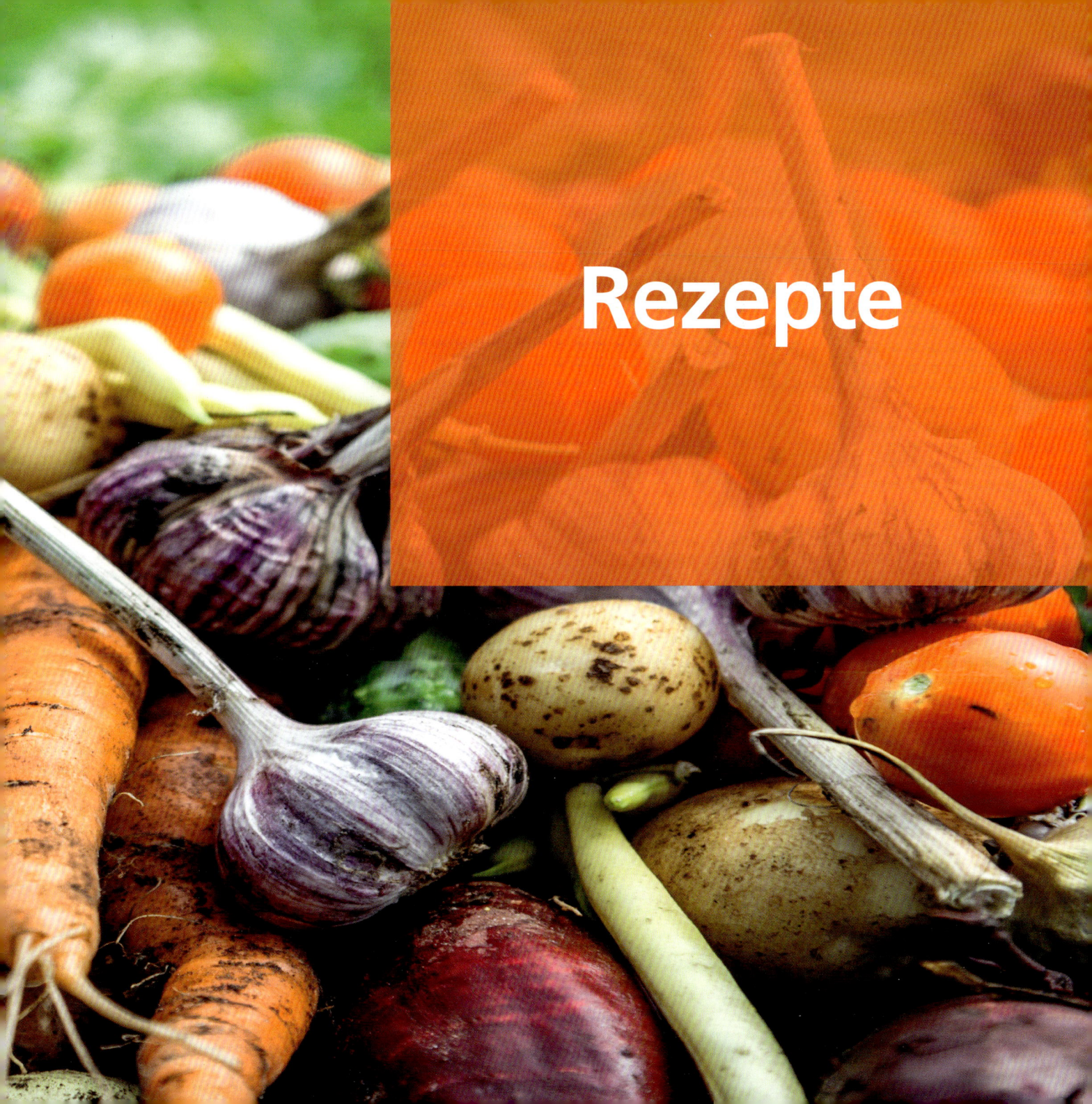

Rezepte

Kinder-Beikostbrei

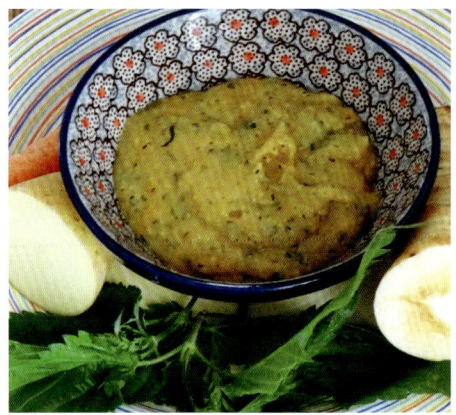

Zutaten:

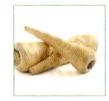 1 kleine Pastinake

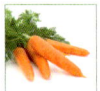 1 Karotte

 1 Kartoffel

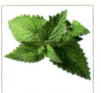 Frische Brennnesseln (im Winter Brennnessel-Pulver)

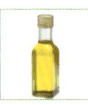 Beikost-Öl

 1 Spritzer Zitronensaft

 evtl. Kardamom oder Zimt

Wenn man eine Pastinake mit einer Karotte, Kartoffel und etwas Beikost-Öl kombiniert, erhält man ein leckeres Gericht sowohl für das Kind wie auch das kindliche Mikrobiom. Besonders empfehlenswert ist die Zugabe von frischen Brennnesseln oder im Winter Brennnesselpulver. Ich habe schon einige Kleinkinder gesehen, die richtig gierig auf dieses Gericht waren.

Zubereitung:

Jeweils eine kleine Pastinake, eine Karotte und eine Kartoffel mit drei Tassen Wasser und etwas Salz bei niedriger Temperatur köcheln. Sind die Zutaten fertig gegart, kann man entweder frisches Brennnesselkraut oder Brennnessel- pulver zusammen mit ein bis drei Teelöffeln (Kinder bis vier Jahre, genaue Dosierung siehe Seite 47) bzw. ein bis zwei Esslöffeln (Kinder vier bis zwölf Jahre) gutem Beikost- Öl hinzugeben.

Die Zutaten entweder mit einem Mixer oder Pürierstab mixen. Zum Schluss einen Spritzer Zitronensaft hinzufügen, das wird auch den Erwachsenen gut schmecken! Man kann auch testen, inwieweit Gewürze wie Kardamom oder Zimt beim Kleinkind ankommen.

Ernährungsprinzip:

Die drei Gemüsesorten samt Brennnesseln bilden ein hervorragendes Präbiotikum, um für eine Vielfalt an gesunden Darmbakterien zu sorgen. Lässt man das Gericht kalt werden, bildet sich resistente Stärke, die hauptsächlich den Darmbakterien zugutekommt. Damit lässt sich das kindliche Mikrobiom gezielt aufbauen und stärken. Je größer die Vielfalt der gesunden Darmbakterien im kindlichen Mikrobiom ist, desto besser aufgestellt wird das Immunsystem sein. Das Ergebnis ist ein gesundes und robustes Kind.

Von heimischen Wildkräutern wie Brennnesseln, von Meeresalgen (Irisch Moos), inulinhaltigem Wurzelgemüse wie Pastinaken sowie von Sprossenfermentsäften kann das Mikrobiom besonders profitieren.

Die heimischen Brennnesseln dürften der beste Spender von bioaktiven Pflanzenstoffen sein, um sowohl das Immunsystem als auch die Mitochondrien in den Gehirnzellen energetisch aufzutanken. Kinder, die regelmäßig Brennnesseln erhalten, zeichnen sich durch Wachheit, Intelligenz und Gesundheit aus.

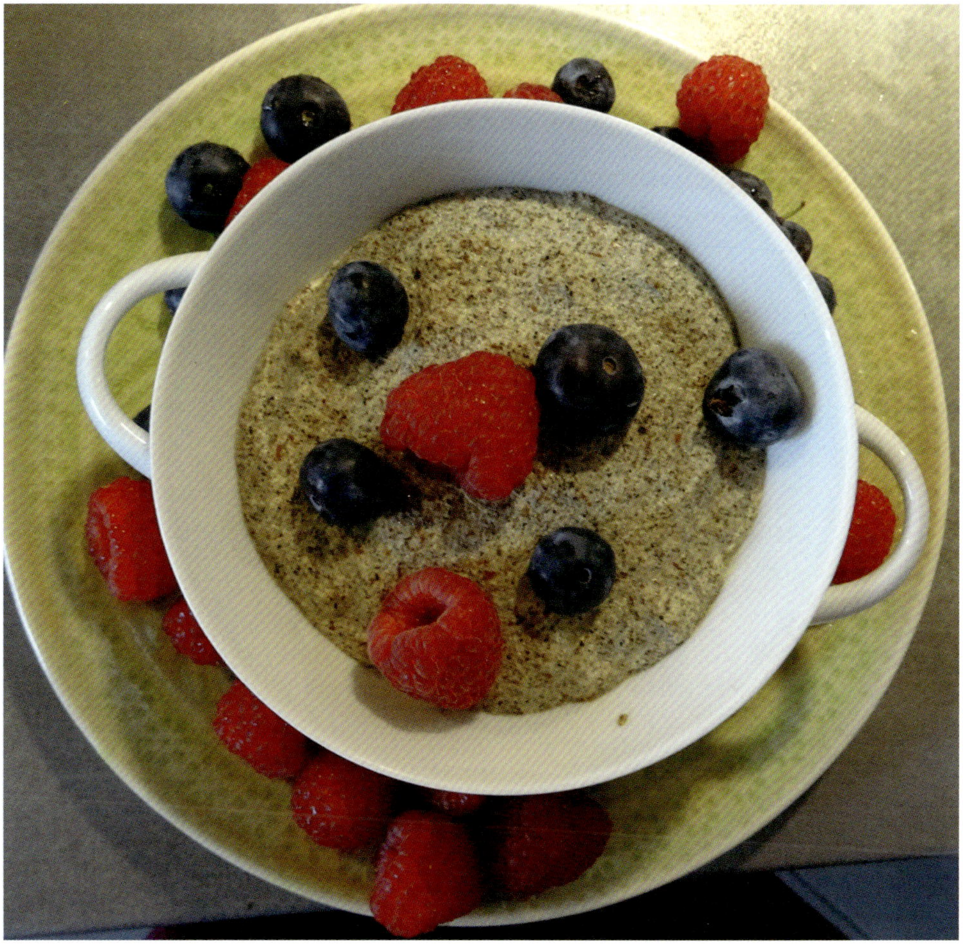

Kinder-Müsli

Zutaten:

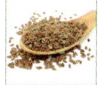 40 g Leinsamen

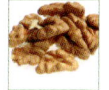 40 g Walnüsse oder Paranüsse (besonders selenhaltig)

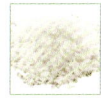 40 g Kokoschips ohne Zucker

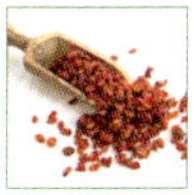

 40 g Berberitzen oder Beeren mit sekundären Pflanzenstoffen

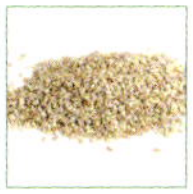

 30 g Sesamsamen (Zink und Kalzium)

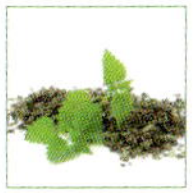

 30 g Brennnesselsamen

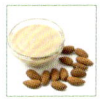 1 Esslöffel Mandelmus

Zubereitung:

Bitte den Leinsamen (im Verhältnis 1:2), die Nüsse und die Sesamsamen über Nacht in Wasser einweichen, um für den Abbau von Phytinsäure und eine bessere Verträglichkeit zu sorgen! Alle Zutaten werden im Mixer fein gemixt. Zusammen mit Mandelmilch und frischen oder gefrorenen und aufgetauten Heidelbeeren oder Himbeeren verzehren. Nicht süß genug? Etwas Yakonsirup (inulinhaltig) oder ZeroCal Stevia hinzugeben.

Grundrezept Irisch-Moos-Gel

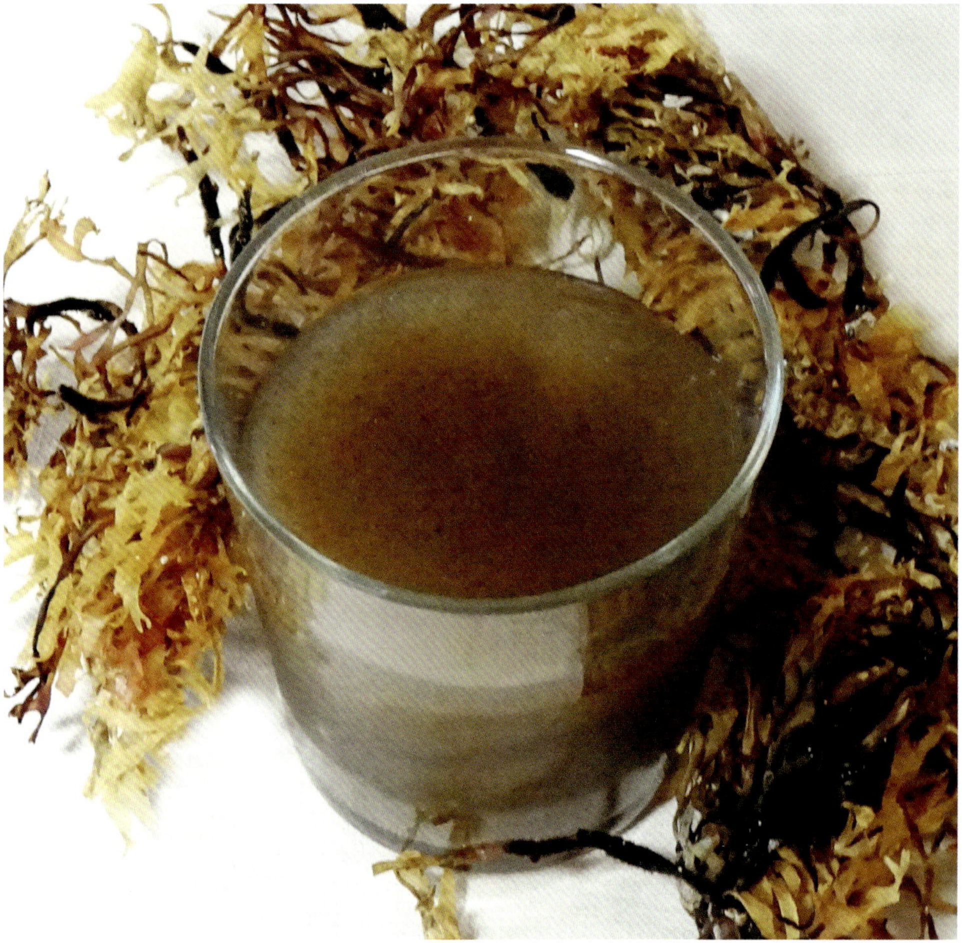

Zutaten:

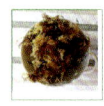

1 Tasse Irisch-Moos-Algen

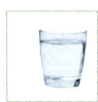

2 Tassen (bei hellen Algen) bzw. 3 Tassen Wasser (bei hell-dunklen Algen) zum Mixen oder 4 Tassen Wasser (zum Kochen)

Irisch Moos (Knorpeltang) ist eine Rotalge, die an der nordirischen Küste sowie im Süd- und Ostpazifik geerntet wird und einen hohen Anteil an langkettigen Kohlenhydraten (Polysacchariden) aufweist, die sich als natürliches Gelier- und Verdickungsmittel einsetzen lassen.

Zubereitung:

Bitte die Algen, die typischerweise etwas streng riechen, gründlich waschen, in einer Schüssel mit Wasser bedecken und für vier bis 24 Stunden einweichen. Das Moos wird um das Zwei- bis Dreifache an Volumen zunehmen. Das eingeweichte Moos mehrmals durchspülen, um es von Salz und eventuellen Verunreinigungen wie kleinen Steinchen zu reinigen.

Irisch Moos hat einen mittleren Jodgehalt. Je länger es eingeweicht und gespült wird (vier bis 24 Stunden), desto stärker reduziert sich der Jodgehalt.

Die komplett hellen (sonnengebleichten) pazifischen Irisch-Moos-Algen können in einem Verhältnis von 1:2 mit gefiltertem Wasser in einem Hochgeschwindigkeitsmixer (2 PS, ca. 28.000 Umdrehungen/Min.) für bis zu drei Minuten

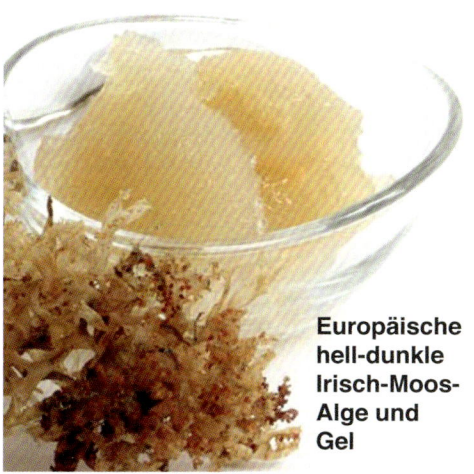

Europäische hell-dunkle Irisch-Moos-Alge und Gel

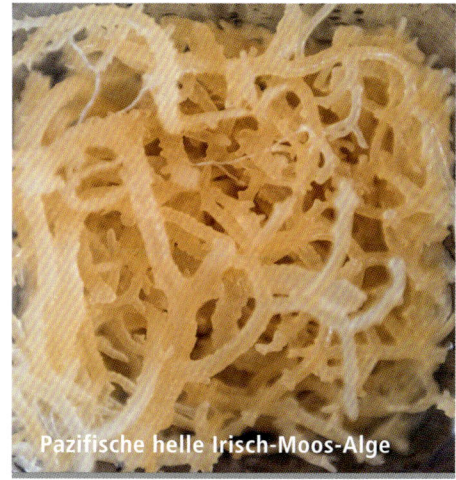

Pazifische helle Irisch-Moos-Alge

glattgemixt werden. In ein Glas gießen und einen Deckel aufsetzen. Im Kühlschrank lagern, bis die gelartige Masse fest wird.

Die hell-dunklen europäischen Irisch-Moos-Algen lassen sich nur mit einem sehr starken Hochgeschwindigkeitsmixer (2 PS, bis zu 32.000 Umdrehungen/Min.) im Verhältnis von ca. 1:3 im rohen Zustand mit Wasser glattmixen.

Bei einem langsameren Mixer sollten die eingeweichten Algen erst im Verhältnis von ca. 1:4 mit Wasser bei ca. 80 °C für ca. 20 Minuten köcheln, bevor man sie im Mixer mixt. Der Kochvorgang verhindert, dass die dunklen Moosalgen zwischen den Zähnen „knirschen".

Die Mixtur lässt sich bis zu drei Wochen im Kühlschrank aufbewahren.

Das fertige Gel kann vielen Rezepten hinzugefügt werden, um für ein besseres Vitalstoffprofil zu sorgen:

1. Smoothies und Wildkräuter-Cocktails
2. Salatsaucen
3. Suppen
4. Puddings und Desserts
5. Beeren-Grütze
6. Pflanzlicher Joghurt

Allen Rezepten kann man ca. zwei gehäufte Esslöffel Irisch-Moos-Gel hinzufügen, um die Speisen mit bioaktiven Pflanzenstoffen und Faserstoffen anzureichern. Die gesunden Darmbakterien werden dadurch optimal ernährt und das Mikrobiom erhält die gewünschten Wachstumsimpulse.

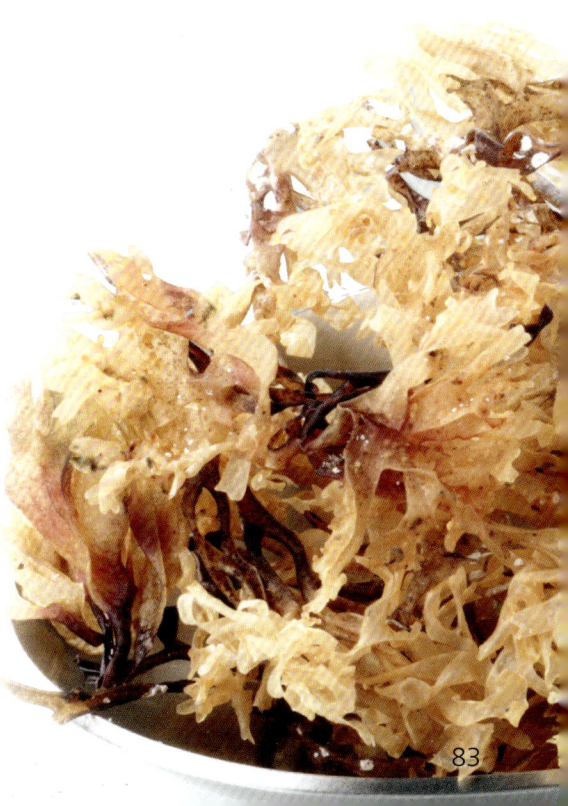

Brennnessel-Chia-Cocktail

Zutaten:

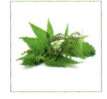 2 Handvoll Brennnesseln, im Winter Grünkohl oder 3 EL Brennnesselpulver

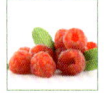 1½ Tassen gefrorene Himbeeren

 5 frische oder getrocknete und eingeweichte rohe Bio-Feigen

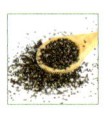 1 Esslöffel eingeweichte Chiasamen (mind. 30 Minuten, besser 12 Stunden oder länger, um die Phytinsäure abzubauen)

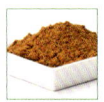 1 Teelöffel Zimt

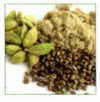 ½ Teelöffel Kardamom

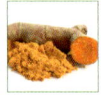 ½ Teelöffel Kurkuma

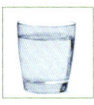 100 ml Wasser

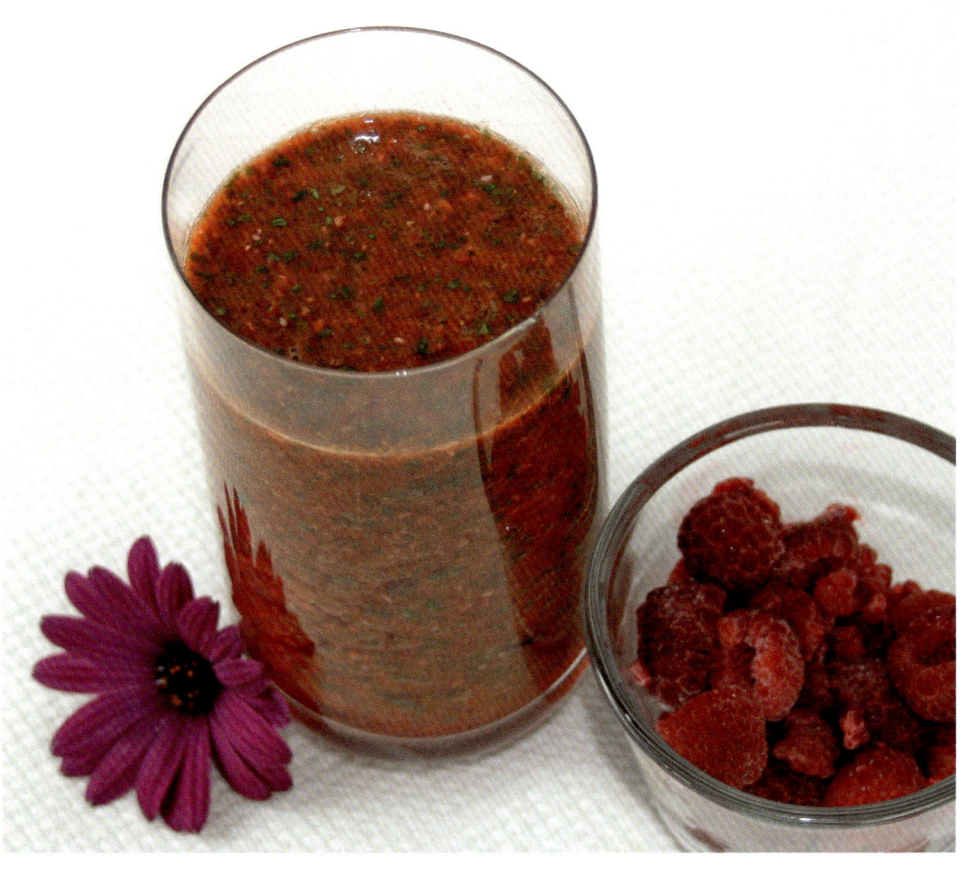

Zubereitung:

Alle Zutaten fein pürieren oder alternativ bei langsamer Geschwindigkeit nur ca. 30 Sekunden mixen, um kein durchpüriertes, cremiges Mixgut zu erhalten und die Oxidation der Nährstoffe niedrig zu halten. Die Zähne brauchen auch etwas zum Kauen. In der Regel gebe ich erst nach dem Mixen der Zutaten ohne Wildkräuter die kurz zuvor fein gehackten Wildkräuter oder den Grünkohl hinzu, jedoch ohne sie zu pürieren.

Ernährungsprinzip:

Kein anderes Wildkraut verfügt über so viele Phyto-Nährstoffe, Vitamine und Mineralien (ca. 20-mal mehr Kalzium als Kopfsalat) wie Brennnesseln. Besonders schmackhaft ist ein Cocktail mit Chiasamen in Verbindung mit heilkräftigen Feigen. Das Bauchgefühl danach ist großartig. Dank ihrem hohen Gehalt an Serotonin wirken Brennnesseln stimmungsaufhellend und verleihen ein Gefühl von Gelassenheit.

Feigen regulieren die Verdauung und enthalten, wie auch Chiasamen, wertvolle Ballaststoffe. Keine andere Frucht enthält ähnlich viel Kalzium.

Himbeeren liefern pflanzliche Verbindungen, die durch ihre antioxidative Wirkung Autoimmun- und degenerativen Erkrankungen vorbeugen. Wegen ihrer Empfindlichkeit werden die Beeren übrigens nicht mit Pestiziden behandelt.

Chiasamen enthalten wertvolle Omega-3-Fettsäuren in einer ähnlichen Konzentration wie Leinsamen. Wegen ihrer Ballaststoffe wirken sie wie ein Befeuchtungsmittel für den Darm. Durch sie erhält der Cocktail eine puddingartige Konsistenz, die ein angenehmes Sättigungsgefühl erzeugt. Dank dem Mix aus frischen Brennnesseln, eingeweichten Chiasamen und Feigen werden der Darm saniert und die Darmflora verbessert.

Brennnessel-Chia-Cocktail

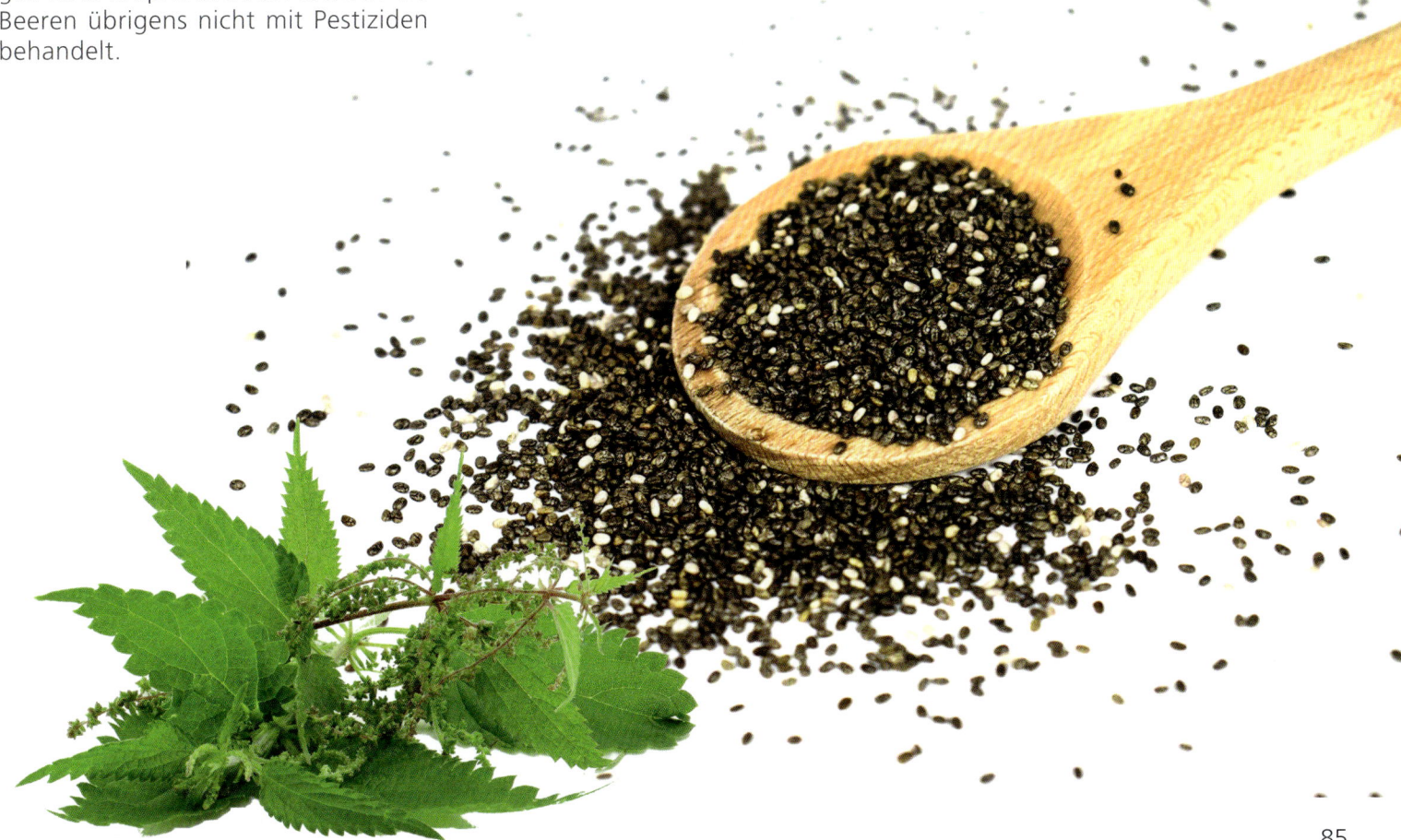

Wilder Kakao-Cocktail

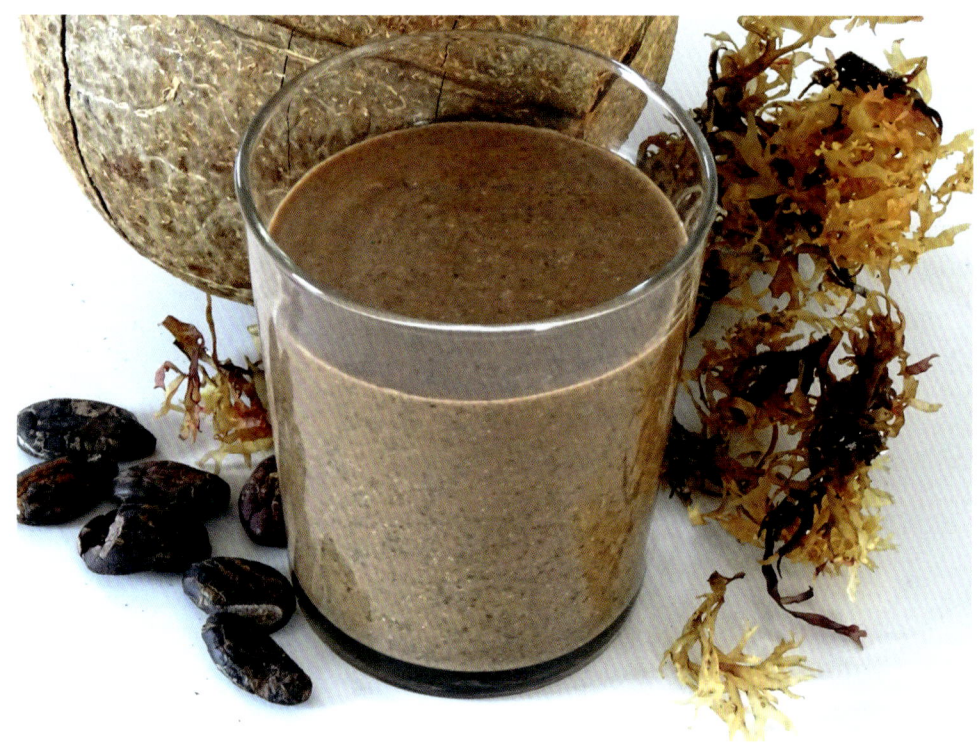

Zutaten:

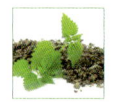 40 g Brennnesselsamen, über Nacht in Wasser eingeweicht (je länger, desto besser)

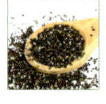 40 g Chiasamen, mind. 30 Minuten oder über Nacht eingeweicht

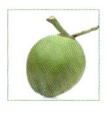 Kokosfleisch und Saft einer frischen Pagode-Kokosnuss oder ½ Dose Kokosmilch oder 6 gehäufte Esslöffel Kokosmus

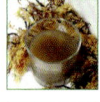 ¼ Tasse Irisch-Moos-Gel (siehe Grundrezept Seite 82)

 4 Esslöffel Carob-Kakao-Mischung in Rohkost-Qualität

Hier werden Brennnesselsamen mit einer speziellen Kinder-Kakaomischung in Rohkostqualität, Chiasamen und Mandelmilch gemixt. Dieser Cocktail sorgt für einen optimalen Start in den Tag und kann auch Schokogelüste stillen!

Zubereitung:

Alle Zutaten mixen. Das Ergebnis ist ein leckerer und vitalstoffreicher Cocktail. Dieser lässt sich einige Tage im Kühlschrank aufbewahren. Nach Wunsch können Sonnenblumenkerne, Mandelmilch, Heidelbeeren und Berberitzen hinzugefügt werden. Berberitzen sorgen für stabile Blutzuckerwerte und wirken entzündungshemmend.

Der Vorteil: Stabile Blutzuckerwerte sind wichtig, damit der Energiepegel über mehrere Stunden erhalten bleibt. Damit lassen sich Gelüste auf Zucker- und Stärkehaltiges eindämmen.

Ernährungsprinzip:

Chiasamen waren früher das Geheimnis der Langstrecken-Wüstenläufer in Mexiko, die in der sengenden Hitze weite Strecken bewältigen konnten. Zusammen mit den Brennnesselsamen eine tolle Kombination, um morgens in die Gänge zu kommen. Werden die Samen bis zu 48 Stunden eingeweicht, können brachliegende Enzyme und Biophotonen aktiviert werden; damit entstehen weitere Vitalstoffe.

Brennnesselsamen spenden Eiweiß, die Vitamine A, B, C und den E-Komplex, Mineralien wie Magnesium, Kalzium und Kalium, Spurenelemente wie Eisen und Zink (unerlässlich für ein leistungsstarkes Immunsystem) sowie Omega-3-Fettsäuren. Ihre sekundären Pflanzenstoffe aktivieren das Enzym AMPK, welches die Mitochondrien zu Höchstleistungen antreiben kann.

Die Irisch-Moos-Algen werden für vier bis 24 Stunden in Wasser eingeweicht und mehrmals gespült, damit sie aufquellen. Irisch Moos hat einen mittleren Jodgehalt. Je länger es eingeweicht und gespült wird, desto stärker reduziert sich der Jodgehalt. Dann wird es cremig gemixt, um ein Gel zu bilden. Irisch-Moos-Algen stellen ein hervorragendes Befeuchtungsmittel dar, welches zur Regeneration entzündlicher und löchriger Darmschleimhäute beitragen kann. Alle Meeresalgen liefern die Omega-3-Fettsäuren DHA und EPA, auf die das Gehirn angewiesen ist, um stabile Zellmembranen zu bilden, eine Art Verteidigungsring, um die Nervenzellen gegen giftige Toxine und Schwermetalle abzuschotten.

Pagode-Light-Kokosnüsse werden frisch geerntet und können bei ökologisch orientierten Früchteversandfirmen bestellt werden. Aufgrund ihres weichen, geleeartigen Kokosfleischs sind sie für Kinder bestens geeignet. Auch ihr unerhitzter Kokossaft schmeckt köstlich und wirkt heilkräftig. Die Pagode-Kokosnuss ist nicht nur ein Geschmackserlebnis, sondern auch ein hervorragendes Befeuchtungsmittel für den Darm. Ihre mittelkettigen Fettsäuren sind ein sehr guter Energiespender und können Gelüste auf Zucker und Stärkehaltiges reduzieren.

Laut einer Studie enthalten die Fettsäuren in Kokosnüssen kraftvolle Antioxidantien, die die Immunfunktion stärken und systemische Entzündungen in Schach halten können. Die Autoren stellen fest, dass solche Antioxidantien den Körper vor Infektionen schützen können.[1] Eine systemische Entzündung kann entstehen, wenn durch eine Impfung entzündungsfördernde Zytokine freigesetzt werden. Laut Ayurveda besitzen frische Kokosnüsse kühlende Eigenschaften, die therapeutisch bei allen Entzündungen hilfreich sind.

Roher Kakao ist einer der besten Spender von Polyphenolen, die vor Entzündungen und sogar Krebserkrankungen schützen können. Solche Pflanzenstoffe spielen eine wichtige Rolle, um das Immunsystem zu stärken und zu stabilisieren. Johannisbrot ist ein exzellenter Mineralienspender, weil es auf Bäumen mit tiefen Wurzeln in mineralienreicher Erde im gesamten Mittelmeerraum wächst, ein richtiges Superfood. Ein leckerer Mix aus Carob-Pulver (Johannisbrotkernmehl) und Kakao in Rohkostqualität ist wegen seines reduzierten Kakaogehalts für Kinder bestens geeignet.

Heidelbeeren liefern heilkräftige und entzündungshemmende Polyphenole und enthalten alle acht Vitamin-E-Komplex-Faktoren. Den Blutzuckerspiegel zu stabilisieren ist eine wichtige Maßnahme einer ketogenen (kohlenhydratarmen) Ernährungsweise.

Mithilfe von Superfood-Nahrungsmitteln soll ein Puffer aufgebaut werden, um zu verhindern, dass eine Impfung entzündungsfördernde Zytokine wie IL-6 und IL-18 freisetzt. Über einen Zeitraum von mindestens drei Monaten sollte möglichst viel ballaststoff- und pflanzenstoffhaltige Nahrung verzehrt werden, um für ein ausgewogenes und leistungsfähiges Mikrobiom und Immunsystem zu sorgen.

Quelle:

1. L. A. Akpro, G. A. Gbogouri u. a., Phytochemical compounds, antioxidant activity and non-enzymatic browning of sugars extracted from the water of immature coconut (Cocos nucifera L.), Scientific African, Bd. 6, 2019

Wilder Kakao-Cocktail

Maroni-Frühstücks-Porridge

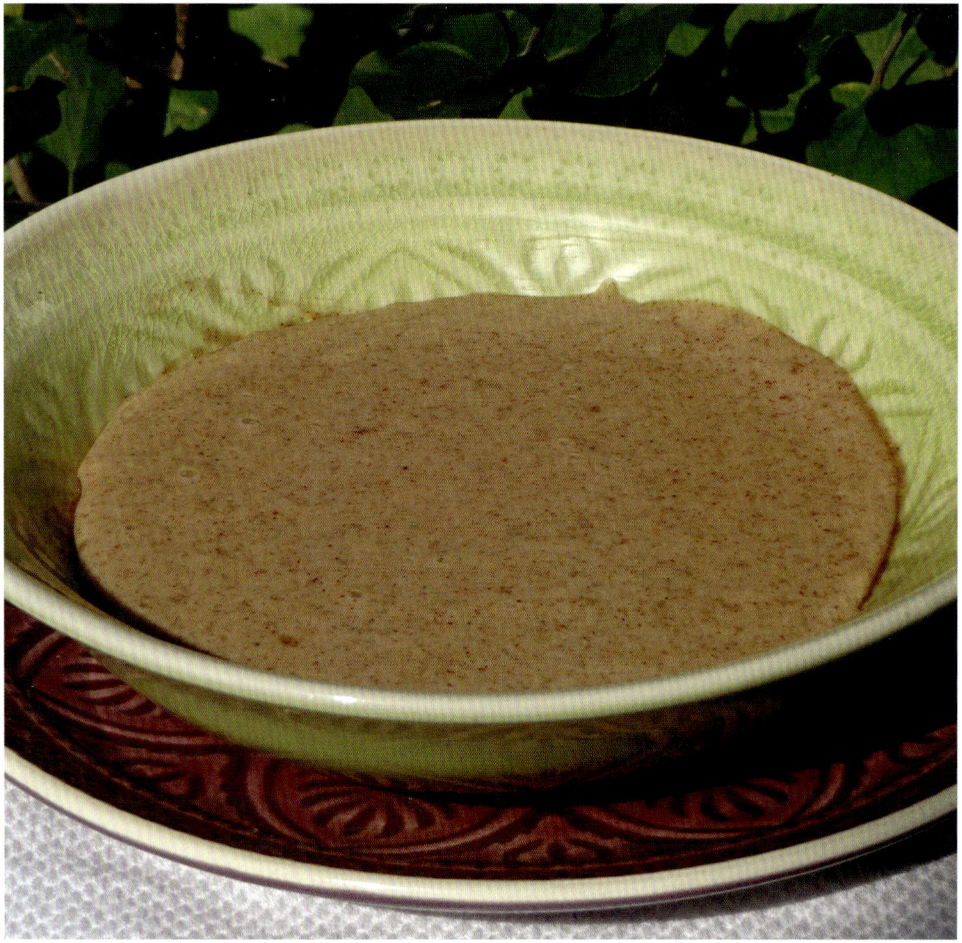

Zutaten:

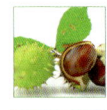

3 Esslöffel rohes Esskastanien-Pulver

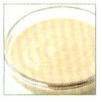

1 Teelöffel Mandelmus

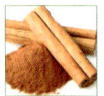

1 Teelöffel Ceylon-Zimt

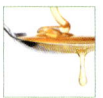

1 Teelöffel roher Honig oder einige Tropfen Stevia

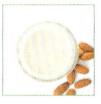

½ Tasse Reis-, Mandel- oder Kokosmilch

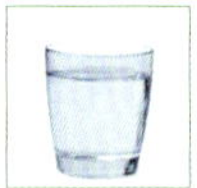

½ Tasse Wasser

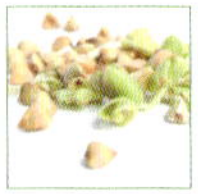

Buchweizensprossen zum Garnieren (nach Wahl)

Dieser Frühstücksbrei enthält wesentlich mehr Vitalstoffe als der traditionelle Haferbrei. Ein warmer Esskastanien-Brei gemischt mit Mandelmilch, Mandelmus, Zimt und Stevia und garniert mit Buchweizensprossen spendet Kraft und gute Laune! Esskastanien enthalten bis zu zehn verschiedene Tannine, das sind bioaktive Pflanzenstoffe mit einer entzündungshemmenden Wirkung. Sogar Hildegard von Bingen hatte die Esskastanien für ihre Therapie entdeckt. Weil diese weder Gluten noch Phytinsäure enthalten, sind sie für den Magen-Darm-Trakt besonders bekömmlich und nahrhaft.

Zubereitung:

Drei Esslöffel rohes Esskastanien-Pulver werden zusammen mit einer halben Tasse Reis-, Mandel- oder Kokosmilch und einer halben Tasse Wasser kurz aufgekocht. Nach ca. fünf Minuten ist der Brei verzehrfertig und wird vom Herd genommen. Geschmacklich veredelt wird er mit einem Teelöffel Mandelmus, einem Teelöffel Ceylon-Zimt, einem Teelöffel roher Honig oder einigen Tropfen Stevia.

Ernährungsprinzip:

Esskastanien dämpfen Heißhunger und Gelüste, weil sie den Blutzuckerspiegel über mehrere Stunden stabil halten können. Sie sind die schmackhafte Alternative zu Pizza, Brot, Nudeln, Kuchen, Junkfood und Fastfood. Sie weisen ein ähnliches Nährstoffprofil auf wie Nüsse, aber nur fünf Prozent Fett und infolgedessen viel weniger Kalorien. Die Esskastanie ist vor allem sehr magenfreundlich, ein Segen bei einer Vielzahl von Verdauungsstörungen wie Blähungen, Sodbrennen, Magendrücken oder Magenschleimhaut-Reizungen.

Eine Reihe von Vitaminen und Mineralien sind in Esskastanien enthalten. Maroni sind ein exzellenter Spender von Kalium (ca. 700 mg/100 g), Magnesium und Kalzium sowie von Zink und anderen Spurenelementen. Ihr hoher Anteil an Kalium, einem basischen Mineralstoff, kann überschüssige Säuren im Körper neutralisieren. Auch sind sie eine hervorragende Quelle von natürlichen Antioxidantien.

Maroni-Frühstücks-Porridge

Esskastanien liefern hochwertige sekundäre Pflanzenstoffe wie antioxidative Flavonoide und Lignane, eine wunderbare Ergänzung zu Wildkräutern.

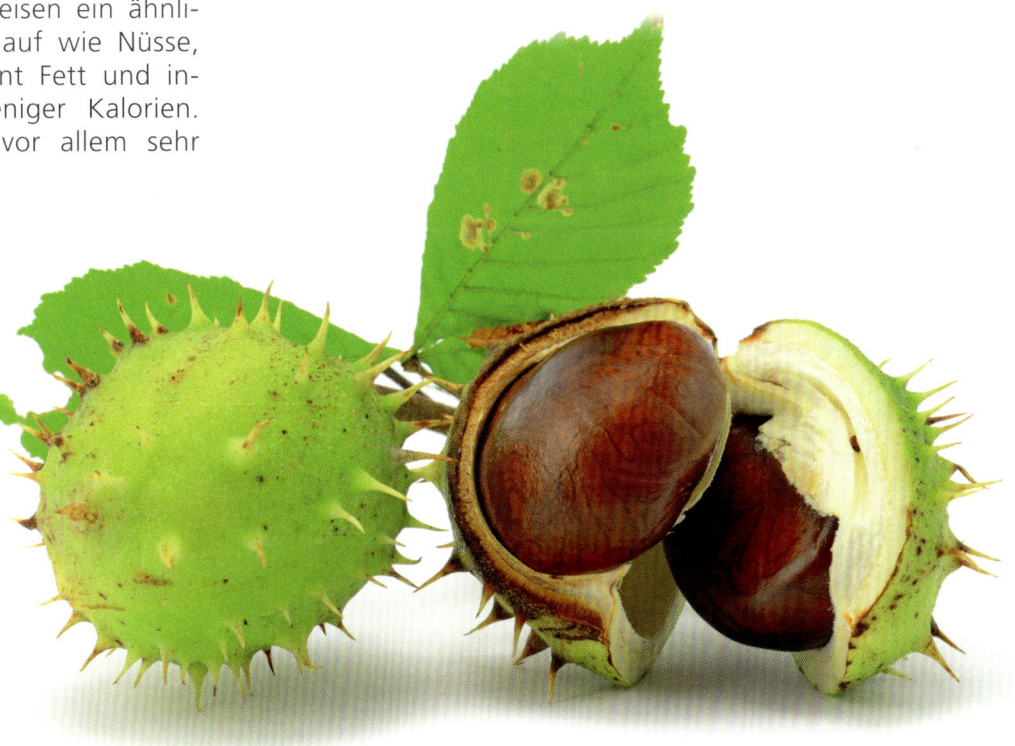

Veganer Kichererbsen-Dip

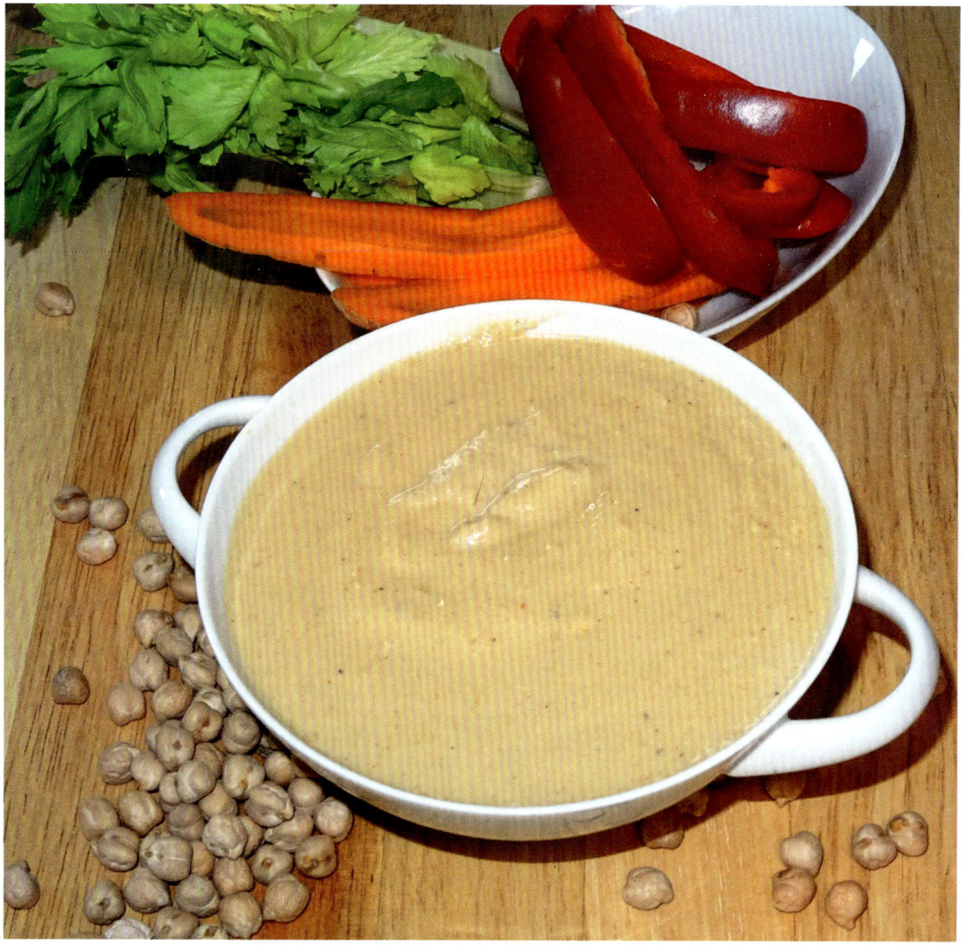

Zutaten:

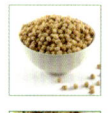 2½ Tassen gekochte Kichererbsen

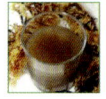 4 gehäufte Esslöffel Irisch-Moos-Gel (siehe Grundrezept Seite 82)

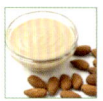 4 gehäufte Esslöffel Mandelmus oder Sesammus

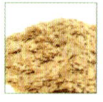 3 Esslöffel Nährhefeflocken (auf Melasse-Basis)

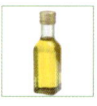 2 Esslöffel eines Omega-3-Mischöls

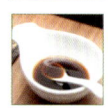 2 Esslöffel Tamari oder Sojasauce

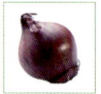 ½ rote Zwiebel

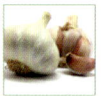 2 Knoblauchzehen (nach Geschmack)

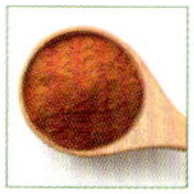

 ½ Teelöffel Paprikapulver

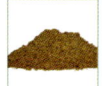 ½ Teelöffel Kreuzkümmel

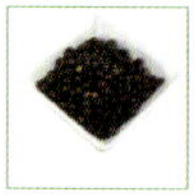

 ½ Teelöffel Pfeffer

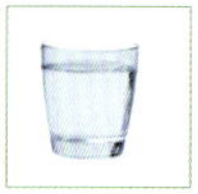

 2 Tassen Wasser (wahlweise 1 Tasse Wasser und 1 Tasse Kanne Brottrunk)

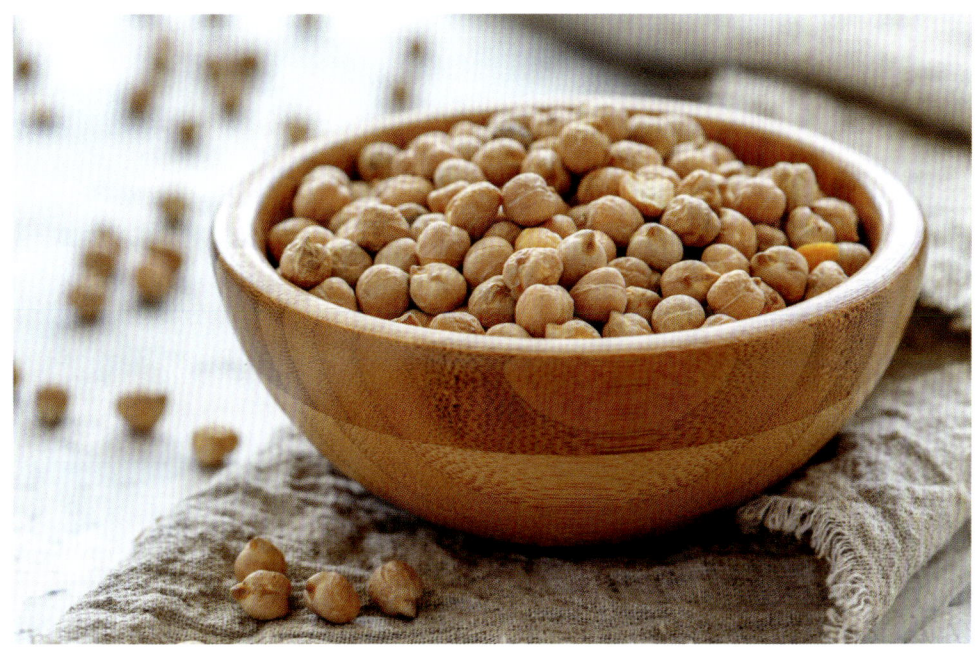

Dieses leckere Kichererbsen-Gericht lässt sich als Dip oder Brotaufstrich verwenden. Schmackhaft wird es durch den Einsatz von Mandel- oder Sesammus und Nährhefeflocken, cremig durch Irisch-Moos-Algen.

Zubereitung:

Alle Zutaten bitte hochtourig für mehrere Minuten mixen.

Ernährungsprinzip:

Kichererbsen sind ein exzellenter Eiweißspender und das Grundnahrungsmittel des Mittleren Ostens. Fast täglich wird dort Hummus aufgetischt.

Nährhefeflocken sind ein hervorragender Lieferant von B-Komplex-Vitaminen und ein Stärkungsmittel für das Mikrobiom und das Immunsystem.

Mandelmus enthält Lezithin und den gesamten Vitamin-E-Komplex aus vier Tocopherolen und vier Tocotrienolen. Dieser Komplex lässt sich nicht in einem Labor herstellen, sondern kommt nur aus natürlichen Quellen wie Mandelmus oder Weizenkeimöl. Er wirkt antioxidativ und kann die Schleimhäute, die Lunge und das Gehirn vor entzündlichen Prozessen schützen, die durch entzündungsfördernde Zytokine ausgelöst werden. Der Vitamin-E-Komplex schützt vor Diabetes, Fettleibigkeit und bestimmten Krebsarten. Mandelmus enthält auch Pflanzenstoffe wie Flavonoide und Polyphenole. Laut dem medialen US-Heiler Edgar Cayce beugt die tägliche Einnahme von nur drei Mandeln Krebs vor.

Irisch-Moos-Algen liefern bioaktive Pflanzenstoffe sowie die Omega-3-Fettsäuren DHA und EPA. Eine hochwertige Omega-3-Ölmischung kann zum Beispiel Weizenkeimöl (Vitamin-E-Komplex), Leinöl sowie Algenöl (Omega-3-Fettsäuren DHA und EPA) enthalten.

Thai Wildkräuter-Suppe

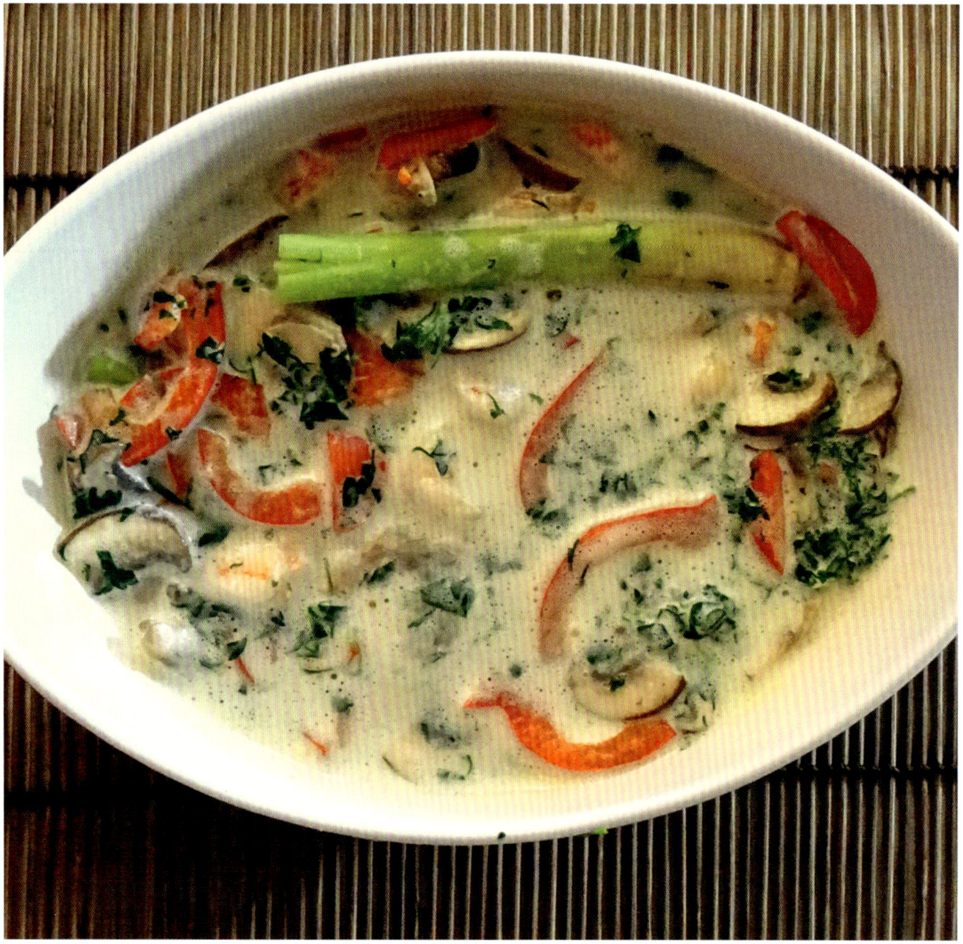

Zutaten:

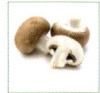 100 g Champignons oder Austernpilze

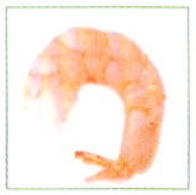

 50 g Bio-Shrimps

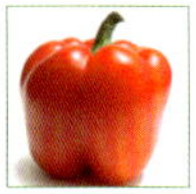

 ½ rote Paprika

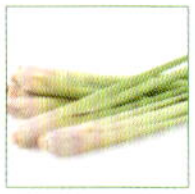

 1 Stange Zitronengras

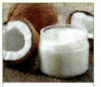 5 gehäufte Esslöffel Kokosmus

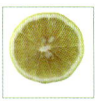 Saft einer halben Zitrone

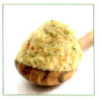 ½ Teelöffel vegetarisches Suppenbrühe-Pulver

 200 ml Hühnerbrühe (Bioladen oder selbst zubereitet)

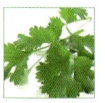 ½ Bund Korianderkraut zum Garnieren

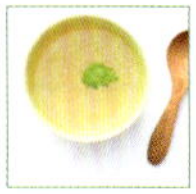

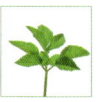 1 Handvoll frisch gepflückte Wildkräuter wie Brennnessel, Giersch oder Vogelmiere oder alternativ Petersilie

Diese Suppe ist nicht nur low carb und ketogen, sie ist auch ein exzellenter Eiweiß- und Wildkräuterkraft-Spender.

Zubereitung:

Die Knochen- bzw. Gemüsebrühe mit den klein geschnittenen Pilzen, den Bio-Shrimps, der Paprika, der Zitronengrasstange sowie der Suppenbrühe ca. fünf Minuten lang kochen.

Die Zutaten aus der Brühe nehmen und die Flüssigkeit zusammen mit den klein geschnittenen Wildkräutern oder Kräutern, dem Kokosmus und dem Zitronensaft bei langsamer Geschwindigkeit al dente mixen bzw. pulsen. Zum Schluss das Gemüse und die Shrimps wieder unter die Suppe mischen und mit Korianderkraut bestreuen.

Ernährungsprinzip:

Bio-Shrimps sind exzellente Spender von Purinen, den Bausteinen der DNS, sowie langkettigen DHA- und EPA-Omega-3-Fettsäuren, die das Gehirn vor potenziell gesundheitsgefährdenden Übergriffen schützen können. DHA und EPA wirken entzündungshemmend und werden als Bausteine für die Zellwände gebraucht.

Knochenbrühe liefert Gelatine, die für ein gesundes Darmmilieu sorgt. Laut Edgar Cayce, dem amerikanischen medialen Heiler, kann Gelatine die Assimilation von Nährstoffen um das Fünffache steigern.

Wildkräuter sind ein wichtiger Spender von sekundären Pflanzenstoffen, die für ein leistungsstarkes Immunsystem sorgen. Tipp: Brennnesseln schmecken mild und eignen sich am besten für Kinder. Sekundäre Pflanzenstoffe sorgen für eine Belebung des Enzyms AMPK, unentbehrlich für eine Belebung der Mitochondrien sowie des gesamten Stoffwechsels.

Kokosmus in Rohkostqualität liefert gesunde mittelkettige MCT-Fettsäuren, ein exzellenter Energiespender für die Zellen.

Fazit: Eine leckere, vitalstoffreiche Suppe, die den Bedarf an vielen Nährstoffen abdecken wird. Die Shrimps haben den Vorteil, dass sie keine fischartige Geschmacksnote aufweisen.

Thai Wildkräuter-Suppe

Gebackenes Ofengemüse

Konjak-Nudeln mit Tomatensauce

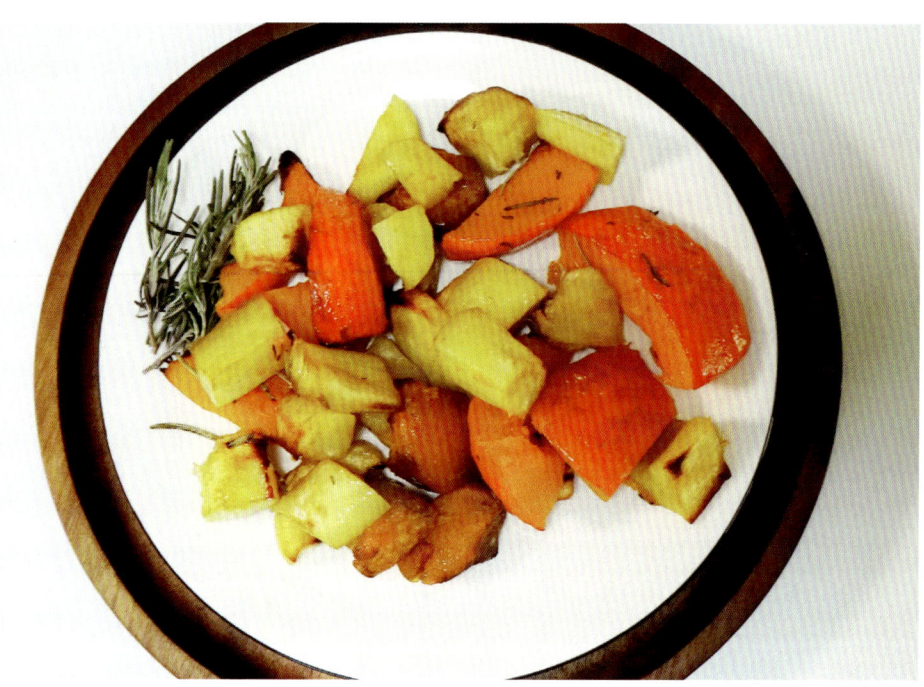

Gebackenes Ofengemüse

Zutaten:

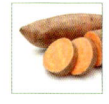

Süßkartoffeln

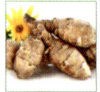

Topinambur

Kürbis

Olivenöl, Rosmarin und Kaliumsalz (als Salzersatz)

Zubereitung:

Süßkartoffeln, Topinambur und Kürbis in Stücke schneiden, mit Olivenöl, Rosmarin und Kaliumsalz (als Salzersatz) gewürzt auf ein Blech geben und etwa 40 Minuten bei 180 °C backen.

Die Gemüse sind exzellente Spender von bioaktiven Pflanzen- und Ballaststoffen.

Konjak-Nudeln mit Tomatensauce

Konjak-Nudeln enthalten nur etwa zehn bis 15 Kalorien pro 100 Gramm und etwa 60 Prozent Ballaststoffe. Sie werden in Thailand aus der Konjakwurzel hergestellt. Durch ihren geringen Kohlenhydrat- und damit Kaloriengehalt sind sie für eine ketogene Ernährungsweise bestens geeignet. Richtig schmackhaft werden sie durch eine leckere Tomatensauce.

Zubereitung Tomatensauce:

Alle Zutaten werden püriert. Wenn es schnell gehen muss, kann man auch eine Bio-Fertigtomatensauce aus dem Glas einsetzen. Zu dieser kann man Wildkräuter (Brennnesselkraut oder -pulver) oder Korianderkraut, Berglinsen-Sprossen sowie ein bis zwei Esslöffel eines Omega-3-Mischöls hinzugeben und alles mixen.

Das Ergebnis ist ein kohlenhydratarmes und somit ketogenes Nudelgericht, welches Jung und Alt glücklich machen kann.

Ernährungsprinzip:

Dieses Nudelgericht ist gluten- und stärkefrei und kann deshalb für stabile Blutzuckerwerte sorgen, eine wichtige Maßnahme, um Mikro-Entzündungen und leckende Darmstellen zu eliminieren.

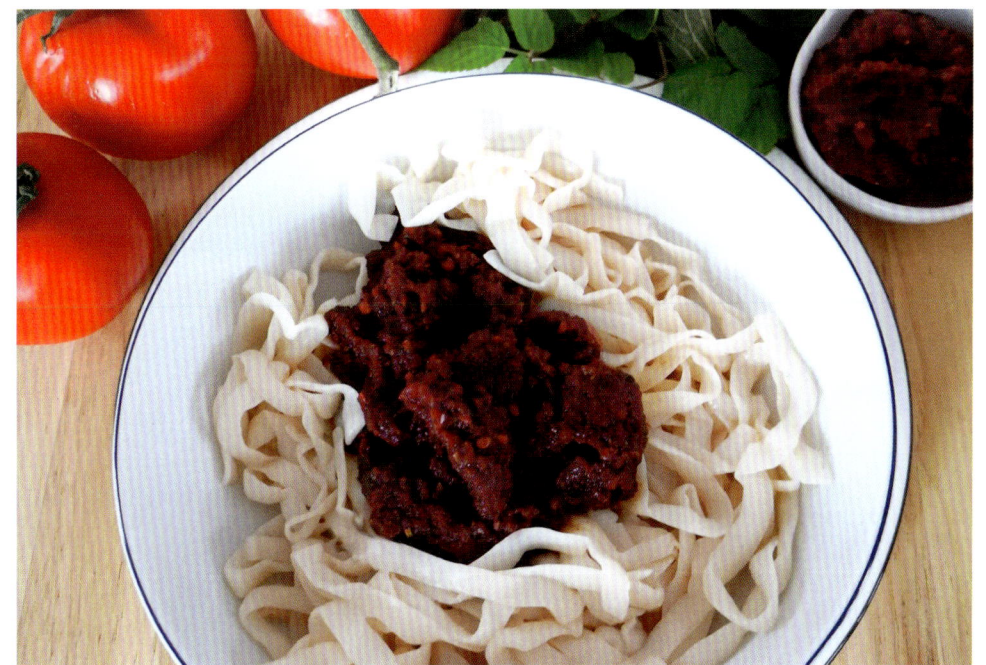

Konjak-Nudeln mit Tomatensauce

Ein hochwertiges Omega-3-Mischöl kann Weizenkeimöl mit dem entzündungshemmenden Vitamin-E-Komplex, der Gehirn und Nervensystem vor Entzündungen schützt, Algenöl mit den Omega-3-Fettsäuren DHA und EPA (die vegane Alternative zu Fischöl und Lebertran), Leinöl sowie die Tagesdosis Vitamin D3 enthalten.

DHA und EPA stärken die Zellwände von Nerven- und Gehirnzellen und verhindern so das Eindringen von toxischen Schwermetallen wie Quecksilber, Kadmium, Arsen, Blei und Aluminium in die Nervenzellen des Gehirns. Quellen solcher Schwermetalle sind Thunfisch, Reis, Umweltbelastungen, Haushaltschemikalien, Pestizide und Impfstoffe. Kinder, die diese langketti-gen Fettsäuren von klein auf erhalten, weisen laut Studien einen höheren Intelligenzquotienten auf. Früher erhielten Kinder Lebertran, heute wird das Fischöl durch das geschmacksneutrale Algenöl ersetzt.

Eine weitere gute Quelle von DHA und EPA sind Meeresalgen wie das Irisch Moos, aus dem sich viele schmackhafte Gerichte und Desserts zubereiten lassen.

Dank der Beimengung von Weizenkeimöl erreicht ein Omega-3-Mischöl eine Haltbarkeit von sechs Monaten. Im Gegensatz dazu bleibt Leinöl nur zwei Wochen frisch.

Zutaten Frischkost-Tomatensauce:

Diese Tomatensauce ist in wenigen Minuten fertig.

 4 frische Tomaten

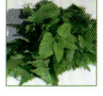 1 Handvoll Wildkräuter wie Giersch oder Brennnesseln oder frisches Korianderkraut (nach Wahl)

 4 eingeweichte, getrocknete Tomaten

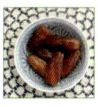 2 Datteln oder 1 getrocknete Feige

 1 Esslöffel Balsamico-Essig

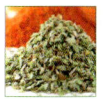 1 Esslöffel Pizza-Gewürz wie Oregano oder Basilikum

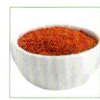 1 Teelöffel Paprika

Spitzkohl mit Tofu-Mandel-Sauce

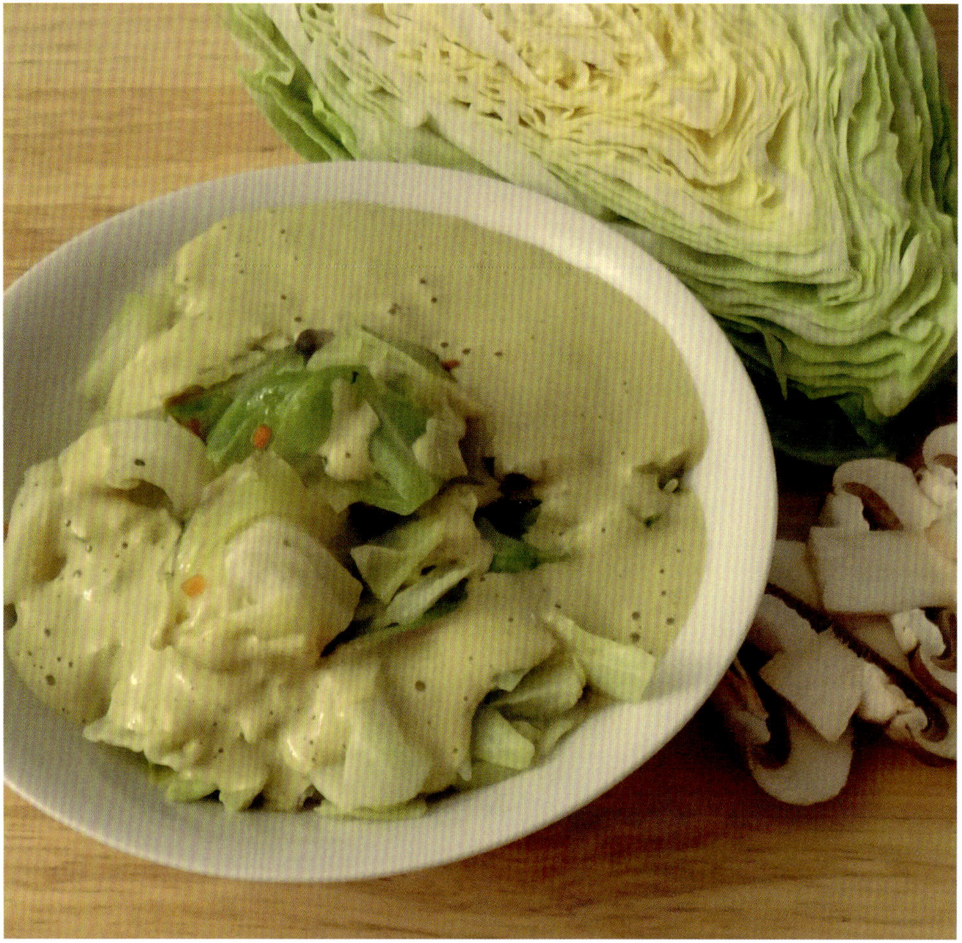

Zutaten:

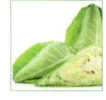 ¼ Kopf Spitzkohl

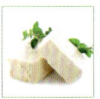 200 g Bio-Tofu

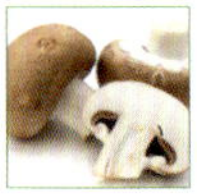

 2 Bio-Champignons oder Austernpilze

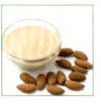 4 Esslöffel Mandelmus oder Sesammus (Tahin)

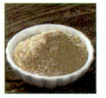 1 Esslöffel Melasse-Nährhefeflocken

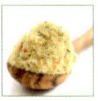 1 Teelöffel Bio-Suppenbrühe-Pulver

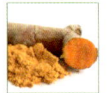 1 Teelöffel Kurkuma-Pulver oder 1 Kapsel Curcumin-Extrakt (bitte öffnen)

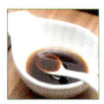 1 Teelöffel Sojasauce

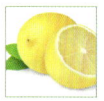 1 Spritzer Zitronensaft

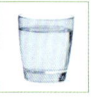 200 ml Wasser

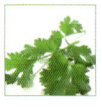 1 Handvoll Korianderkraut oder Petersilie zum Bestreuen

Dieses Geheimrezept mit mildem Spitzkohl als grünem Blattgemüse wird von Kindern gerne angenommen. Der Spitzkohl wird nur kurz gedünstet. Mit der veganen Mandel-Tofu-Sauce schmeckt dieses Rezept nicht nur Kindern, sondern auch Erwachsenen sehr gut.

Dank einer Kombination aus eiweißhaltigem Tofu, Mandelmus, Champignons, Korianderkraut und Spitzkohl werden vor allem die gesunden und verdauungsaktiven Darmbakterien des Mikrobioms bedient, was das therapeutische Ziel ist. Die Darmbakterien wandeln die Pflanzen- und Faserstoffe aus den Kohlblättern in Butyrat um, damit keine hyperentzündlichen Immunreaktionen entstehen können.

Zubereitung:

Spitzkohl und Champignons klein schneiden und in einer Pfanne samt Wasser und Suppenbrühe nur kurz andünsten; fünf Minuten reichen in der Regel aus. Vorteilhaft ist dabei, dass die Spitzkohlblätter sehr schnell gar werden.

Tofu, Mandelmus, Nährhefeflocken, Sojasauce, Kurkuma und das Kochwasser in einem Mixer zu einer Sauce verarbeiten. Hierzu verwende ich einen Mini-Mixer.

Die Mandel-Tofu-Sauce über den gedünsteten Spitzkohl gießen und schon ist die Speise fertig. Das gehackte Korianderkraut oder die Petersilie darüberstreuen. Die Zubereitungszeit beträgt lediglich ca. zehn Minuten.

Ernährungsprinzip:

Das Spitzkohlgericht ist eine optimale Mischung aus bioaktiven Pflanzenstoffen, Eiweiß, Antioxidantien und Vitaminen. Das Geheimnis ist die leckere Sauce: Tofu enthält ca. 30 Prozent Eiweiß. Das Mandelmus ist ein exzellenter Spender von Phospholipiden und Lezithin. Beide chemischen Substanzen sind unerlässlich für die Nervenzellen samt ihren Nervenbahnen.

Mandeln enthalten neben Weizenkeimen die höchste Konzentration des Vitamin-E-Komplex. Hinzu kommen gesunde Antioxidantien wie Polyphenole und Flavonoide.[1] Der Vitamin-E-Komplex schützt vor allem das Gehirn und die Schleimhäute vor Entzündungen und vor der Freisetzung von Zytokinen.

Nährhefeflocken sind einer der besten Spender von B-Vitaminen, Chrom, Beta-Glucan und blutzuckersenkenden Verbindungen, die sogar gegen Diabetes wirksam sind. Beta-Glucan besteht aus Polysaccharid-Ketten, die in den Hefeflocken vorkommen. Es fördert die Produktion von Butyrat durch die Darmbakterien, eines wichtigen Energieträgers für die Zellen des Darms, des Immunsystems und des Gehirns. Nährhefeflocken können das Risiko verringern, an Autoimmunerkrankungen, Hautkrankheiten, Diabetes sowie einigen Krebsarten zu erkranken.

Wildkräuterblätter von Brennnesseln, Giersch, Bärlauch, Gartenmelde oder Vogelmiere können dem gekochten Spitzkohl hinzugefügt werden, falls zur Hand. Das würde die Heilkraft dieses Gerichts nicht unwesentlich erhöhen.

Spitzkohl mit Tofu-Mandel-Sauce

Dieses ketogene Rezept enthält weder Mehl noch sonstige stärkehaltige Kohlenhydrate und kann deshalb für eine Stabilisierung des Blutzuckerspiegels sorgen. Dies senkt die Insulinausschüttung und fördert die Sättigung. Dadurch wird der Wechsel des Stoffwechsels in die ketogene Fettverbrennung unterstützt.

Quelle:

1. B. W. Bolling, D. L. McKay u. a., The phytochemical composition and antioxidant actions of treenuts, Asia Pacific Journal of Clinical Nutrition, 2010, Bd. 19 (1), S. 117-23

Buntes Linsen- oder Bohnengericht

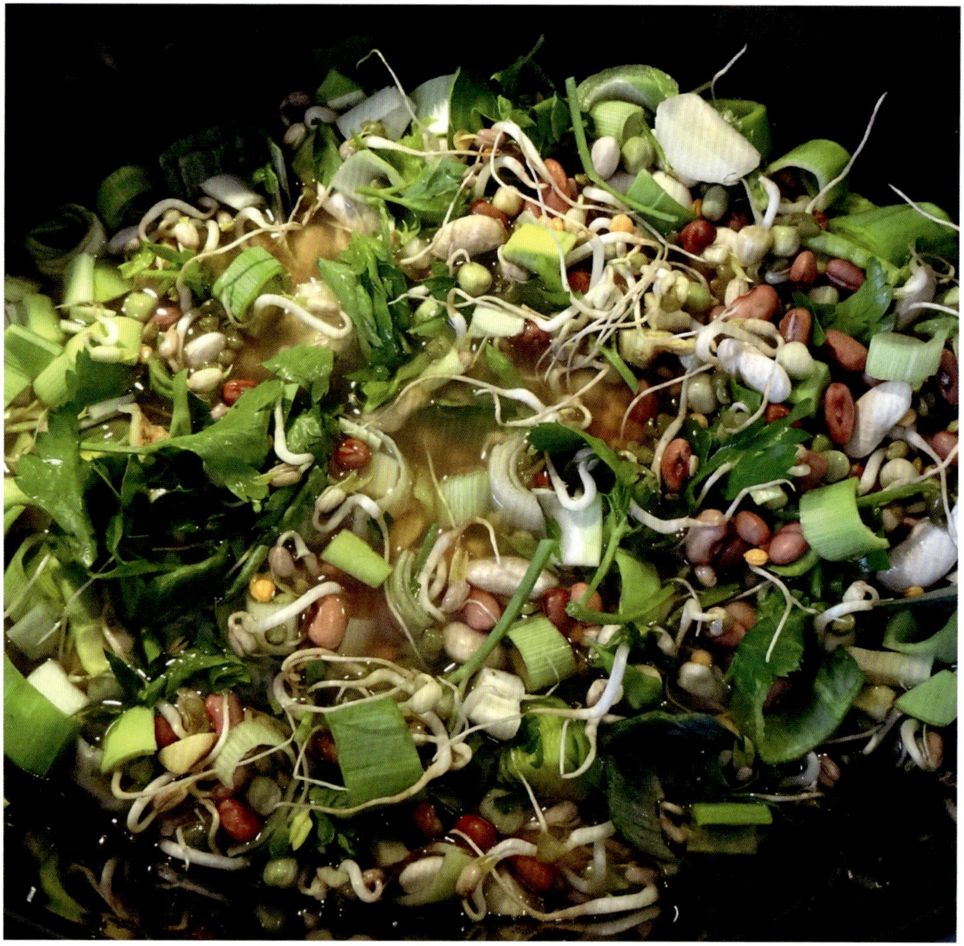

Zutaten:

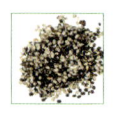 1 Tasse roter Hülsenfrüchte-Mix mit Dinkel und Reis oder 1 Tasse Urid-Dal-Bohnen

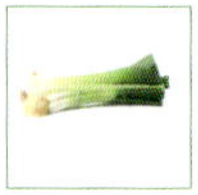

 ½ Lauch oder ½ rote Zwiebel

 4 klein geschnittene Knoblauchzehen (nach Geschmack)

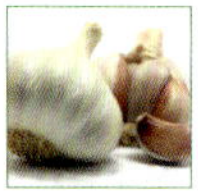

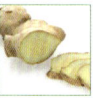 1 Stück Ingwer, 3 cm lang

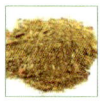 1 Esslöffel Gemüsegewürz ohne Salz

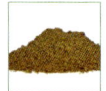 ½ Teelöffel Kreuzkümmel

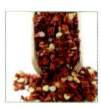 ½ Teelöffel Chilipulver (nach Geschmack)

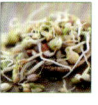 1 Tasse Mungbohnen-Sprossen (nach Wahl)

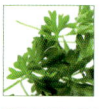 1 Tasse klein geschnittene Wildkräuter, Petersilie oder Korianderkraut

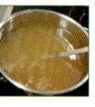 6 Tassen Hühnerbrühe, Knochenbrühe oder Wasser

Dieses herzhafte Linsen- bzw. Bohnen-Dal-Gericht ist optimal, um viele Wildkräuter-Vitalkost-Gerichte energetisch auszugleichen. Es schenkt dem Magen ein warmes, angenehmes Gefühl, eine große Hilfe für Menschen, die unter einer Vata-Störung leiden (Verdauungsprobleme, Verstopfung bzw. Durchfall, Blähungen, Völlegefühl, innere Unruhe, Ängste, Schlafstörungen, Kälte, Frieren, Kopfschmerzen und trockene Schleimhäute).

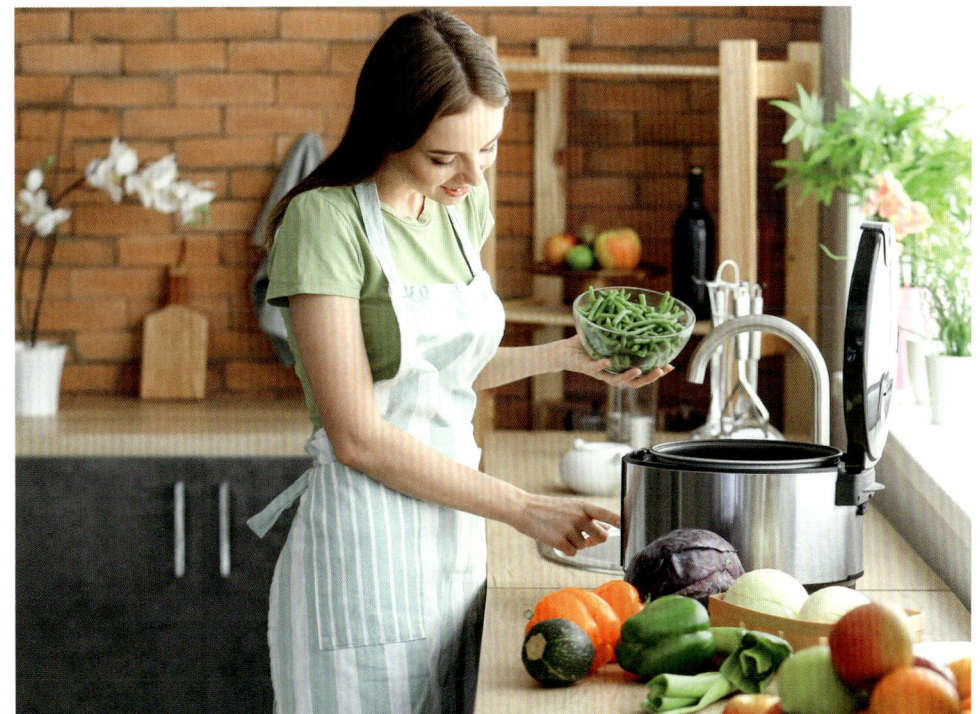

Langsamer Gartopf (*Slow Cooker*)

Buntes Linsen- oder Bohnen- gericht

Zubereitung:

Hühnerbrühe, Knochenbrühe oder Wasser und Linsen-Bohnen-Mix oder Urid-Dal-Bohnen mit Gemüse und Gewürzen in einem langsamen Gartopf *(Slow Cooker)* ansetzen und bei ca. 70 °C für vier bis sechs Stunden köcheln lassen. So kann es nicht anbrennen. Bio-Hühnerbrühe kann man entweder selbst zubereiten oder im Bioladen kaufen.

Mit Mungbohnen-Sprossen, klein geschnittenen Wildkräutern, Petersilie oder Korianderkraut garnieren und servieren.

Ernährungsprinzip:

Für Kinder und Vata-Typ-Erwachsene gibt es nichts Besseres als eine wärmende Suppe. Dazu die Wildkräuter, die Hühnerbrühe und die Bohnen und wir haben die perfekte Nährstoffkombination für die Darmflora.

Linsen oder Bohnen können zum Teil heftige Blähungen auslösen. Wer große Probleme damit hat, kann auch auf Kichererbsen ausweichen. Wenn man die Linsen bzw. Bohnen aber vorher länger einweicht (ein bis zwei Tage, Wasser wechseln) und länger bei niedriger Temperatur gart, wird das Gericht verträglicher und treten weniger Blähungen auf.

Urid Dal, eine spezielle Sorte von Bohnen, weist 25 Prozent Eiweiß auf, ein unglaublicher Sattmacher, der Fleisch ersetzen kann! Sehr empfehlenswert ist auch ein Bio-Hülsenfrüchte-Mix mit Dinkel und Reis; ich gebe gerne noch zusätzlich schwarze Beluga-Linsen hinzu. Die Hülsenfrüchte regulieren den Blutzuckerspiegel und senken so das Entzündungsniveau im Körper. Ihr Anteil an resistenter Stärke liegt bei ca. 25 Prozent.

Zwiebeln, Knoblauch und Ingwer setzen heilkräftige Phyto-Nährstoffe frei, Hühnerbrühe enthält heilkräftige Gelatine.

Veganer Portobello-Mac

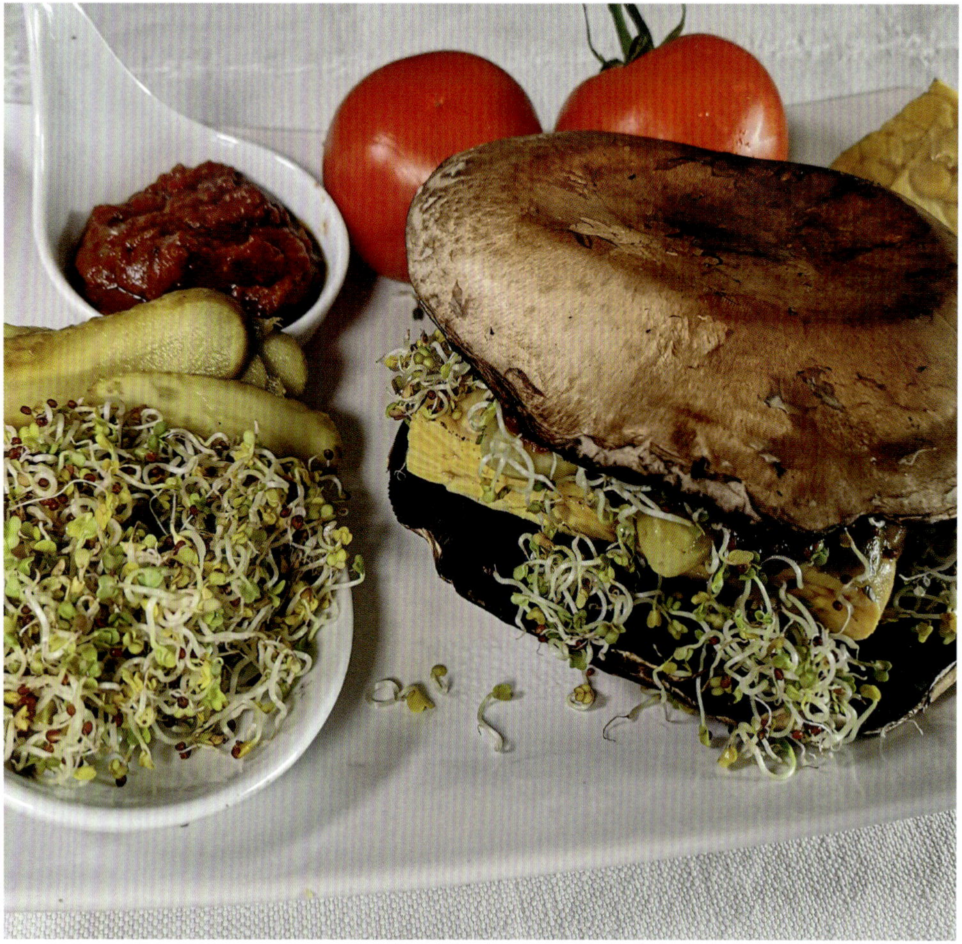

Zutaten Mac:

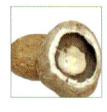 2 große Portobello-Pilze (ein bis zu 10 cm großer Champignon-Pilz als Ersatz für Brötchen)

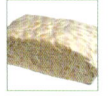 1 Scheibe Tempeh aus fermentiertem Soja oder Süßlupinenkernen in Bio-Qualität

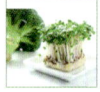 50 g Brokkoli-Sprossen (alte Saatgut-Sorte)

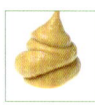 Bio-Senf

Zutaten roher Ketchup:

 3 mittelgroße frische Tomaten

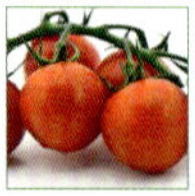

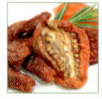 3 getrocknete Tomaten (mind. 30 Min. einweichen)

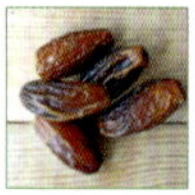

 2 Medjool-Datteln

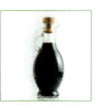 1 Esslöffel Balsamico-Essig

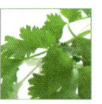 1 kleine Handvoll Korianderkraut (nach Geschmack)

Dieses Rezept ist ein toller Sattmacher, der optimale Burger-Ersatz und ein exzellenter Heilkraft-Spender und Lieferant von einzigartigen Antioxidantien.

Zubereitung:

Die beiden Portobello-Pilze werden entstielt und kurz im Toaster erhitzt. Durch das Toasten wird nur die äußere Schicht der Pilze erhitzt, innen bleiben sie weitgehend roh. Manche Pilz-Nährstoffe werden durch das Erhitzen auch erst besser erschlossen. Alternativ können die Pilze auch ca. eine Stunde im Dörrgerät gedörrt werden.

Für den rohen Ketchup werden die frischen und die getrockneten Tomaten mit den Datteln, dem Balsamico-Essig und wahlweise dem Korianderkraut fein gemixt.

Der getoastete Portobello wird mit einer Scheibe Tempeh belegt, mit Ketchup und Bio-Senf bestrichen und mit den Brokkoli-Sprossen garniert, alternativ auch mit Essiggurken-Scheiben. Mit dem zweiten Portobello wird der Burger zugeklappt und fertig ist der Mac!

Ernährungsprinzip:

Alle Pilze enthalten eine vitaminähnliche Substanz mit dem Namen L-Ergothionein. Sie kann die Zellkerne vor Sauerstoff-Radikalen und damit vor degenerativen Erkrankungen wie Diabetes, Autoimmun-Erkrankungen und anderen schützen. Darüber hinaus sind Pilze sowohl exzellente Spender von Glutathion, dem wichtigsten Antioxidans im Körper, als auch von Vitamin D3.

Tempeh ist ein Fermentationsprodukt, welches durch lebendige Bakterienkulturen fermentiert wird. Da die Nährstoffe vorverdaut und aufgeschlossen sind, wird unsere Darmflora von den Laktobazillen profitieren und weniger Verdauungsarbeit haben.

Süßlupinen werden in Deutschland angebaut und sind ein exzellenter regionaler Eiweißspender. Sie können das Eiweiß von Fleisch, Fisch und Eiern ersetzen.

Der Ketchup in Rohkostqualität ist ein exzellenter Spender von Lycopin, einem Pflanzenstoff mit einer antientzündlichen Wirkung.

Brokkoli-Sprossen sind eine optimale Quelle für Sulforaphan, ein Pflanzenstoff mit einer starken entzündungshemmenden Wirkung. Sie enthalten über 50-mal mehr Sulforaphan als Brokkoli-Gemüse. Beim Kochen von Brokkoli-Gemüse geht dieser sehr wertvolle Pflanzenstoff verloren.

Veganer Portobello-Mac

Quelle:

M. D. Kalaras, J. P. Richie u. a., Mushrooms: A rich source of the antioxidants ergothioneine and glutathione, Food Chemistry, Bd. 233, 2017, S. 429-433

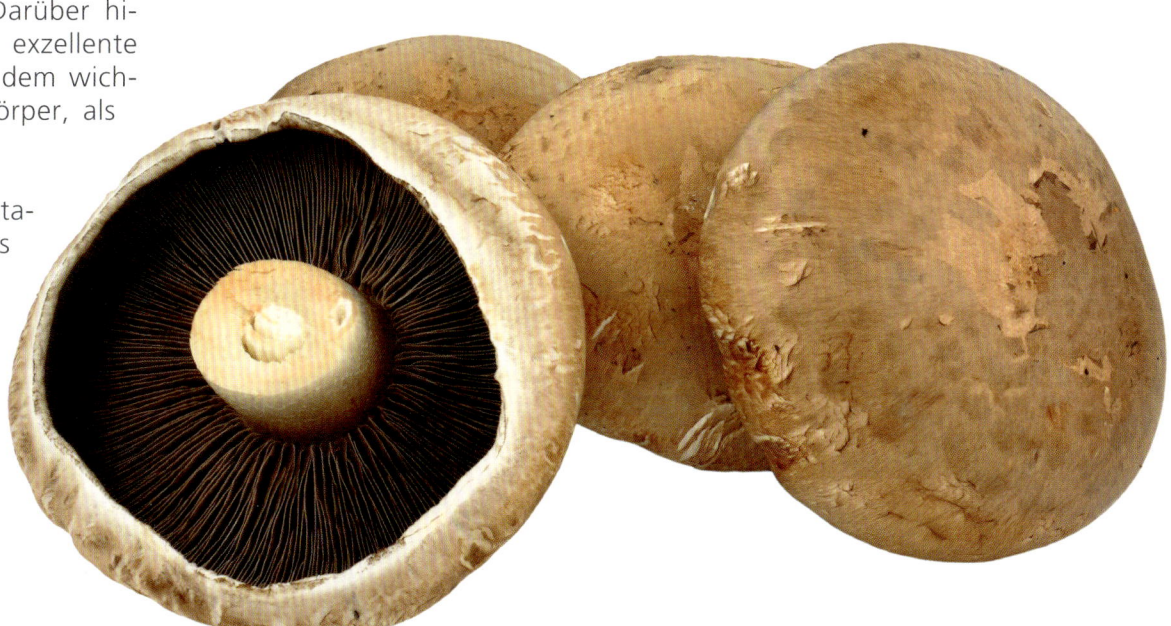

Chia-Power-Pudding

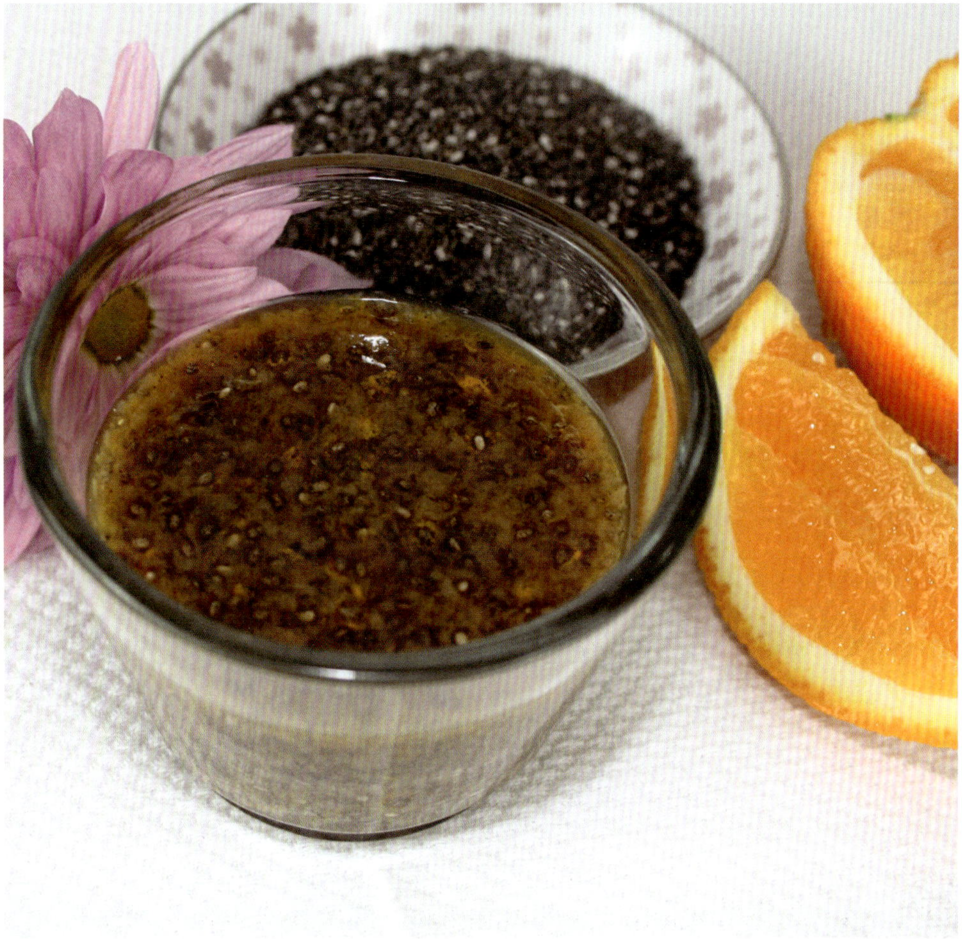

Zutaten:

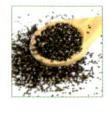 4 Esslöffel eingeweichte Chiasamen (mind. 30 Minuten, besser 12 Stunden oder länger)

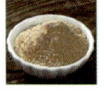 2 Esslöffel Nährhefeflocken

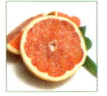 Saft einer Orange oder Grapefruit

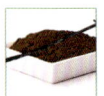 ½ Teelöffel Vanille oder Kardamom (nach Geschmack)

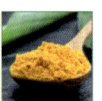 1 Kapsel Curcumin-Extrakt (Kapsel bitte öffnen)

Zubereitung:

Chiasamen mit Wasser im Verhältnis 1:8 für mindestens 30 Minuten, besser für zwölf Stunden oder länger einweichen, um ihren Gehalt an Phytinsäure, einem Mineralienblocker, abzubauen. Alle Zutaten werden zu einem Pudding gemischt.

Ernährungsprinzip:

Chiasamen enthalten eine große Menge an antientzündlichen Omega-3-Fettsäuren und Mineralien sowie den Vitamin-E-Komplex. Nährhefeflocken liefern sämtliche B-Vitamine (außer Vitamin B12) in einer hohen Konzentration, ebenso viel organisches Chrom. Chrom wirkt stabilisierend auf den Blutzuckerspiegel, eine positive Eigenschaft bei der Behandlung von entzündlichen Erkrankungen. Kurkuma ist eines der besten Antioxidantien, die es gibt, um den Körper und vor allem das Nervensystem vor Oxidation und Entzündung zu schützen. Bei der Zubereitung mit Curcumin-Extrakt ist die Wirkung weitaus stärker als nur mit dem Gewürz Kurkuma selbst.

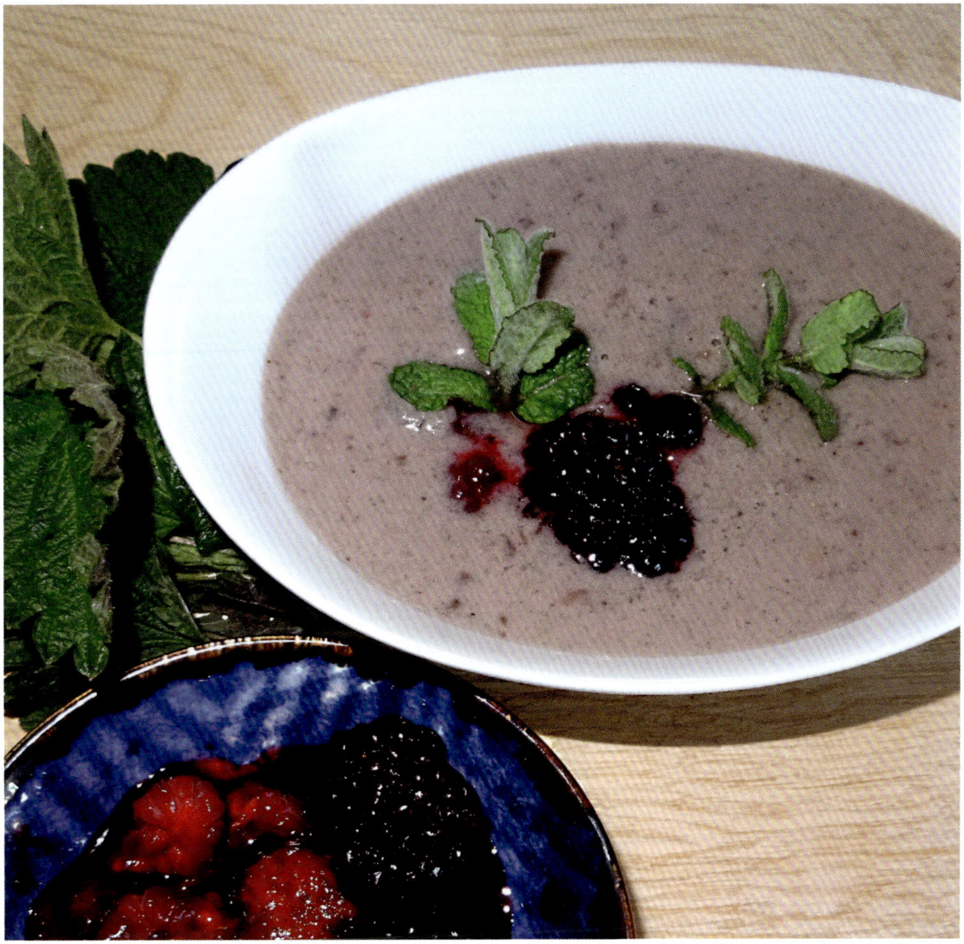

Irisch Moos Rohkost-Beeren-Pudding

Zutaten:

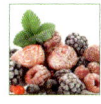 100 g frische oder gefrorene Früchte (z. B. Himbeeren, Blaubeeren, Erdbeeren, Mango)

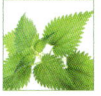 1 Handvoll Brennnesselblätter (nach Wahl)

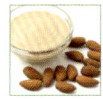 4 Esslöffel Mandelmus in Rohkost-Qualität

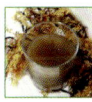 ca. 2 gehäufte Esslöffel Irisch-Moos-Gel (siehe Grundrezept Seite 82)

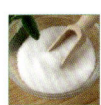 3 bis 4 Esslöffel ZeroCal Stevia (Pulver aus Stevia und Erythrit, Menge nach Geschmack)

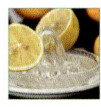 4 EL Zitronensaft

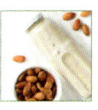 2½ Tassen gefiltertes Wasser oder Mandelmilch

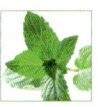 4 bis 6 Minzblätter oder andere Kräuter

Zubereitung:

Irisch-Moos-Gel mit Früchten, Brennnesseln (wahlweise), Mandelmus, Süßungsmittel und Zitronensaft in einem Mixer etwa drei Minuten zu einer homogenen Masse verarbeiten. In Gläser abfüllen, verschließen und kühl lagern, bis der Pudding fest geworden ist.

Vor dem Servieren mit frischen Früchten und Minzblättern dekorieren.

Irisch Moos Rohkost-Schoko-Dessert

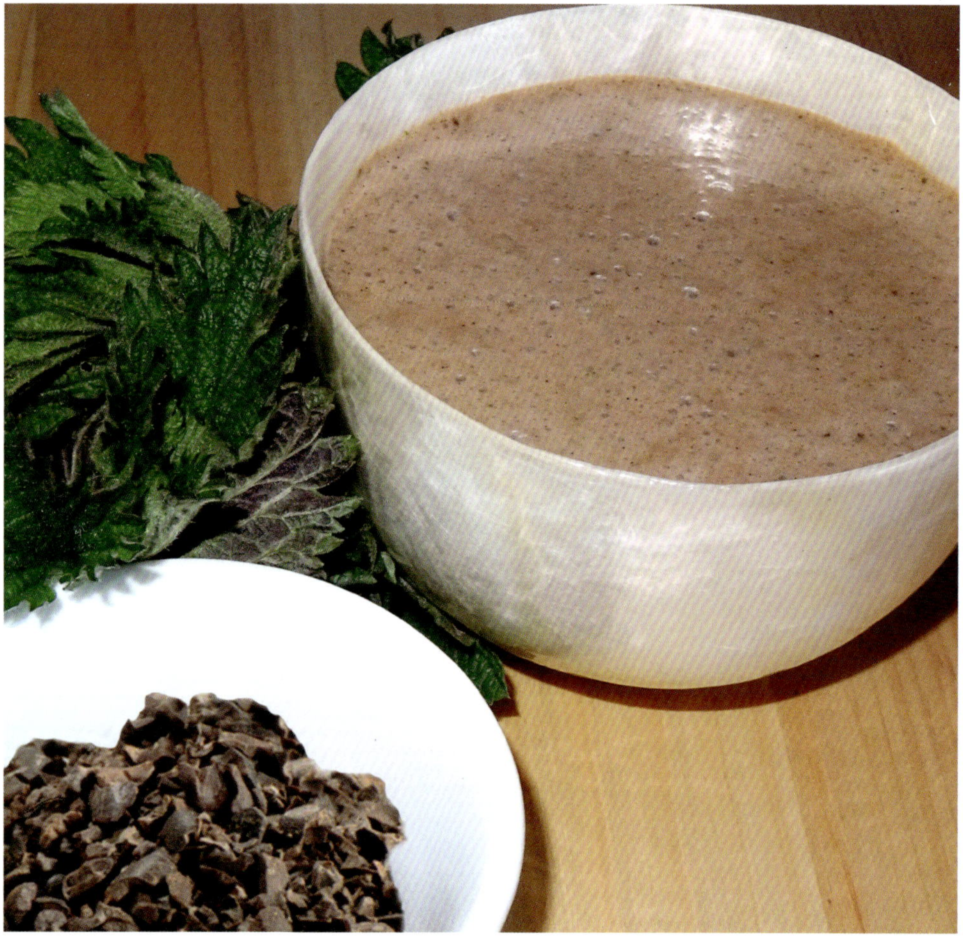

Zutaten:

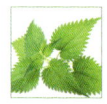
1 Handvoll Brennnessel-blätter oder 2 EL Brenn-nesselsamen (nach Wahl)

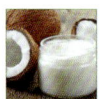
4 Esslöffel Kokosmus in Rohkost-Qualität

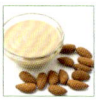
4 Esslöffel Mandelmus in Rohkost-Qualität

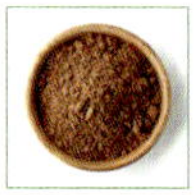

4 Esslöffel Carob-Kakao-Pulver in Rohkost-Qualität

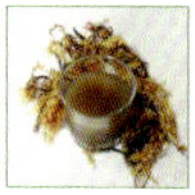

ca. 2 gehäufte Esslöffel Irisch-Moos-Gel (siehe Grundrezept Seite 82)

40 g Bio-Schoko-Erbseneiweiß-Pulver

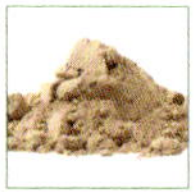

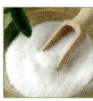
3 bis 4 Esslöffel ZeroCal Stevia (Pulver aus Stevia und Erythrit, Menge nach Geschmack)

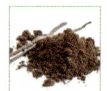
½ Teelöffel Vanillepulver (nach Wahl)

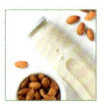
2½ Tassen gefiltertes Wasser oder Mandelmilch

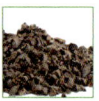
Kakaonibs natur oder Kakaonibs mit Yakonsirup

Zubereitung:

Alle Zutaten etwa drei Minuten mixen und Pudding kaltstellen. Durch längeres Mixen kann die Speise auch erwärmt werden. Nach Wunsch mit ZeroCal Stevia abschmecken und mit Kakaonibs natur oder Kakaonibs mit Yakonsirup (inulinhaltig) dekorieren.

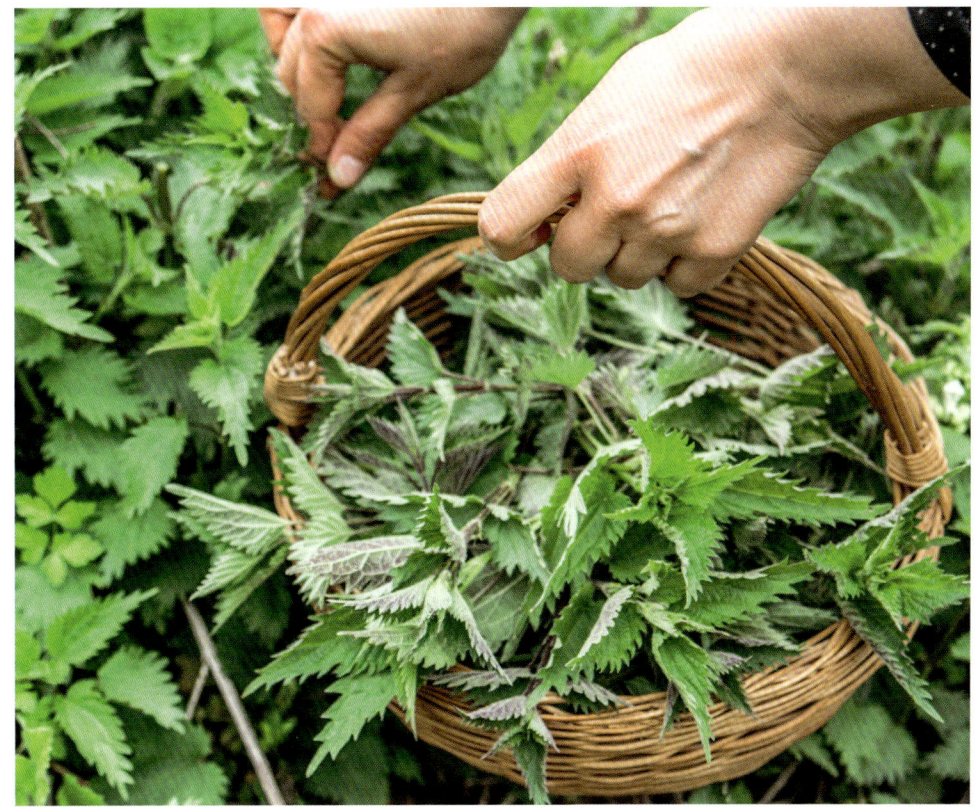

Brennnesseln bzw. Brennnesselsamen dazu, erhält die Mischung weitere heilkräftige Pflanzenstoffe. Ein solches Dessert kann dazu beitragen, einen entzündeten bzw. undichten Darm innerhalb von drei bis vier Monaten zu regenerieren.

Die Algen werden entlang der nordirischen Küste oder im Pazifik per Hand geerntet und auf Schadstoffe kontrolliert. Bitte meiden Sie Meeresalgen, die aus verschmutzten Gewässern stammen!

Irisch Moos hat einen mittleren Jodgehalt. Je länger es eingeweicht und gespült wird, desto stärker reduziert sich der Jodgehalt. Achtung: Irisch Moos wird nicht für schwangere oder stillende Frauen empfohlen, da es hier keine Erfahrungswerte gibt. Bitte fragen Sie Ihre/n Arzt/Ärztin oder Heilpraktiker/in.

Ernährungsprinzip:

Irisch-Moos-Algen sind, neben Brennnesseln, eine der besten Quellen von Pflanzenfasern und löslichen Ballaststoffen, die es gibt. Diese wiederum sind die beste Nahrungsquelle für die Billionen unserer gefräßigen Darmbakterien. Die langkettigen Fettsäuren sind unerlässlich, um sowohl Darm wie auch Gehirn gegenüber schädlichen Toxinen, Arzneimitteln, Impfstoffen, Schwermetallen, Glyphosat und Pestiziden abzudichten.

Irisch Moos ist eine wunderbare Quelle von sekundären Pflanzenstoffen; gute Beispiele sind das entzündungshemmende und laut Studien gegen Krebs wirksame Fucoidan sowie Chlorophyll, Meeresmineralien, Aminosäuren, Enzyme und weitere Bausteine, die für ein starkes Bindegewebe sorgen können. Das Moos ist eine der besten Vitalstoffquellen, um einen entzündlichen Darm mit schwacher Verdauungskraft wieder zu regenerieren und für eine gesunde Darmflora zu sorgen.

Irisch Moos ist geschmacksneutral und lässt sich wunderbar mit Früchten, Beeren, Fruchtgrütze und Kakao kombinieren. Mixt man frische

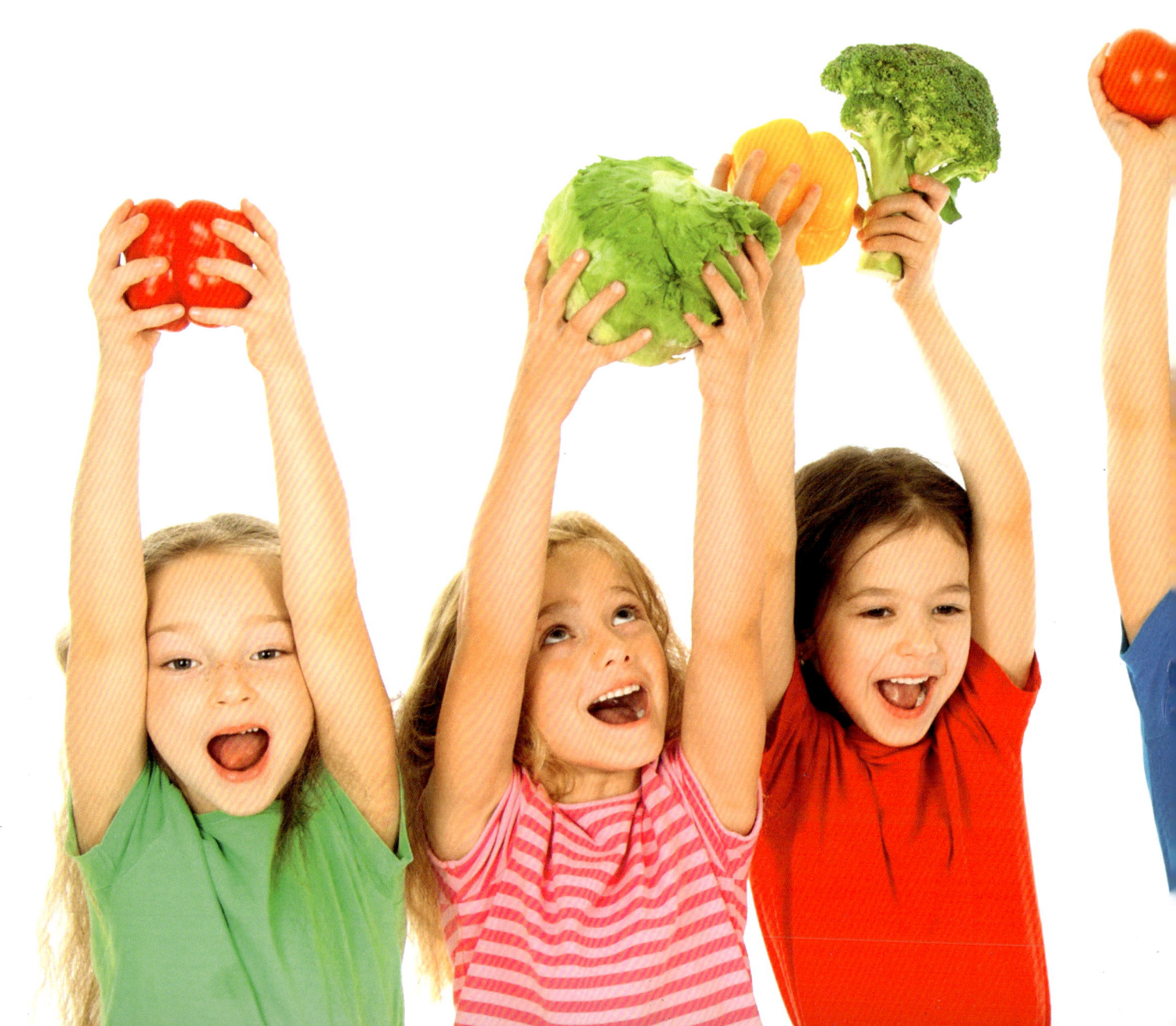

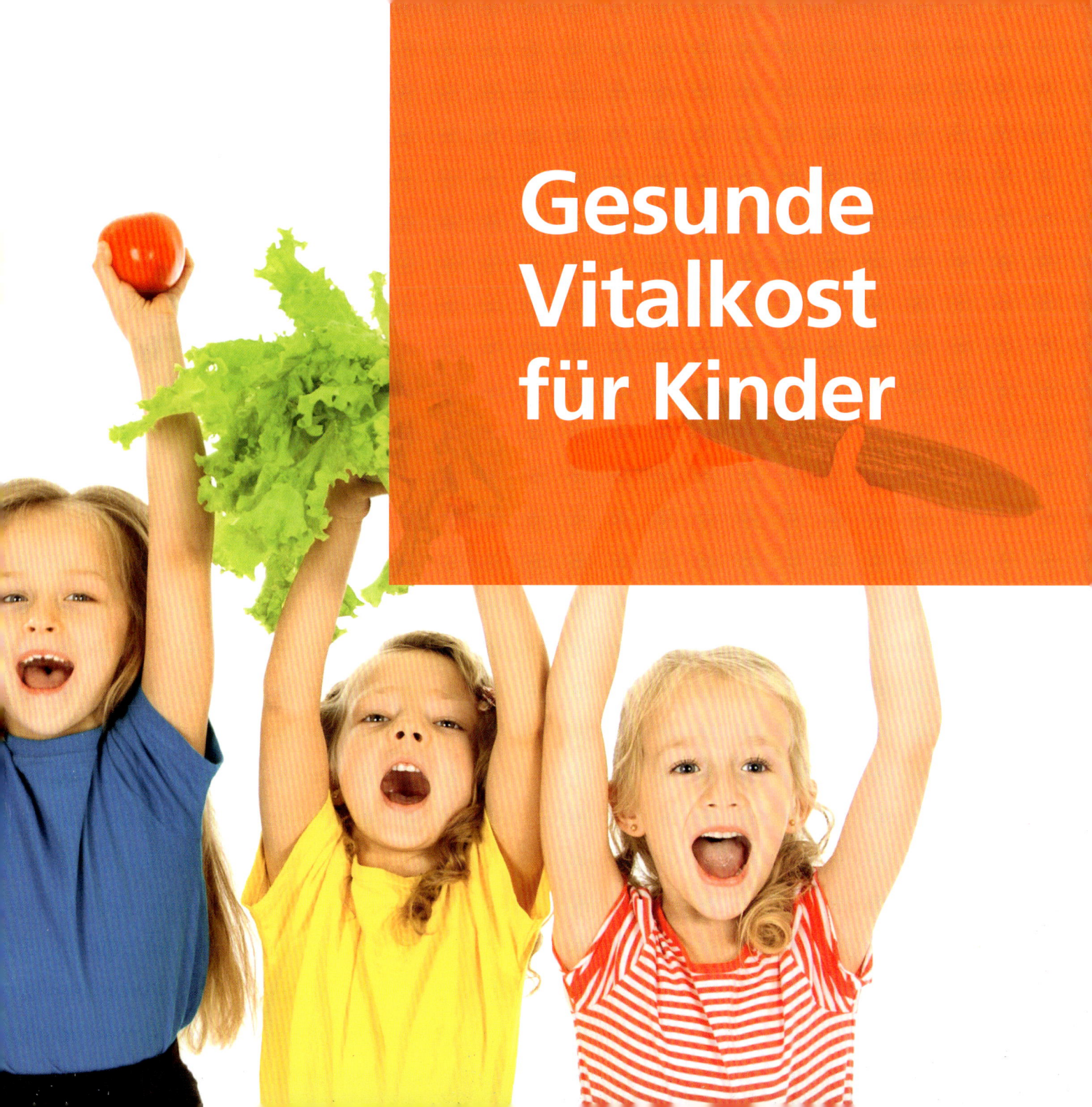

Gesunde Vitalkost für Kinder

Elke Wiskandt

Gesundheit mit Vitalkost für die ganze Familie

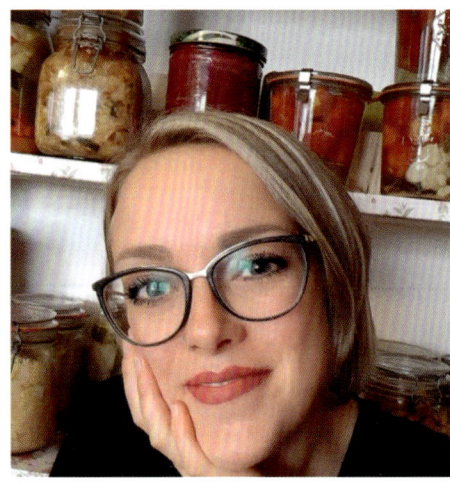

Essen und Kinder, das ist manchmal gar nicht so einfach und so manche Eltern verzweifeln regelmäßig. Wie kann man sicher sein, dass das eigene Kind gesund groß wird und täglich mit genügend Nährstoffen versorgt ist? Was tun bei kleinen Gemüseverweigerern? Ich habe mich dieser Themen angenommen und begleite und unterstütze Familien auf ihrem Weg in eine gesündere und vitalstoffreichere Zukunft. Mein Name ist Elke Wiskandt, ich bin verheiratet, Mama von zwei wundervollen Kindern und staatlich anerkannte und ärztlich geprüfte Ernährungsberaterin.

Zuerst einmal ist wichtig zu wissen, dass auch wir uns weitab von einer gesunden Ernährung befanden. Damals hielt ich sie für ziemlich ausgewogen und gesund, doch mit unserer Ernährungsweise heute ist das kein Vergleich mehr. Wie sind wir aber auf diesen Pfad gekommen, was hat uns dazu motiviert und wie steinig war dieser Weg in eine gesunde und

vitalstoffreiche Ernährung wirklich? Das möchte ich Ihnen heute gerne näherbringen.

Beginnen möchte ich mit unserer Tochter, geboren 2010 an einem Ostersonntag. So glücklich und unbeschwert wir auch waren, genauso schnell mussten wir funktionieren und stark sein, um unserer kleinen Tochter die Angst zu nehmen. Sie litt seit ihrer ersten Impfung mit drei Monaten an immer wiederkehrenden langwierigen Atemwegsinfekten, von Bronchitis über Pseudokrupp bis zur schweren Lungenentzündung war alles dabei. Vermutet wurde eine Reflux-Erkrankung, später wurde dann eindeutig *Asthma bronchiale* diagnostiziert. Ihr junges Leben war von vielen Medikamenten und Krankenhausaufenthalten begleitet. Insgesamt lag sie 18-mal stationär im Krankenhaus. Einmal musste sie notfallmäßig in eine andere

Klinik gebracht werden, die Lunge war so schwer betroffen, dass eine Beatmungsmaschine in Betracht gezogen wurde. Zwei Rehabilitationen musste sie hinter sich bringen, von Kindheit, spielen und sich frei entfalten können fehlte jede Spur. Ihre Kindheit war bis zu einem Alter von sieben Jahren geprägt von Inhalationen, Arztbesuchen, Antibiotika, vielen Tränen und Verzweiflung. Mit sieben Jahren wurde bei ihr *Candida albicans* festgestellt, was wohl auf die gestörte Darmflora durch immer wieder verabreichte Antibiotika zurückzuführen war.

Unser Sohn, geboren 2017 an einem verschneiten Abend, wurde genauso wie unsere Tochter gesund geboren. Nach der ersten Impfung im Alter von drei Monaten bekam er immer wieder Durchfälle und starke Bauchschmerzen, musste erbrechen und schlief bis zum Alter von zweieinhalb Jahren nicht eine Nacht durch. Mit Beginn der Beikost wurde alles noch schlimmer. Es stellte sich heraus, dass er unter einer angeborenen Laktoseintoleranz litt und sich eine leichte Fructose-Malabsorptionsstörung hinzugeschlichen hatte. Zusätzlich brach bei ihm eine Neurodermitis aus. Was wir allerdings aus ärztlicher Sicht zu hören bekamen, hat uns wirklich fassungslos gemacht. Wir sollten ihm unbedingt weiterhin Milch und Milchprodukte verabreichen, das sei sehr wichtig für den Kalziumhaushalt, er werde sich schon daran gewöhnen. Für die Haut bekamen wir,

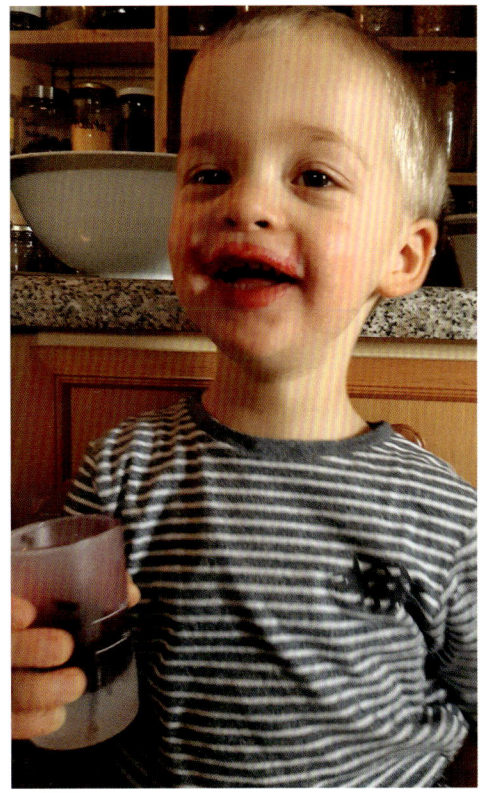

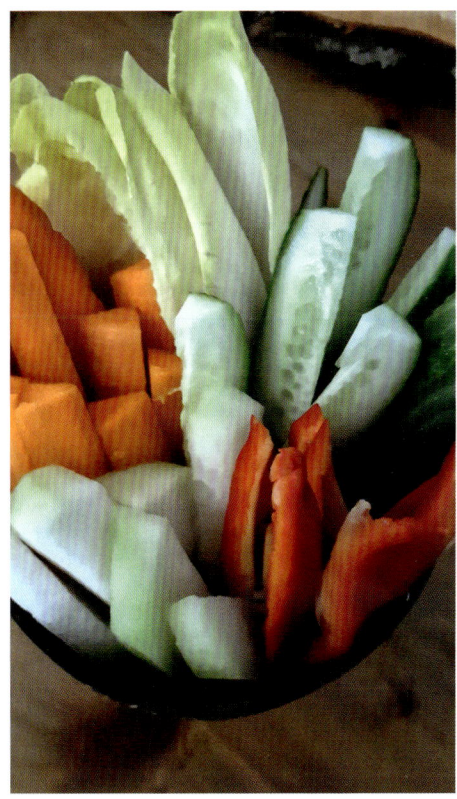

wie sollte es auch anders sein, Cortison. Als er ein Jahr alt war, ließen wir einen Bluttest beim Arzt machen, da wir Verdacht auf Zöliakie hatten. Dieser bestätigte sich nicht, dafür wurde aber ein Eisenmangel festgestellt.

Ich selbst leide an verschiedenen rheumatischen Erkrankungen wie Morbus Bechterew, Polyarthritis und Psoriasis-Arthritis. Außerdem begleiten mich das *Leaky Gut*-Syndrom (undichte Darmschleimhaut) und PMS. Nach der Geburt unseres Sohnes bekam ich einen sehr schweren Rheumaschub. Ich hatte mich zu jener Zeit *low carb* ernährt, um

meine überflüssigen Babypfunde schnellstmöglich wieder loszuwerden – aus heutiger Sicht der größte Unsinn, den ich machen konnte. Mein Cholesterinspiegel lag bei fast 300, ich fühlte mich müde und erschöpft und flehte bei meinem Arzt um Cortison, da ich so unsagbare Schmerzen hatte, die in die Beine ausstrahlten und mir das Laufen fast unmöglich machten. Meine Finger konnte ich kaum noch bewegen, was mir die Versorgung meiner beiden Kinder sehr schwermachte. Als unser Sohn fünf Monate alt war, wurde ich mit Verdacht auf Schlaganfall in ein Krankenhaus

gebracht. Zu diesem Zeitpunkt war ich 28 Jahre alt.

War es vielleicht ein Zeichen, ein Hilfeschrei meines Körpers? Ich wusste nur eines: Es musste sich etwas ändern und zwar sofort. Ich verbrachte viel Zeit mit Recherchen und es lief immer auf eines hinaus – die pflanzliche Ernährung. Ich stieß damit viele Menschen vor den Kopf, erntete viel Unverständnis und da wurde mir erst bewusst, wie sehr wir uns von der Industrie abhängig gemacht haben. Nichts geht mehr ohne Medikamente, die gute alte Natur- und Hausapotheke ist so gut wie ausgestorben und über eine gesunde Ernährung wussten die wenigsten, inklusive mir, so richtig Bescheid. Ich aber wollte keine Medikamente mehr, weder für mich noch sollten meine Kinder weiterhin damit belastet werden. Ich musste mich aber selbst erst einmal in diesem Dschungel aus Ernährungsweisheiten und Mythen zurechtfinden. So begann ich mit einer Ausbildung zur ganzheitlichen

Gesundheit mit Vitalkost für die ganze Familie

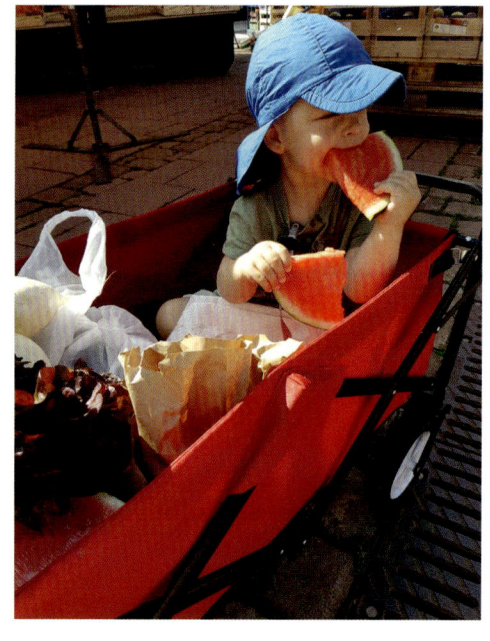

Ernährungsberaterin. Diese klärte meine Sicht und mir wurde bewusst, was uns eigentlich wirklich nährt, nämlich nicht das Toastbrot und die fette Wurst, Nudeln mit Sahnesauce, Schnitzel mit Pommes oder das Schoko-Croissant mit extra Butter. Auch nicht der vermeintlich gesunde Multivitaminsaft aus dem Tetrapak. Wir haben schon immer frisches Obst und Gemüse gegessen, ich wuchs mit einem Garten auf, in dem viel Gemüse angebaut wurde. Dennoch waren auch in meiner Familie Fleisch, Wurst, Käse, Sahne, Zucker, süße Teilchen, Fruchtjoghurt etc. an der Tagesordnung.

Ich sprach über jeden Schritt, zu dem ich mich entschloss, mit meinem Mann. Er stand hinter meiner Ausbildung und unserer Umstellung. Bei den Kindern traute ich mich anfangs jedoch nicht an eine komplett vegane Ernährung. Zu viel Negatives wurde geschrieben und es kamen zum Teil Kommentare wie „Die armen Kinder, wie kann man nur auf die Idee

kommen, ihnen so eine Lebensweise aufzudrücken" oder „Da fehlt es doch an sämtlichen Nährstoffen. Sei bloß vorsichtig, so eine einseitige Ernährung, vor allem bei Kindern, kann schlimme Schäden verursachen". Selbst unser damaliger Kinderarzt ließ sich dazu herab, mich als verantwortungslose Mutter zu bezeichnen, da der Eisenmangel unseres Sohns seiner Meinung nach nur von der veganen Ernährung herrühren konnte. Zu jenem Zeitpunkt war mein Sohn aber gar nicht rein vegan ernährt. Wir sollten ihm fünfmal pro Woche Fleisch als Brei geben, um den Eisenmangel zu beheben. Dieser Empfehlung sind wir nicht gefolgt.

Wir haben es mit rein pflanzlicher Nahrung geschafft, den Eisenmangel auszugleichen. Bei einem anderen Arzt erfuhren wir dann die Zusammenhänge, die dazu geführt hatten. Die Geburt unseres Sohnes war aufgrund meiner starken Wassereinlagerungen und einer sehr schmerzhaften Symphysenlockerung (Beckengürtelinstabilität) eine Woche vor dem Termin eingeleitet worden. Sein Eisenspeicher war zu diesem Zeitpunkt vermutlich noch nicht vollständig gefüllt und durch seine späteren täglichen Durchfälle und das Erbrechen konnte sein Körper eben nicht genug Nährstoffe verwerten. Das klang für mich sehr schlüssig und machte mir meine Entscheidung zu einer Ernährungsumstellung bei unseren Kindern sehr viel leichter.

Von Beginn an achteten wir auf eine gute Vitamin-B12-Versorgung. Dieses Vitamin ist wirklich wichtig und es besteht keine Frage, dass es ergänzt werden muss. Das ist einfach so und gehört für uns zur morgendlichen Routine dazu. Anfangs war ich noch gar nicht so sehr auf dem Vitalkost-Pfad, ich wollte experimentieren und lernen: Wie bereite ich jetzt eine vegane Pilzrahmsauce zu, ohne Ersatzprodukte einzusetzen, wie schmeckt Tofu, wie kann ich Frischkäse aus Nüssen selbst herstellen? So ging das eine ganze Zeit lang und irgendwann zogen Sprossengläser bei uns ein. Ich fing an, frische Säfte zu pressen, das Fermentieren von Gemüse und Obst zog mich in den Bann und die Kinder probierten sich überall durch und entdeckten neue Lebensmittel für sich.

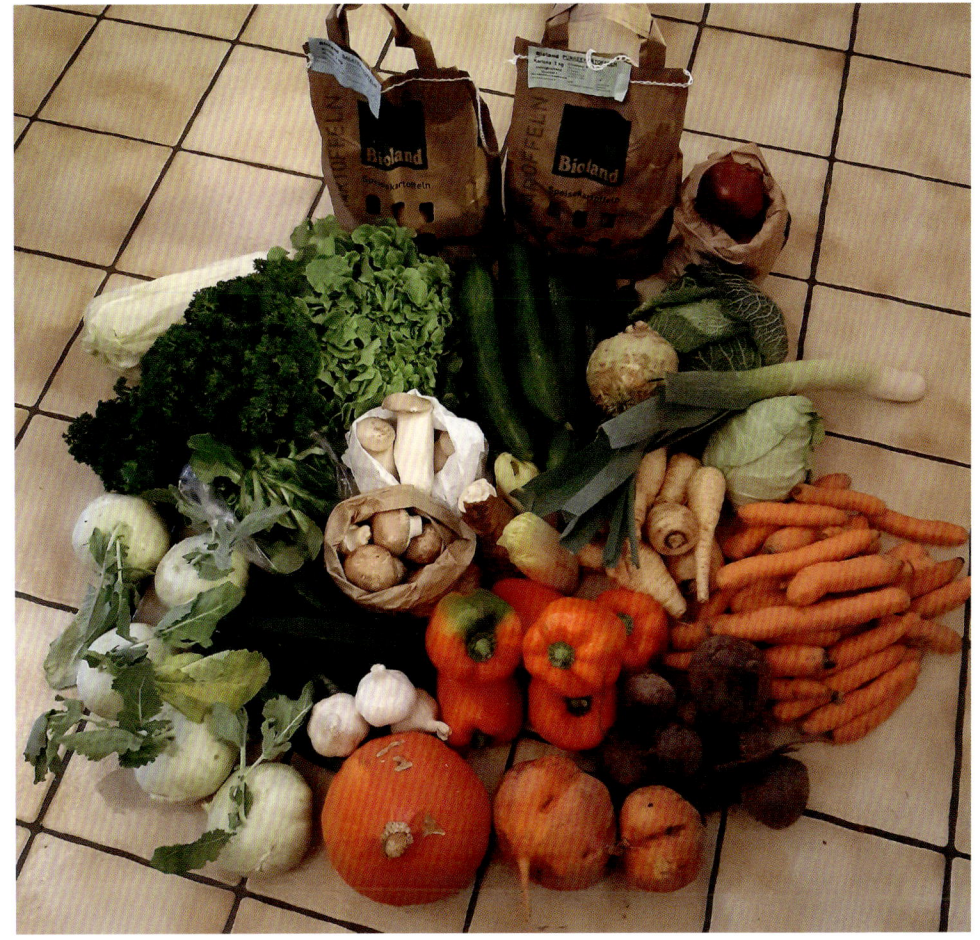

merkte mit der Zeit immer mehr, wie es bergauf ging. Ihre Lungenfunktion verbesserte sich, sie konnte sich freier bewegen und benötigte immer seltener ihre Asthma-Medikamente. Diese positive Entwicklung bestärkte sie auf ihrem Weg.

Auch unser Sohn entwickelt sich mittlerweile prächtig. Neurodermitis ist nie ein Problem von außen, sondern eines, das sich von innen heraus entwickelt. Wir entgiften auch über unsere Haut, nicht nur über Leber und Nieren. Wenn ich die Haut äußerlich behandle, dann behandle ich nur die Symptome, jedoch nicht die Ursache. Das muss einem aber erst einmal bewusst werden. Wir haben so vieles versucht: Basenbäder, das Baden in Meersalz, Ausschlussdiäten, Obstverzicht, dann nur bestimmte Sorten Obst und Gemüse, kolloidales Silber für feuchte Umschläge, wenn der Juckreiz zu stark war. Mal wurde die Haut besser, dafür die Durchfälle schlimmer, an anderen Tagen war es umgekehrt.

Ein großer Teil der Umstellung bestand aus Gesprächen. Gerade auch für unsere Tochter war es wichtig, darüber zu sprechen, warum es besser für uns und auch für sie war, keine tierischen Lebensmittel mehr zu verzehren. Sie hatte es manchmal nicht leicht mit der Umstellung. Außenstehende brachten ihr oft nicht die nötige Akzeptanz entgegen und sie musste oft Kommentare hören wie „Ach, das eine Mal wird schon nicht schaden, du isst es ja nicht immer". Sie musste erst ihren Weg austesten und diesen festigen, Alternativen für sich finden, ohne sich beeinflussen zu lassen. Sie hatte ja schließlich sechs Jahre lang alles essen und trinken dürfen. Wir haben uns oft vegane Kochbücher angeschaut und sie durfte sich Gerichte aussuchen, die wir dann zubereiteten. Sie integrierte von allein viel frische Rohkost und Sprossen und

Gesundheit mit Vitalkost für die ganze Familie

Letztendlich führte unser Weg zu einem Heilpraktiker. Er begleitete uns bei einem Darmaufbau, nachdem in der Untersuchung ganz klar eine Dysbalance der Darmflora festgestellt worden war. Gleichzeitig testeten wir verschiedene Lebensmittel auf Verträglichkeit. Es stellte sich heraus, dass unser Sohn auf tierische Fette, Milch und Milchprodukte, Weizen und Zucker reagierte. Um die meisten dieser Lebensmittel machten wir zu jenem Zeitpunkt schon einen Bogen, da wir selbst gemerkt hatten, wie sich seine Haut nach Verzehr veränderte und welche Bauchschmerzen und Durchfälle er davon bekam. Während des Darmaufbaus wurden seine Symptome immer schwächer, die Haut erholte sich und wir fanden immer eindeutiger heraus, worauf er reagierte. Zu „guter Letzt" blieben nur noch der Haushaltszucker und Weizen übrig, ab und zu gab es nämlich noch gekaufte Kekse oder eine Bio-Limonade mit Rohrzucker. Mittlerweile backen wir Kekse aber selbst und bereiten selbst Limo zu. Unter

anderem haben unserem Sohn grüne Säfte während des Darmaufbaus sehr gutgetan und er trinkt sie heute immer noch sehr gerne, am liebsten mit Fenchel, Gurke, Birne und Giersch.

Wir hatten von Anfang an nicht den Ehrgeiz, perfekt zu sein. Es ist alles ein Prozess und was jahrelang falsch läuft, kann man nun einmal nicht von heute auf morgen verändern. Es benötigt Zeit und Geduld, Versuch und Irrtum. Auch bei uns hat sich alles erst nach einiger Zeit eingependelt. Jetzt geht es uns sehr leicht von der Hand und es fühlt sich an, als hätten wir uns schon unser ganzes Leben so ernährt. Es ist für uns und – das ist besonders schön – auch für unseren Freundeskreis, den Kindergarten und die Schule mittlerweile eine völlige Selbstverständlichkeit geworden.

Wir bereiten unser Essen jeden Tag mit so viel Freude zu. Morgens essen die Kinder zumeist Frischkornbrei mit frischem Obst oder Smoothie-Bowls, während ich mit meinem grünen Saft in den Tag starte. Am Wochenende gibt es auch mal glutenfreie Hafer-Pancakes mit selbst gemachtem Beereneis. Unser Sohn liebt seinen rohköstlichen Schokopudding, der aus frisch gekeimten Buchweizensprossen und Banane besteht. Unsere Tochter könnte sich dagegen den ganzen Tag von frischem Obst und Nüssen ernähren. Im Allgemeinen gibt es

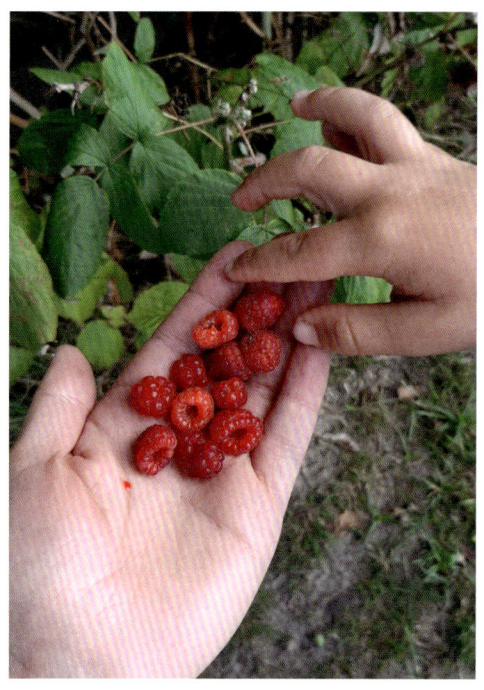

tagsüber sehr viel Rohkost, die Kinder fordern jeden Tag eine bunte Gemüseschale für sich ein und knabbern diese im Lauf des Tages bei Spiel und Spaß oder am Abend, während sie einen Film anschauen.

Mitten in der Woche, nämlich immer donnerstags, findet bei uns das Wochen-Highlight statt. Da werden unsere sechs bis acht Biokisten geliefert. Das ist immer ein fröhliches Auspacken, Entdecken von Neuem, Naschen und Rätselraten. Zusammen räumen wir die Kisten aus und sortieren alles gemeinsam in den Kühlschrank und in Schalen ein. Mit Spaß und Freude kann man Kindern durchaus eine gesunde Ernährung schmackhaft machen. Es ist für mich immer wieder eine Freude zu sehen, wie sich alles entwickelt hat, wie sich auch unser Geschmacksempfinden verändert hat. Man nimmt plötzlich wieder die Signale des Körpers wahr und erfährt auch die Umwelt ganz anders und man verbindet sich wieder mit dem Ursprung.

Vor längerer Zeit habe ich die Liebe zum Fermentieren entdeckt. Spannend zu beobachten war, dass unsere Tochter lange Zeit Fermentiertes nicht mochte, unser Sohn davon aber nie genug bekommen konnte, bis heute nicht. Mittlerweile verzehrt unsere Tochter aber sehr gerne fermentiertes Rotkraut oder Salz-Dill-Gurken. Wir sind richtige Fermentations-Profis geworden. Ich liebe die Einfachheit, aber auch die Abwechslung. Egal ob Kimchi, Sauerkraut, fermentierte Wildkräuter und Beeren oder Dr. Switzers Fermentationssäfte, täglich kommen bei uns Fermente auf den Tisch. Sie stärken unseren Darm und unser allgemeines Wohlbefinden. Mich haben Fermente bei meinem *Leaky Gut* sehr gut unterstützt. Ich litt unter sehr vielen Allergien, die gefühlt jedes Jahr schlimmer wurden. Mit Fermentationssäften und viel Rohkost konnte sich meine Darmschleimhaut wieder regenerieren. Mein Rheuma besserte sich während der Ernährungsumstellung zusehends, die Entzündungswerte gingen zurück und ich lebe mittlerweile ohne Schmerzmittel und Cortison.

Der Verzicht auf tierische Lebensmittel und die Kombination aus Rohkost, Sprossen und Wildkräutern haben mir und meiner Familie wieder Lebensqualität und Lebensfreude zurückgegeben. Wir gehen jetzt viel unbeschwerter durchs Leben. Anfangs verfolgte uns immer der Gedanke, dass wir auf so vieles verzichten müssen – dabei haben wir so viel gewonnen. Unsere Auswahl an Nahrungsmitteln hat sich gewaltig vergrößert, die Natur wurde zu meinem Lehrmeister. Ich lernte und lerne wertvolle und wohlschmeckende Wildkräuter kennen, entdeckte Blätter von Obstbäumen und Sträuchern für mich und auch unsere beiden Kinder können es immer kaum erwarten, bis sich im Frühjahr die ersten Kräuter und Blätter entfalten. Unser Sohn liebt die Blätter des Boskop-Baumes und unsere Tochter bekommt von der Taubnessel nicht genug. Ich durfte auch das Ziehen von Sprossen lernen, die uns heute mit Chlorophyll sowie hochwertigen Eiweißen und Nährstoffen versorgen. Und das alles kann und darf ich an meine Kinder weitergeben, die selbst mit Feuereifer dabei sind.

Ich werde oft gefragt, wie ich das hinbekommen habe, dass meine Kinder solche Gemüse- und Obstverwerter sind. Meine Antwort ist immer die gleiche, nämlich dass mein Mann und ich ihre Vorbilder sind. Wir essen alles, probieren viel aus und unser Tisch ist immer bunt und vielfältig gedeckt. Ich kann von meinen Kindern nicht erwarten, dass sie etwas essen, was mein Mann oder ich nicht gerne essen.

Gesundheit mit Vitalkost für die ganze Familie

Gleichzeitig muss offen kommuniziert werden, wenn jemandem etwas nicht schmeckt. Etwas nicht gerne zu mögen ist menschlich! Unsere Tischregeln sind aber, dass zumindest alles einmal probiert werden soll und dass wir Kommentare wie „iiih" oder „Das ist eklig" nicht gelten lassen. Auszudrücken, dass man etwas nicht gerne isst, hat einfach mit Respekt zu tun.

Manchmal schmecken gewisse Lebensmittel auch erst beim zweiten Anlauf. Deshalb kommen die unbeliebten Nahrungsmittel regelmäßig wieder auf den Tisch, einfach immer anders zubereitet. Meist schmeckt es dann, wenn es auf eine andere Art und Weise zubereitet wurde. Unsere Tochter isst z. B. keine Roten Bete als Salat, in einem frisch gepressten Saft aber mag sie sie wiederum. Und unserem Sohn schmeckt keine klein geschnittene Petersilie über sein Essen gestreut, jedoch püriert als Paste zu Nudeln oder Kartoffeln isst er sie sehr

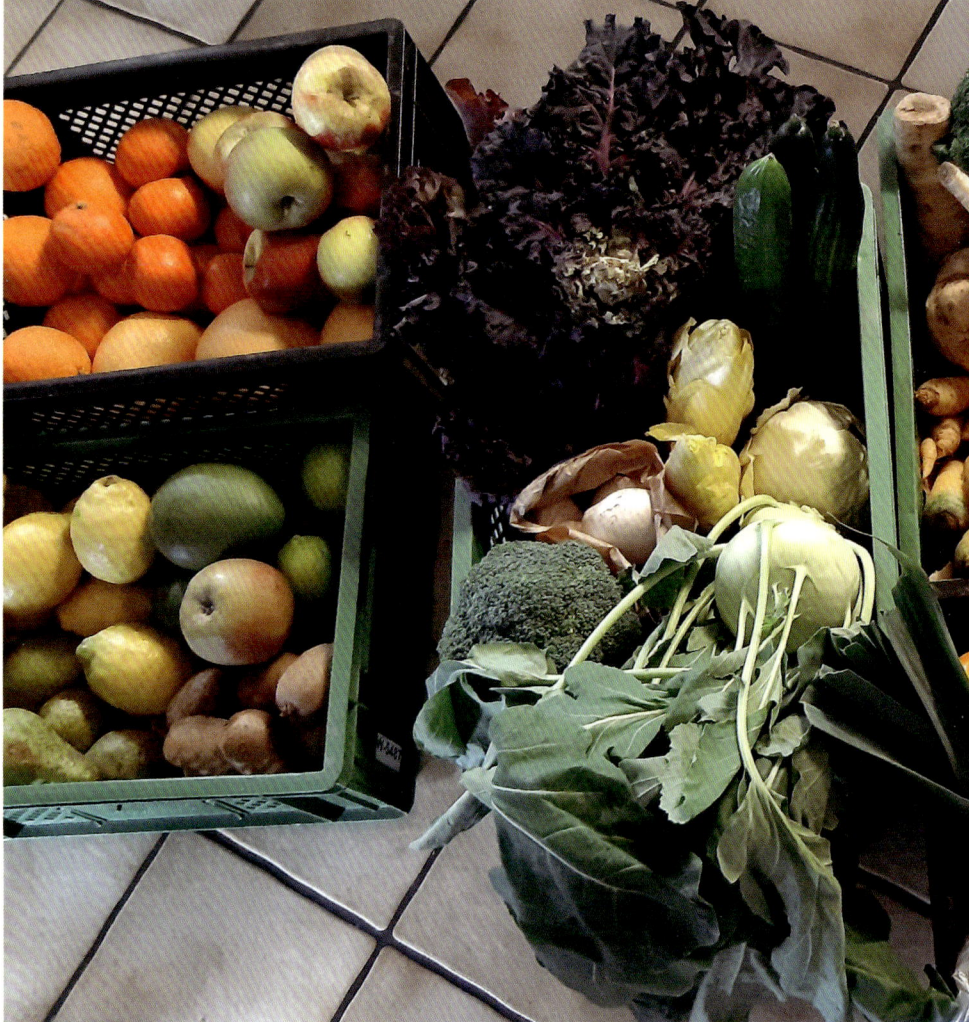

gerne. Und es gibt immer Strategien, die Mahlzeiten der Kinder aufzuwerten. Bei Smoothies oder Säften zum Beispiel habe ich immer die Möglichkeit, Gemüse, Wildkräuter oder Sprossen hineinzugeben. Es wertet das Getränk einfach enorm auf und die Kinder schmecken es nicht heraus. So kommen auch kleine Gemüsemuffel in den Genuss von hochwertigen Nährstoffen.

Kinder sind von Natur aus sehr neugierige Wesen, das sollten wir uns als Eltern zunutze machen. Beziehen Sie Ihre Kinder überall mit ein und lassen Sie sie experimentieren! Sie haben noch einen sehr unvoreingenommenen und natürlichen Bezug zu ihrem Körper, sie fühlen und spüren, was sie benötigen und was ihnen guttut. Ich musste auch erst lernen, Gewohntes abzulegen, nicht nach Uhrzeiten zu essen, sondern dann, wenn ich Hunger habe, und bei unseren Kindern ist das nicht anders. Wer gibt uns vor, morgens, mittags und abends essen zu müssen? Das

wurde uns über viele Jahre einfach antrainiert. Die Folgen sind fatal: Man kennt kein Sättigungsgefühl mehr, nimmt mehr Kalorien am Tag zu sich, als man benötigt, kommt in einen Heißhungerstrudel, weil der Körper irgendwann immer mehr Verlangen hat, vor allem nach fetten und zuckerhaltigen Nahrungsmitteln.

Kinder werden immer früher an Zucker gewöhnt, das fängt schon bei den vermeintlich gesunden Baby-Tees an und zieht sich über „gesunde" Baby-Kekse weiter bis zum abendlichen Milchbrei. Sie werden der Ursprungssüße aus Gemüse und Obst schon im Babyalter entwöhnt, was nicht ohne Folgen im weiteren Leben bleibt. Uns Eltern wird es

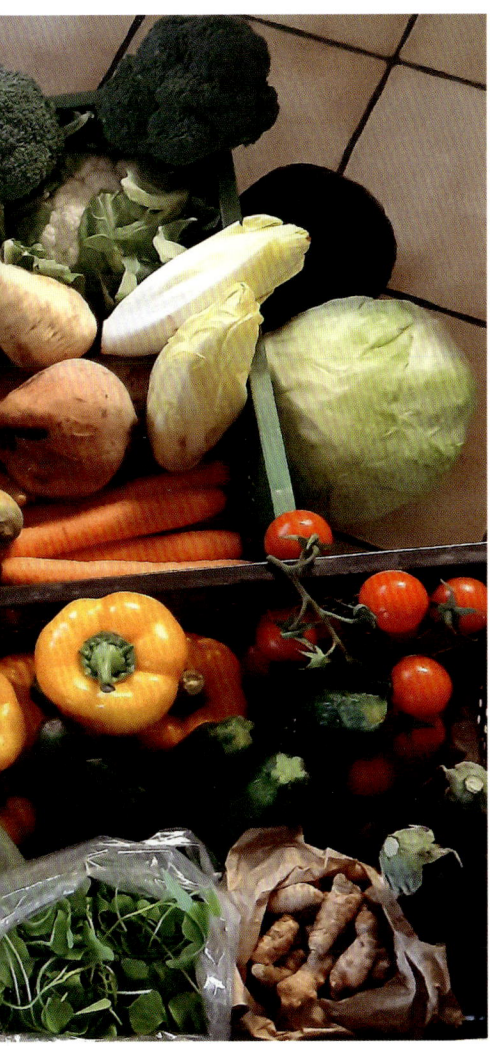

oder Quetschies? Unsere Kinder sollten natürliche, ursprüngliche Nahrung wieder erleben und schmecken dürfen. Nur so haben sie die Chance, in ein gesundes Leben mit einer gesunden Darmflora und einem entsprechend starken Immunsystem zu starten.

Auch wenn Veränderung zu Beginn oft schwerfällt und es immer wieder zu Rückschlägen kommt, darf es nie aus dem Zwang geschehen, etwas verändern zu müssen. Essen soll und darf Freude machen, vor allem und noch mehr bei unseren Kindern. Lieber kleine Schritte gehen, das dauert vielleicht etwas länger, aber man kommt trotzdem zum Ziel. Und nicht zu vergessen: Auch Kinder sind Menschen mit Gefühlen und einem eigenen Kopf. Man sollte sich nicht über sie hinwegsetzen, sondern gemeinsam als Familie an und in der Veränderung arbeiten. Wir sind alle verschieden, was wunderbar ist, und jeder sollte als Individuum respektiert werden. Die Ernährung umstellen zu wollen ist die eine Sache, die physische Einstellung dazu eine andere. Wenn wir unsere Gedanken bewusst auf eine natürliche, ursprüngliche und nährstoffreiche Nahrung lenken, dann läuft der Rest von ganz allein. Das ist auch der Grund, warum wir seit so vielen Jahren wöchentlich unsere Biokisten bestellen. So umgehen wir die Versuchungen in den Discountern. Natürlich können wir nicht alles über die Biokisten abdecken, dennoch ersparen sie uns viele unnötige Gänge. So können

wir viel gezielter im Laden einkaufen gehen, da es sich zumeist nur um Hygieneartikel handelt, die wir noch benötigen. Somit wenden wir nur noch einen Bruchteil der Zeit auf und müssen auch nicht durch den ganzen Laden laufen.

Uns hat das vieles erleichtert, nicht nur wegen der Kinder. Auch für uns Erwachsene ist es manchmal nicht leicht, gewissen Angeboten aus dem Weg zu gehen, man lässt sich einfach schnell (fehl)leiten. Und so ist es auch bei unseren Kindern. Sie sehen und lernen. Sie haben das Wissen, das wir Erwachsenen haben, logischerweise noch nicht, also lernen sie durch Sehen und Nachahmen. Kinder essen letztlich immer das, was wir Erwachsenen ihnen voressen.

Elke Wiskandt ist staatlich zugelassene und ärztlich geprüfte Ernährungsberaterin und bietet Ernährungs-Coachings an: www.gruenliebelei.com

immer leichter gemacht, dafür wird mit der Gesundheit der Kleinsten gespielt. Was spricht gegen einen frischen Gemüsebrei, leicht erwärmt, statt dem denaturierten und eingekochten Gemüse aus den gekauften Gläschen? Was spricht gegen einen kalziumreichen Chia-Pudding mit frisch zerdrückter Banane und Datteln gesüßt statt süßen Fertigjoghurts

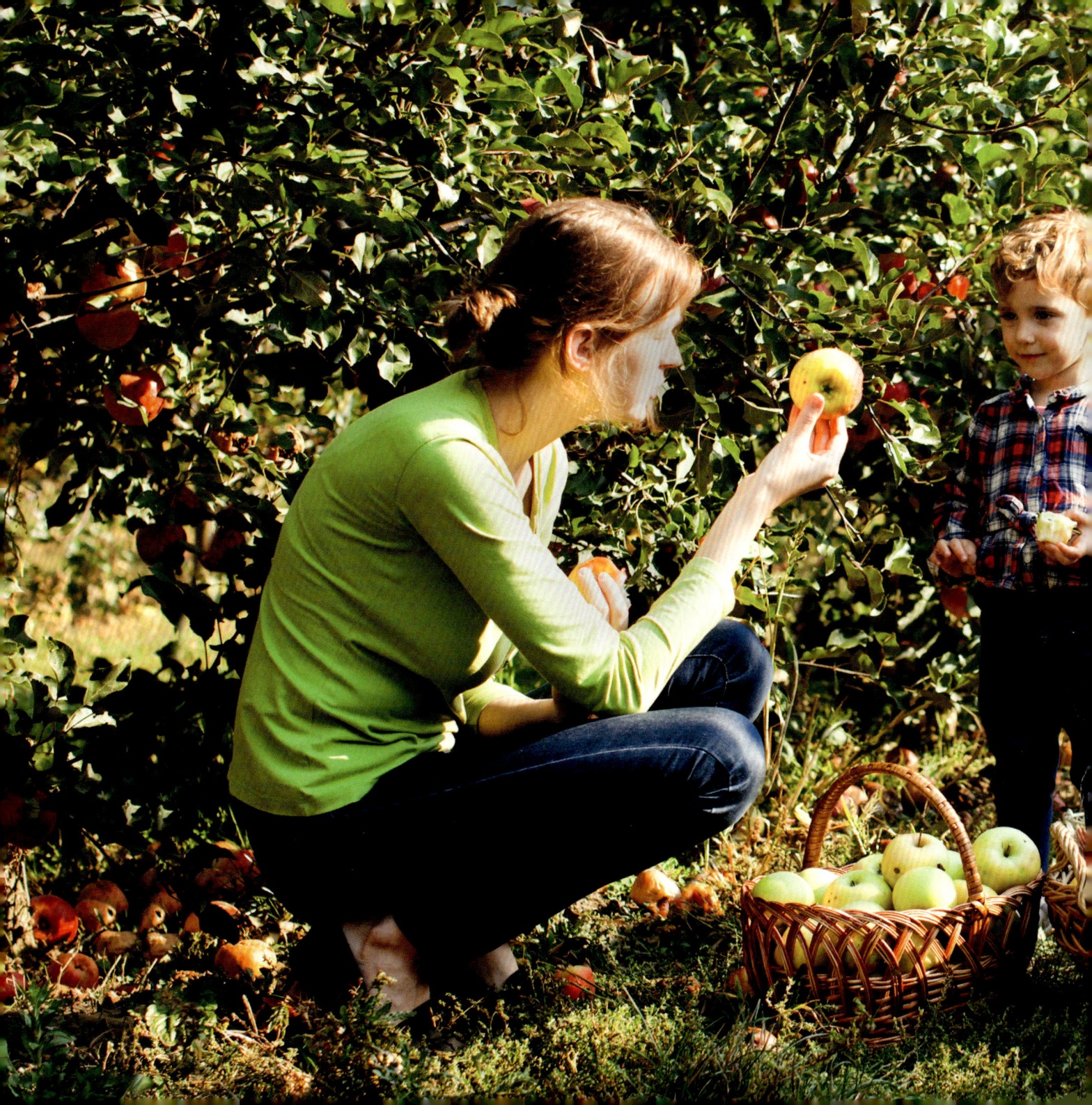

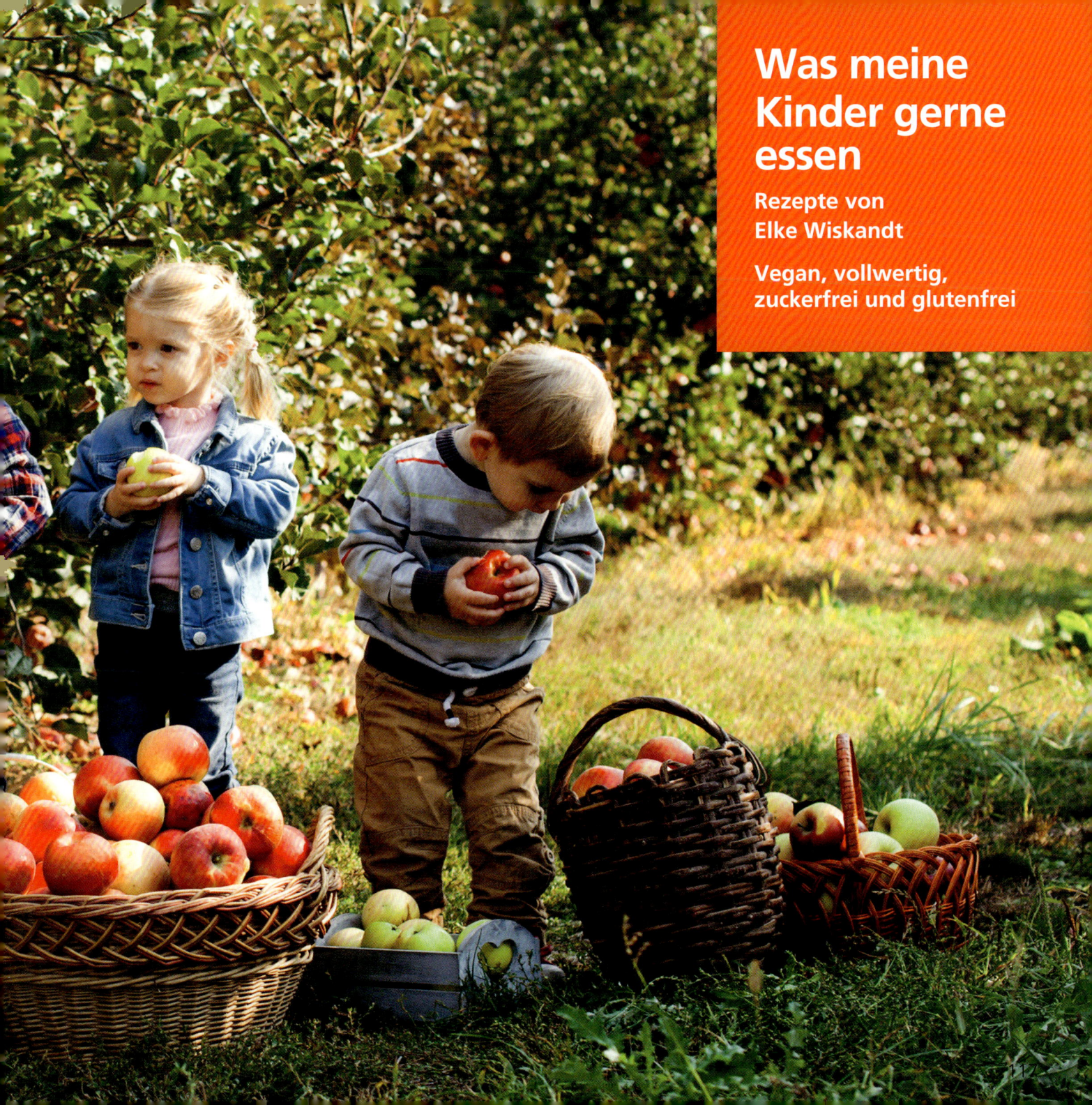

Was meine Kinder gerne essen

Rezepte von Elke Wiskandt

Vegan, vollwertig, zuckerfrei und glutenfrei

Grüner Power-Saft

Buchweizen-porridge

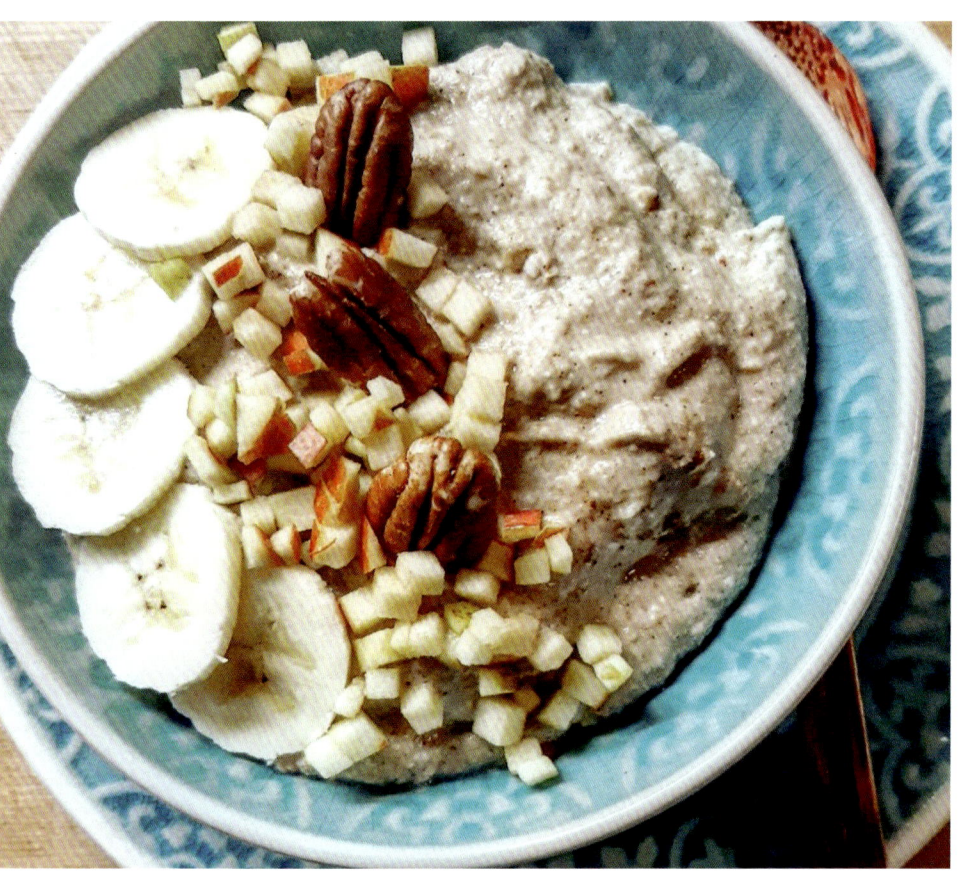

Grüner Power-Saft

Zutaten für ca. 600 ml:

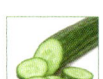 1 Bio-Salatgurke

 1 Handvoll Wildkräuter (Brennnesseln, Löwen-zahn oder Giersch)

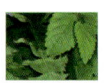 1 Handvoll Grünkohl

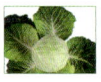 1 Apfel

 1 kleine Handvoll kernige Weintrauben

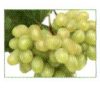 1 Bio-Zitrone geschält

 1 Stück Kurkuma, etwa 3 cm

Zubereitung:

Alles zusammen entsaften, in ein schönes Glas füllen und genießen.

Buchweizen-porridge

Zutaten für 2 Portionen:

150 g gekeimter Buchweizen
2 große Äpfel
1 reife Banane
2 TL Brennnesselpulver
1 TL Zimt
1 Prise Kurkuma
etwas Tonka-Bohne oder Vanillepulver

Zubereitung:

50 g Buchweizen, die Äpfel, die Banane und das Brennnesselpulver zusammen mit den Gewürzen im Mixer fein pürieren. Dann in eine Schale geben und den restlichen Buchweizen unterheben. Dieser Porridge kann mit Chiasamen oder Leinsamen und aufgeschnittenem Obst garniert werden.

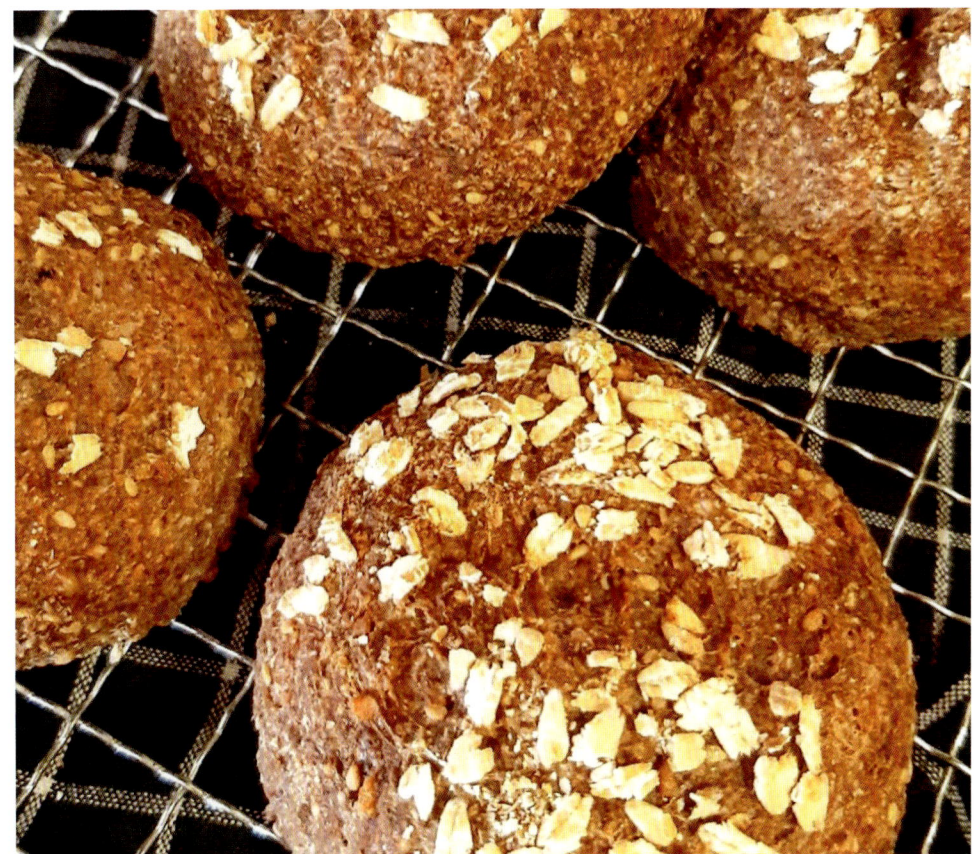

Glutenfreie Brötchen

Zutaten für ca. 8 kleinere Brötchen:

 350 g glutenfreies Hafermehl (ggf. selbst gemahlen aus Haferflocken)

 100 g Hirsemehl

 50 g glutenfreie Haferflocken

 1 Päckchen Bio-Trockenhefe oder ½ Würfel frische Bio-Hefe

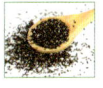 1 EL eingeweichte Chiasamen (20 Min. mit 4 EL Wasser)

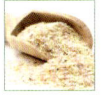 1 EL Flohsamenschalen

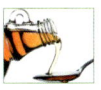 1 TL Ahornsirup

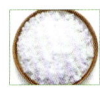 1 Prise Steinsalz

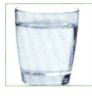 ca. 230 ml gefiltertes Wasser (evtl. etwas mehr Flüssigkeit)

Zubereitung:

Alles zusammenkneten. Der Teig sollte eine geschmeidige Konsistenz haben und nicht mehr kleben. An einem kühlen Ort zwölf Stunden gehen lassen. Das lange Gehen macht die Hefe sehr gut verträglich. Alternativ können die Brötchen auch mit Weinsteinbackpulver gebacken werden, dann brauchen sie keine Zeit zum Gehen.

Nach der Gehzeit den Teig vorsichtig etwas durchkneten und ihn dann in gleich große Stücke teilen, zu Brötchen formen und diese auf ein Backblech legen. Die Brötchen mit Wasser bepinseln, eventuell mit Sesam oder Chiasamen bestreuen und zusammen mit einer feuerfesten, gefüllten Schale Wasser in den kalten Backofen stellen.

Den Backofen nun auf 180 °C Ober- und Unterhitze einstellen. Die Brötchen haben beim Aufheizen des Backofens noch einmal Zeit, etwas zu gehen. Gebacken werden sie ca. 20 bis 25 Minuten je nach Größe.

Guacamole

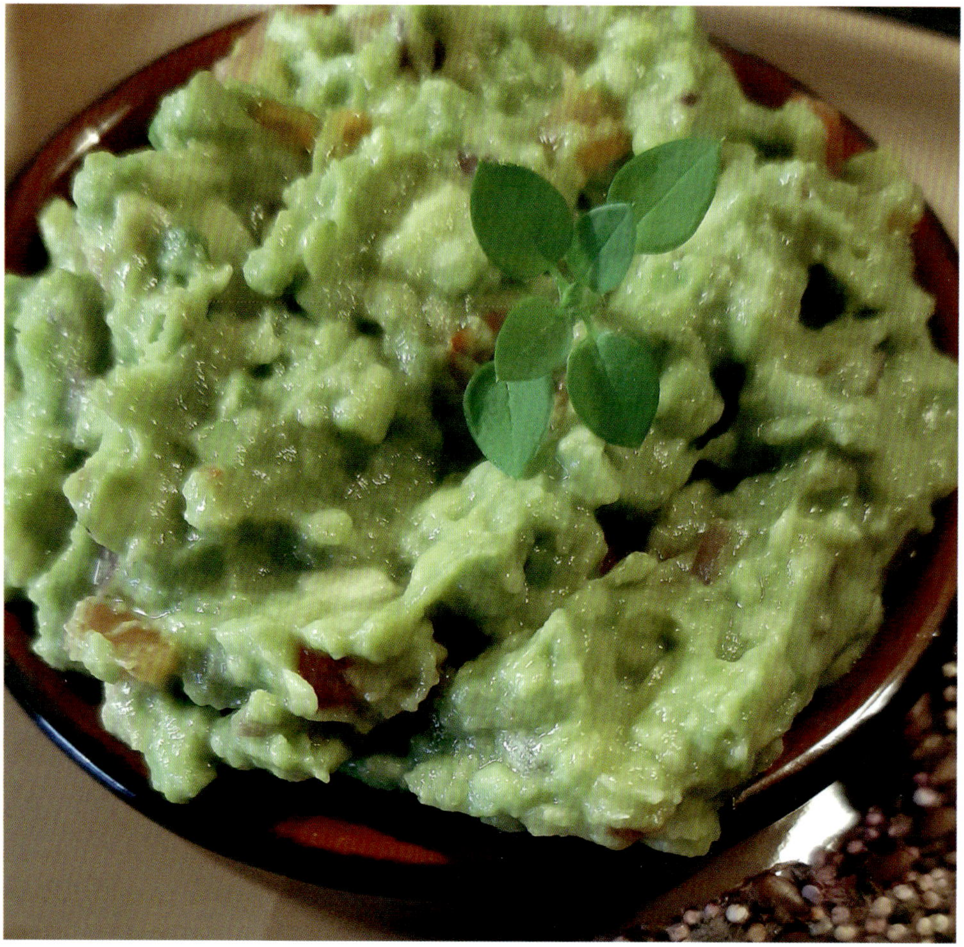

Zutaten für 4 Portionen:

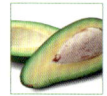 3 reife Bio-Avocados, entkernt und mit einer Gabel zerdrückt

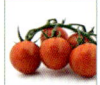 10 kleine Bio-Cocktailtomaten, fein gewürfelt

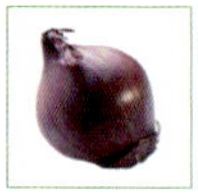

 1 kleine rote Zwiebel, fein geschnitten

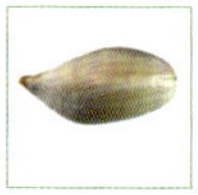

 1 kleine Knoblauchzehe, fein gerieben (nach Wahl)

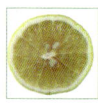 Saft einer Bio-Zitrone

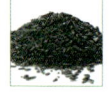 1 TL Spirulina-Flocken

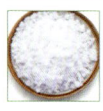 ½ TL Salz

Zubereitung:

Alle vorbereiteten Zutaten in einer Schüssel vermengen und mit frischem Koriander oder Blattpetersilie servieren.

Champignon-Carpaccio

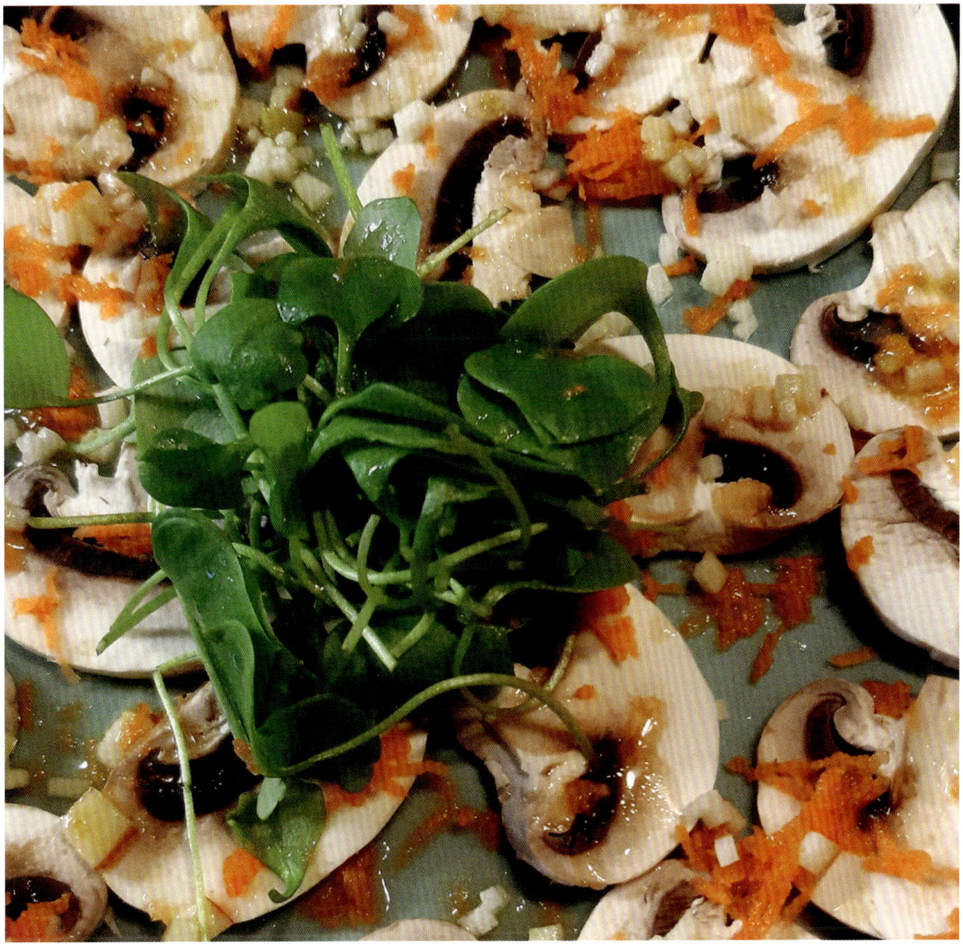

Zubereitung:

Die geschnittenen Champignons fächerartig auf einen Teller legen und mit den Apfelwürfeln, der geriebenen Möhre und dem Mikrogrün anrichten. Für das Dressing einfach alle Zutaten verrühren und über das Carpaccio geben. Eine halbe Stunde im Kühlschrank durchziehen lassen und genießen.

Zutaten für 4 Portionen:

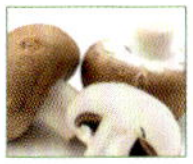

 400 g braune Bio-Champignons, in dünne Scheiben geschnitten

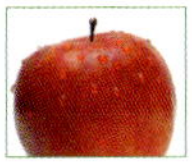

 1 Bio-Apfel, fein gewürfelt

 1 Bio-Möhre, fein gerieben

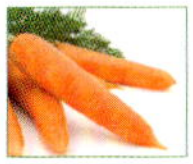

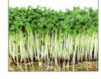 1 kleine Handvoll Kresse oder Brokkoli-Sprossen

Dressing:

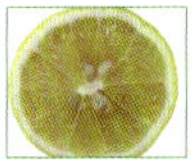

 Saft einer Zitrone

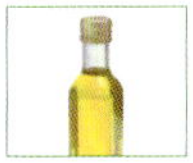

 2 EL Omega-3-Mischöl

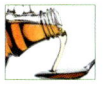 1½ TL Ahornsirup

 1 TL Senf

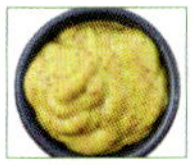

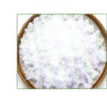 ½ TL Steinsalz

Pinkes Sauerkraut

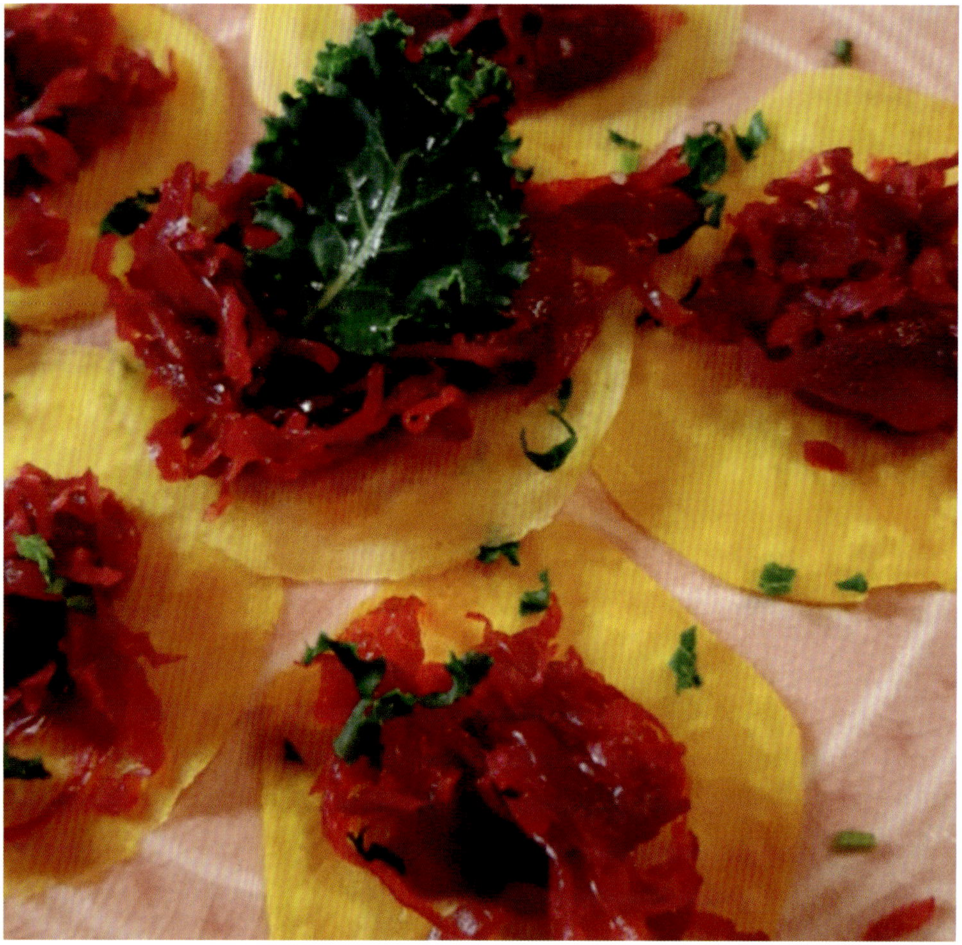

Zutaten für 4 Portionen:

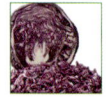 1 kg fein gehobelter Rotkohl

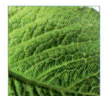 1 gewaschenes Kohlblatt zum Bedecken des Ferments

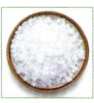 20 g Steinsalz

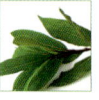 2 Lorbeerblätter

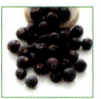 2 Wacholderbeeren

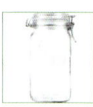 1 sauberes, ausgekochtes Bügelverschlussglas

Zubereitung:

Den gehobelten Rotkohl zusammen mit dem Salz in eine saubere Schüssel geben und für ca. fünf Minuten kräftig kneten und stampfen. Der Kohl gibt während dieses Vorgangs Flüssigkeit ab, diese benötigen wir später, um das Kraut in den Gläsern zu bedecken.

Anschließend wird der Kohl in das Bügelverschlussglas gefüllt und schön fest nach unten gedrückt. Es sollten keine Zwischenräume zu sehen sein. Nun wird mit der Flüssigkeit bis kurz unter den Rand aufgefüllt. Das saubere Kohlblatt wird auf das Kraut gelegt und an den Seiten bündig in das Glas geschoben, sodass das Blatt mit Flüssigkeit bedeckt ist.

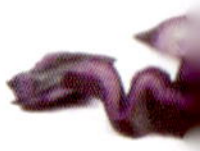

Dies dient dazu, dass während des Fermentationsprozesses das Kraut unten bleibt und nicht hochgedrückt wird. Somit vermeiden wir Schimmel.

Nun wird das Ferment in eine Schüssel oder auf einen Teller gestellt, denn es wird ab und zu ganz ordentlich aus dem Glas blubbern, und so darf es jetzt für zwei bis drei Wochen bei Zimmertemperatur arbeiten. Anschließend wird es für mindestens noch einmal sechs Wochen in einen kühleren Raum gestellt, aber nicht in den Kühlschrank, sonst wird der Prozess unterbrochen. Je länger das Kraut reifen darf, desto feiner und weicher wird es im Geschmack.

Angerichtet essen wir es gerne roh in Salaten oder machen rohköstliche Sauerkrautbrote daraus und die Kinder lieben das Kraut in Kombination mit gelber Bete.

Dafür einfach mit einem Sparschäler oder einem Hobel die gelben Bete in dünne Scheiben schneiden, auf einen Teller legen und etwas pinkes Sauerkraut daraufgeben. Nun kann man sie noch zu kleinen Röllchen rollen oder einfach ganz schnell im Mund verschwinden lassen. Die leichte Süße der gelben Bete und die milde Säure des Krautes ergänzen sich hervorragend und das Farbenspiel ist eine wahre Freude.

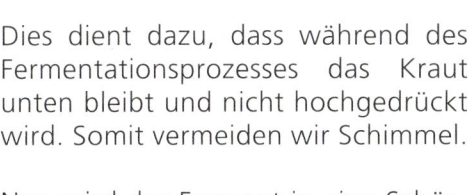

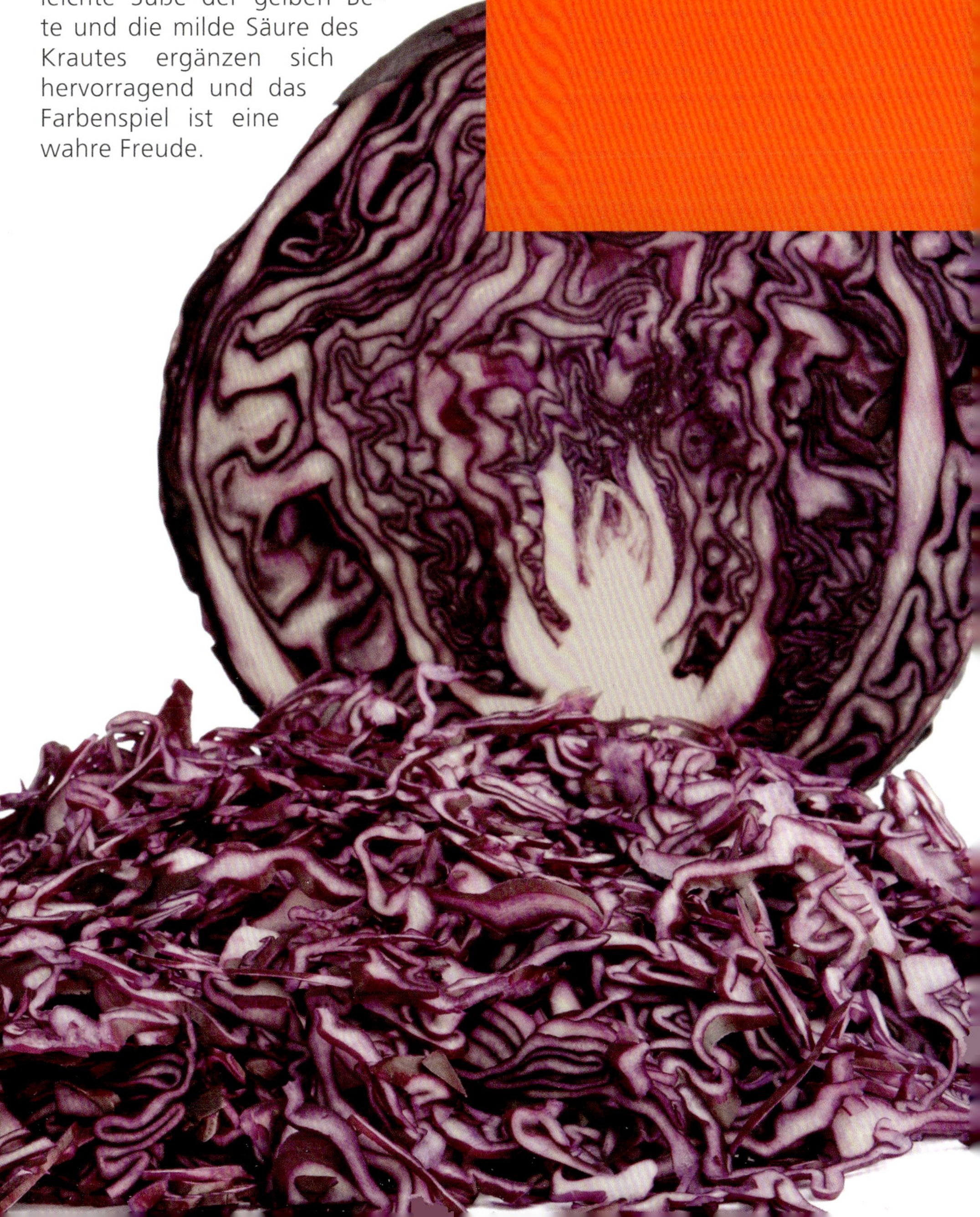

Pinkes Sauerkraut

Kartoffelsalat mit grünen Bohnen und Wildkräutern

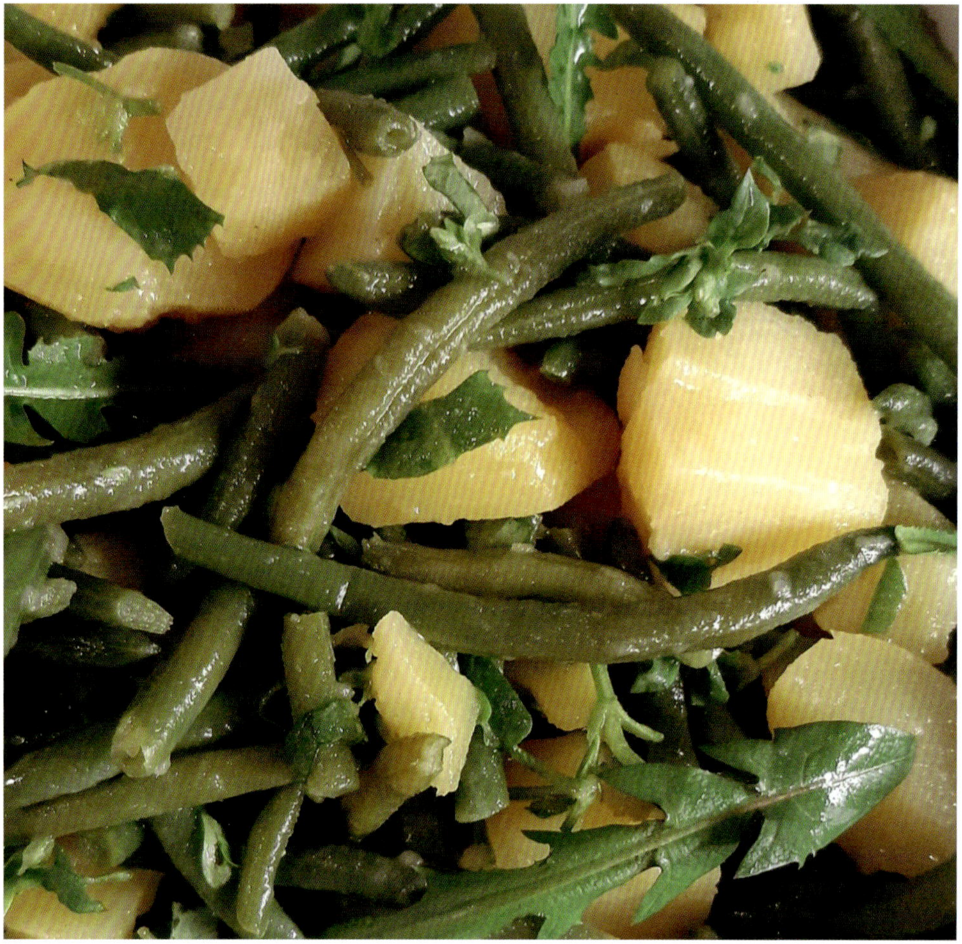

Zutaten für 4 Portionen:

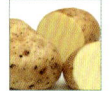 600 g Bio-Kartoffeln, als Pellkartoffeln gekocht

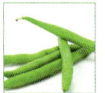 300 g gedämpfte grüne Bohnen

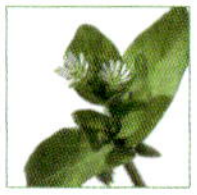

 Je eine Handvoll Vogelmiere oder Giersch und Löwenzahn

Zubereitung:

Die Kartoffeln in Würfel und die grünen Bohnen in mundgerechte Stücke schneiden.

Die Wildkräuter grob zerschneiden, alles zusammen in eine Schüssel geben und mit einem leckeren Dressing vermengen (siehe Seite 126).

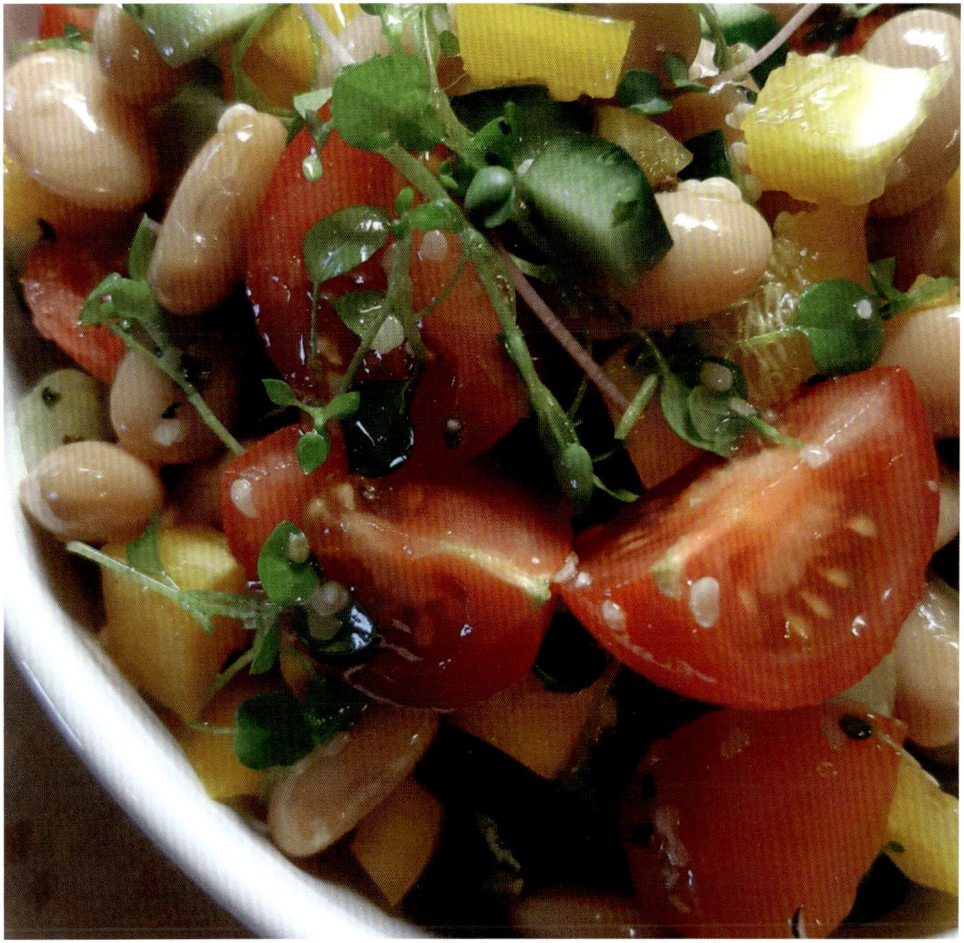

Weißer Bohnensalat mit Kresse

Zubereitung:

Alle Zutaten in eine Schüssel geben und mit einem leckeren Dressing vermengen (siehe Seite 126).

Zutaten für 2 Personen:

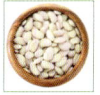 400 g gekochte weiße Bohnen

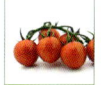 10 Bio-Cocktailtomaten, geviertelt

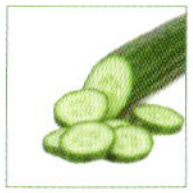

 ½ Bio-Salatgurke, gewürfelt

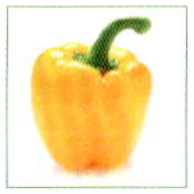

 1 gelbe oder orangefarbene Bio-Paprika, gewürfelt

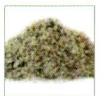 1 EL Hanfsamen

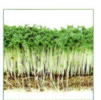 1 Handvoll Kresse oder Wiesenlabkraut, grob gezupft

Omega-3-Dressing

Cremiges Zitrus-Dressing

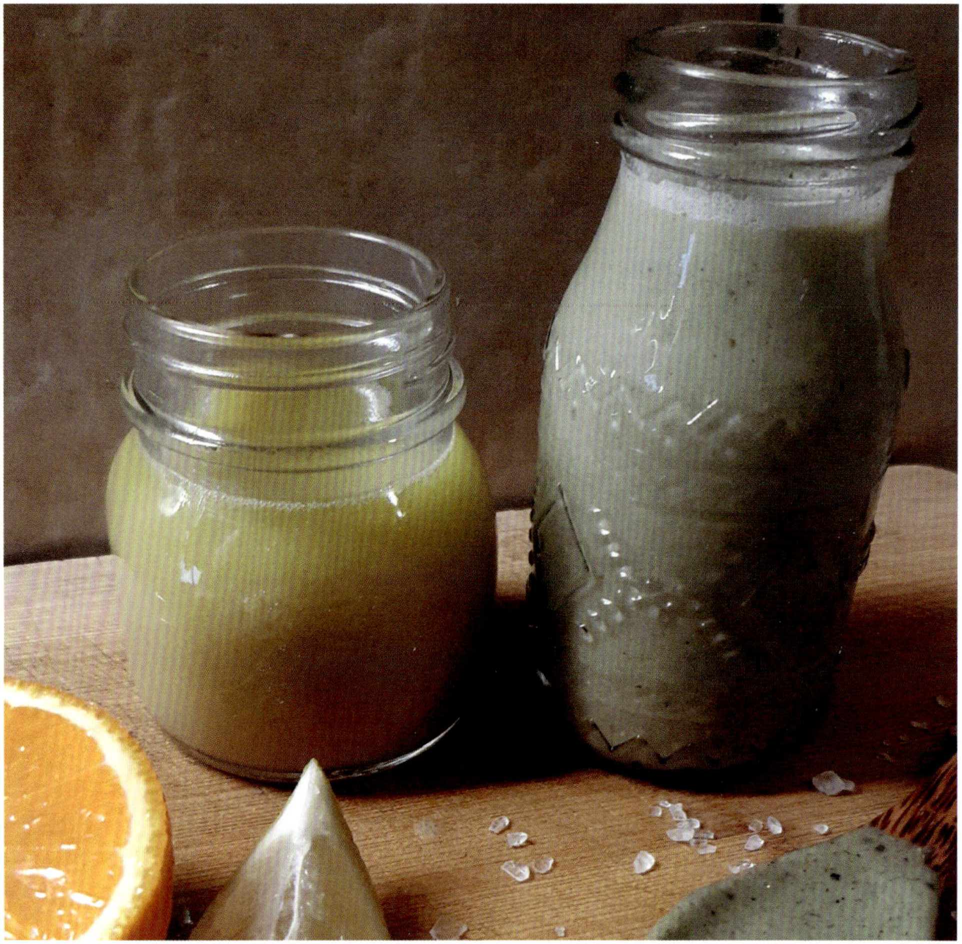

Omega-3-Dressing

Zutaten:

 Saft von 2 Zitronen

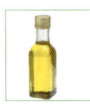 3 EL Omega-3-Mischöl

 2 TL Ahornsirup

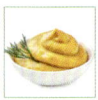 1 TL Senf

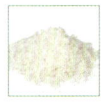 ½ TL Steinsalz

Cremiges Zitrus-Dressing

Zutaten:

 Saft einer Zitrone und einer Orange

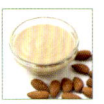 2 EL Hanfmus oder Mandelmus

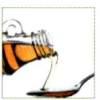 1 TL Ahornsirup

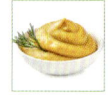 1 TL Senf

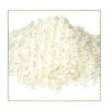 ½ TL Steinsalz

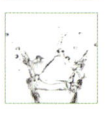 ggf. etwas Wasser

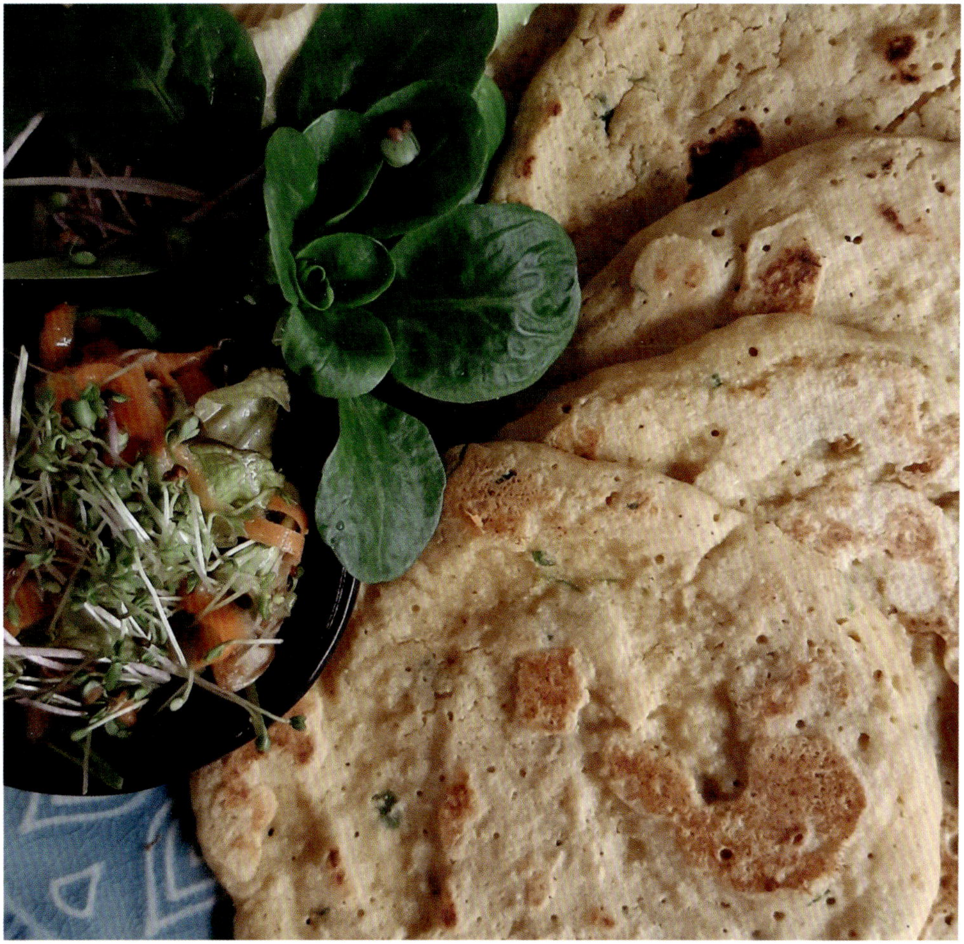

Kichererbsen-Pfannkuchen

Zutaten für 8 bis 10 kleine Pfannkuchen:

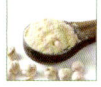 400 g Kichererbsenmehl

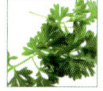 ½ Bund klein geschnittene Petersilie

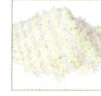 1 TL Steinsalz

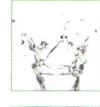 600 ml gefiltertes Wasser

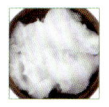 1 EL Kokosöl

Zubereitung:

Alle Zutaten bis auf die Petersilie im Mixer vermengen. Anschließend die Petersilie zugeben und unterrühren. Den Teig eine halbe Stunde ruhen lassen, damit er gut abbindet.

Bei mittlerer Hitze die Pfannkuchen nacheinander in Kokosöl ausbacken. Dazu einen bunt gemischten Salat und Guacamole reichen oder die Pfannkuchen wie Wraps mit Gemüse und Guacamole füllen.

Bunte Gemüsepfanne mit Kokosmilch

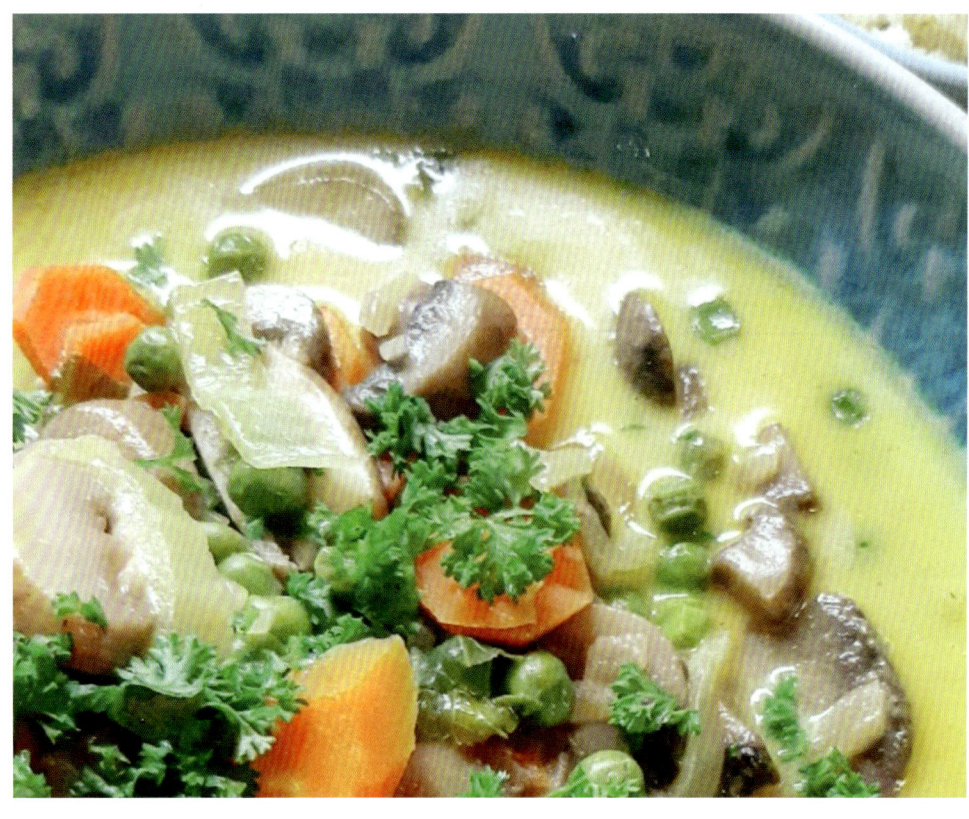

Zutaten für 4 Personen:

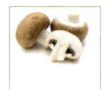 250 g Bio-Champignons, in Scheiben geschnitten

 200 g tiefgekühlte Erbsen

 ca. 200 g Bio-Pak Choi, in mundgerechte Stücke geschnitten

 2 mittlere Bio-Zucchini, in grobe Würfel geschnitten

 2 mittelgroße Bio-Möhren, in feine Scheiben geschnitten

 2 rote Zwiebeln

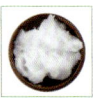 1 TL Kokosöl

 ½ TL frisch geriebenen Ingwer

 1 TL Kurkumapulver

 1 TL Steinsalz

 600 ml Bio-Kokosmilch (60- oder 80-prozentig)

 frische Blattpetersilie

Zubereitung:

Die Zwiebeln und den Knoblauch schälen und in feine Würfel schneiden. Mit Kokosöl in einer Pfanne bei mittlerer Hitze andünsten, bis die Zwiebeln glasig sind. Anschließend den Ingwer und das Kurkumapulver zugeben und mitdünsten. Nach zwei bis drei Minuten das geschnittene Gemüse, die Erbsen und das Salz zugeben und bissfest garen. Die Kokosmilch am Ende eingießen und alles vermengen. Mit frisch geschnittener Blattpetersilie und Hirse servieren.

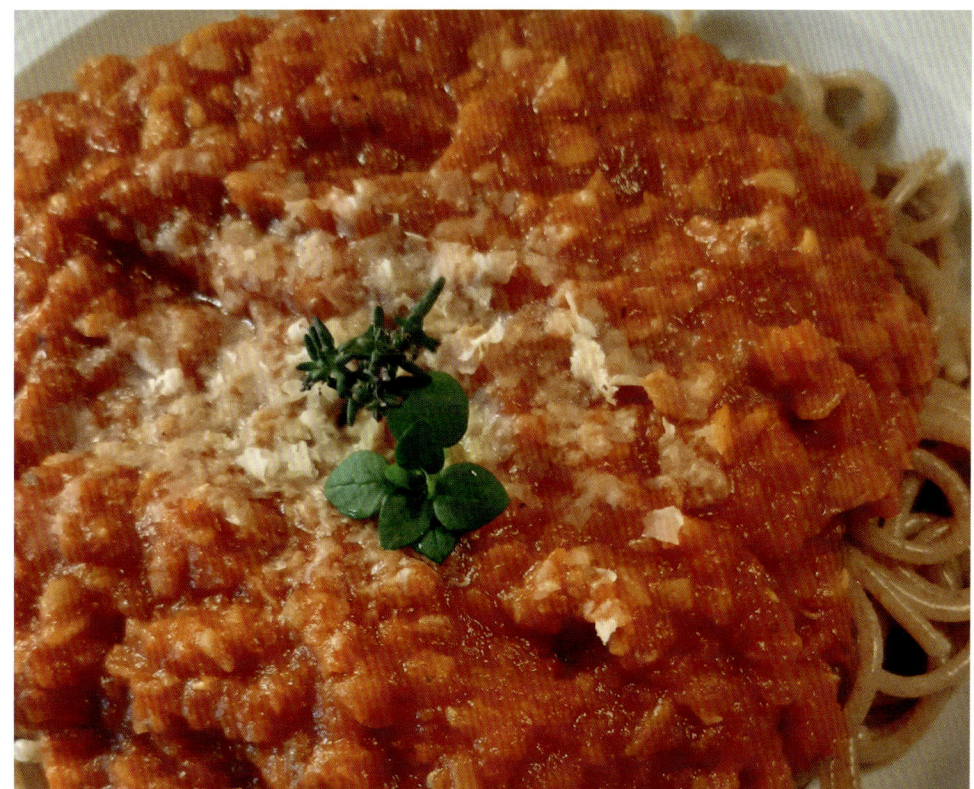

Zubereitung:

Die Zwiebeln und den Knoblauch in einer Pfanne mit etwas Kokosöl bei mittlerer Hitze glasig dünsten. Anschließend Ahornsirup und Tomatenmark zugeben und mitdünsten lassen. Nach fünf Minuten das Gemüse zugeben, die Hitze etwas höherstellen und leicht anbraten lassen. Wenn das Gemüse bissfest ist, die Linsen, die pürierten und gewürfelten Tomaten und das Wasser zugeben und bei schwacher Hitze köcheln lassen, bis die Linsen weich sind. Das dauert etwa 25 Minuten.

Am Ende dann mit Salz und Pfeffer abschmecken und mit frischen Kräutern und glutenfreier Pasta (z. B. Kichererbsenpasta) servieren.

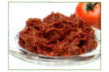 1 EL Bio-Tomatenmark

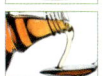 1 TL Ahornsirup

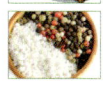 Salz und Pfeffer nach Geschmack

 400 ml Wasser

 Frischer Thymian, Basilikum und Rosmarin fein gehackt

Zutaten für 4 Personen:

 250 g rote Linsen

 250 g Bio-Champignons, fein gewürfelt

 1 kleine Stange Bio-Lauch, fein gewürfelt

 2 Bio-Möhren, in feine Würfel geschnitten

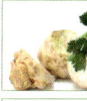 1 dicke Scheibe Bio-Sellerieknolle, fein gewürfelt

 600 g pürierte Bio-Tomaten

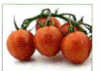 300 g gewürfelte Bio-Tomaten

 2 rote Zwiebeln, geschält und in feine Würfel geschnitten

 2 Knoblauchzehen, fein gehackt (nach Geschmack)

Rohkost-Schokopudding

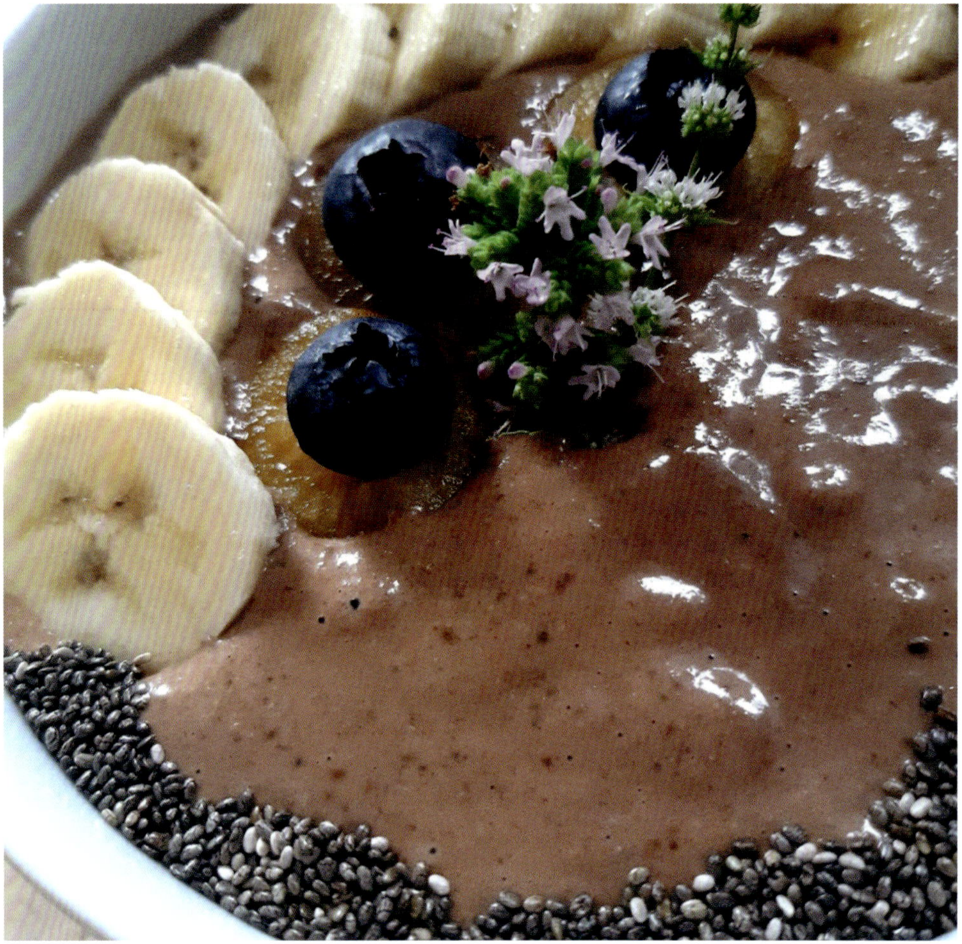

Zutaten für 2 Portionen:

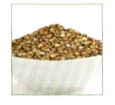 150 g gekeimter Buchweizen

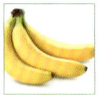 3 Bananen

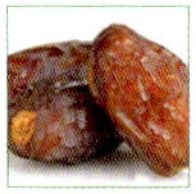

 2 Medjool-Datteln

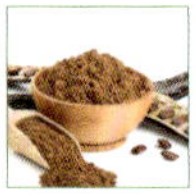

 2 EL Carob- oder rohes Kakaopulver

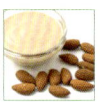 1 EL Mandelmus

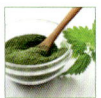 2 TL Brennnesselpulver

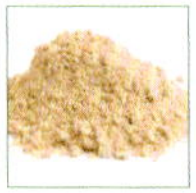

 1 TL Maca-Pulver

Zubereitung:

Alle Zutaten schön cremig mixen und in eine Schale geben. Ca. 15 Minuten stehen lassen, dann entsteht die puddingähnliche Konsistenz.

Als Topping eignen sich z. B. Cashewkerne, Chiasamen oder Kakaonibs.

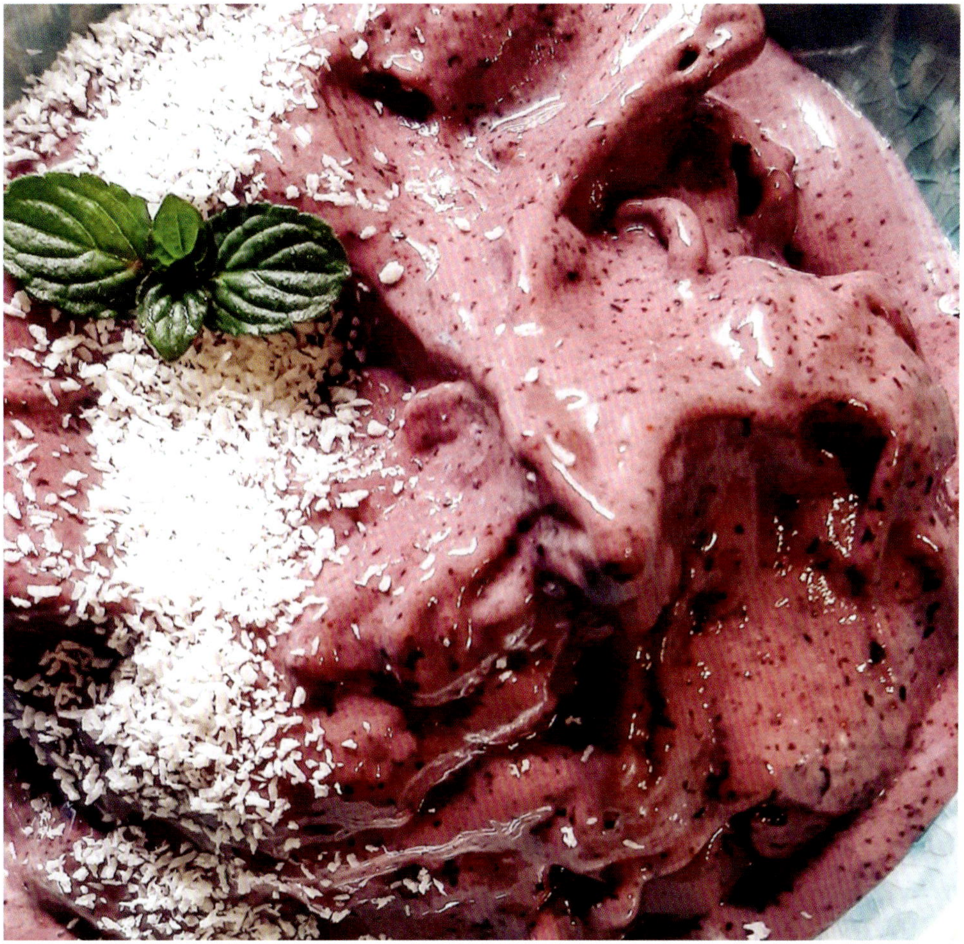

Kokos-Heidelbeer-Eis

Zutaten für 4 Personen:

 750 g gefrorene Heidelbeeren

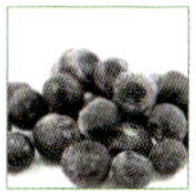

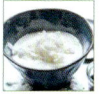 500 g Kokosjoghurt

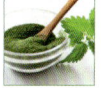 1 EL Brennnesselpulver

 1 EL Yakonsirup oder Ahornsirup

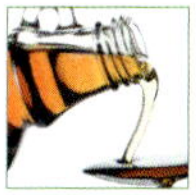

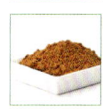 1 Prise Zimt

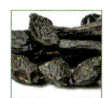 1 Prise Vanillepulver oder Tonka-Bohne

Zubereitung:

Alle Zutaten in einem Hochleistungsmixer fein pürieren und mit frischen Beeren, Spirulina-Flocken und Kokoschips servieren.

Auch als Frühstück mit frisch geflockten, glutenfreien Haferflocken, Chiasamen oder Leinsamen geeignet.

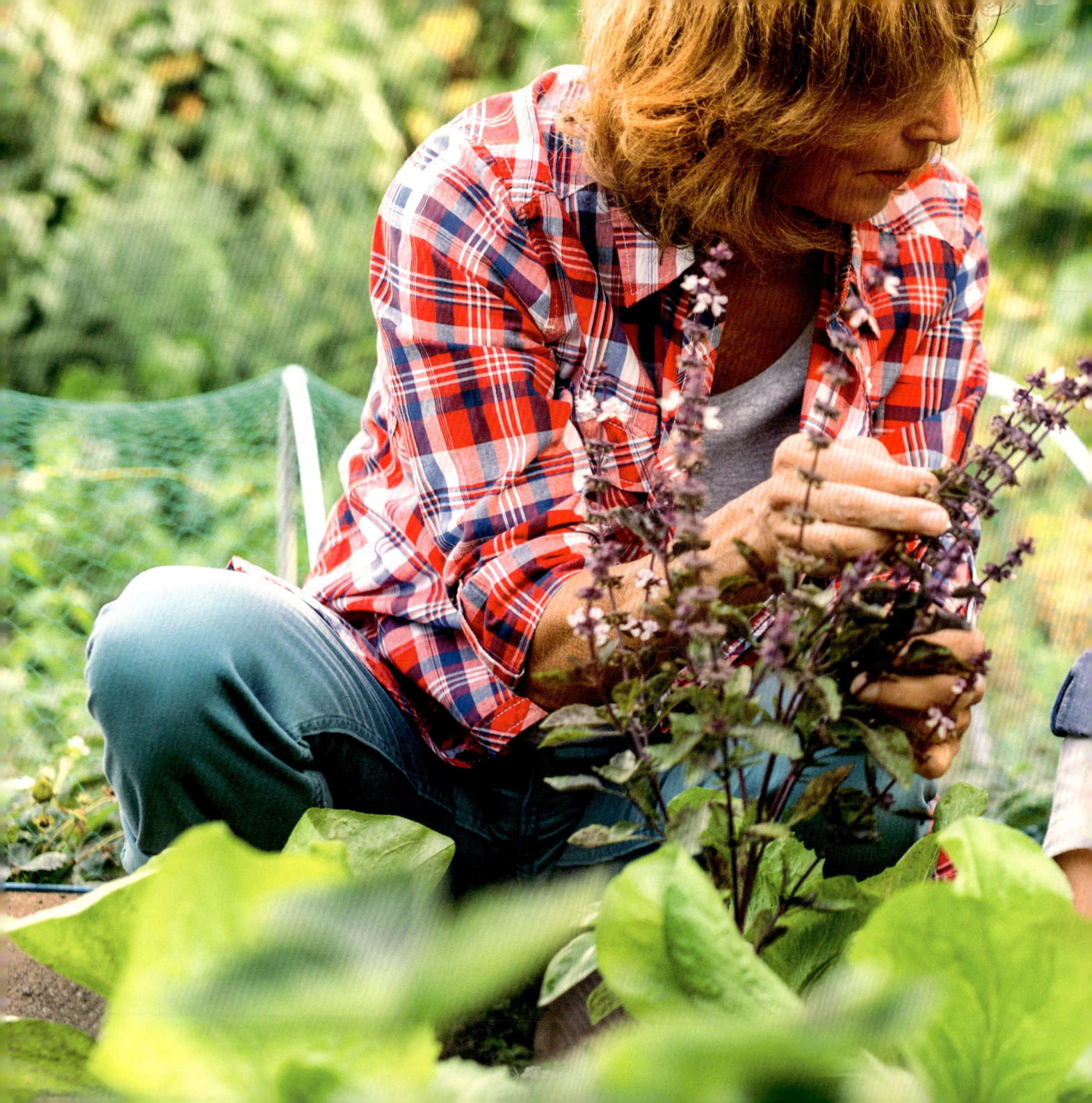

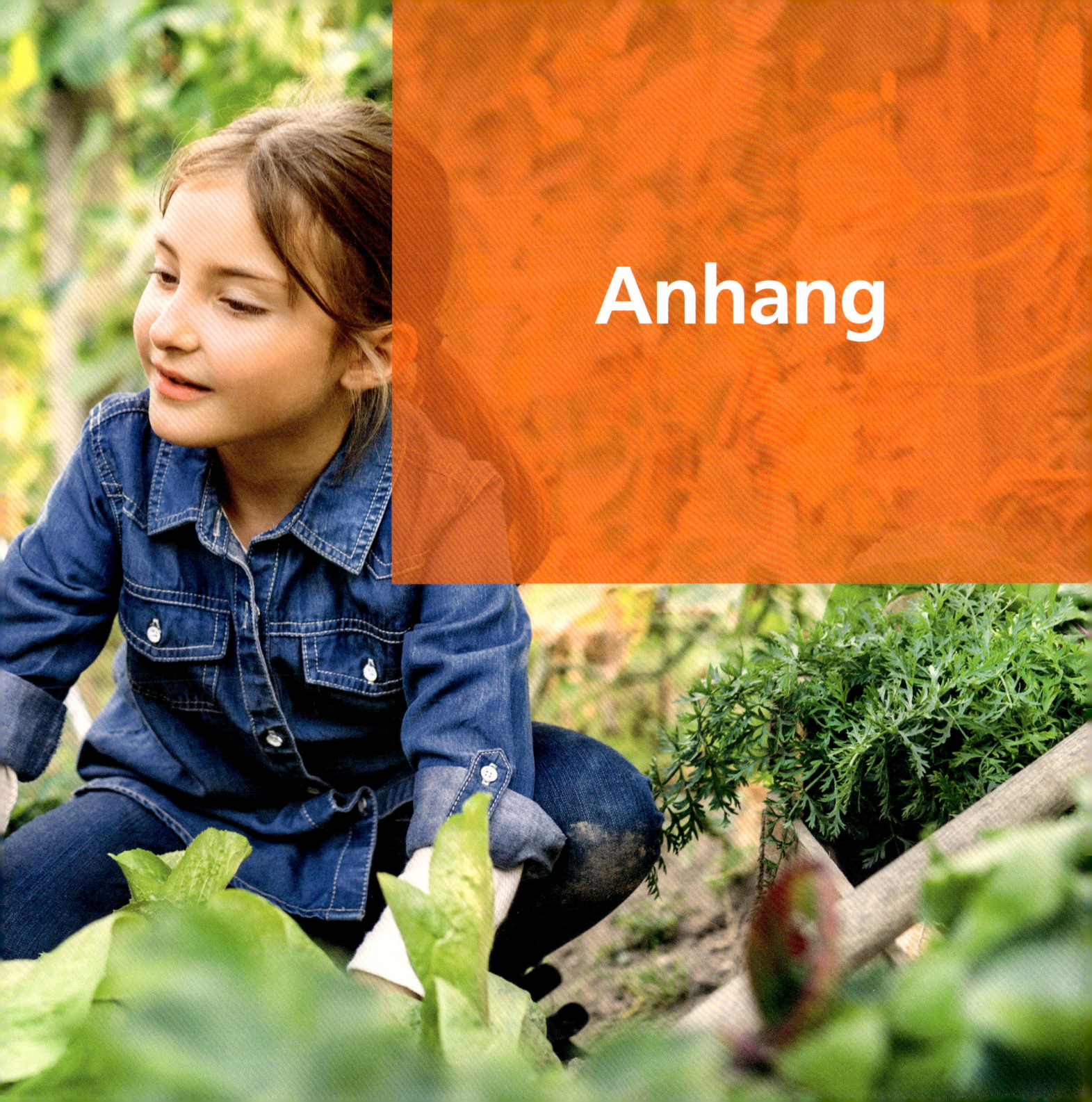

Anhang

Wo findet man heimische Wildkräuter?

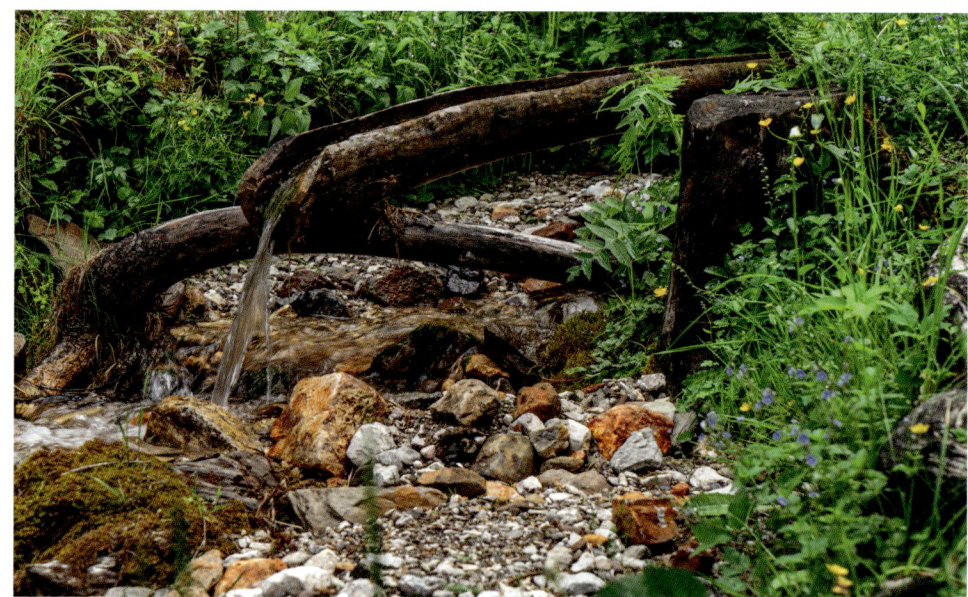

Am besten erntet man die Wildkräuter im eigenen Garten, auf Schuttplätzen, am Waldrand, in Parks, immer mindestens 200 Meter abseits von Straßen und Abgasen. Die Wildpflanzen sollten in einem möglichst frischen Zustand verarbeitet werden, weil sie dann die meisten Biophotonen enthalten.

Ein Strauß Brennnesseln kann am Wochenende gepflückt und in einem Kübel Wasser auf der Terrasse oder befeuchtet in einer Tüte aufbewahrt werden. Bis zu eine Woche bleiben die Pflanzen frisch und können für die Wildkräuter-Cocktails und Säfte verwendet werden.

Sie müssen kein Experte sein: Fast jeder kann Brennnesseln und Löwenzahn identifizieren, die wirklich überall wachsen. Die Bekanntschaft mit dem Giersch wäre auch empfehlenswert.

Diese Wildpflanze wächst oft unter Bäumen oder an Hecken entlang und ist nicht gerade die Lieblingspflanze der Gärtner. Beim Entsaften ist Giersch sehr ergiebig.

Man kann Bio-Anbieter auf Märkten fragen, ob sie Wildkräuter wie Brennnesseln, Vogelmiere und Giersch von ihrem Hof mitbringen können. St. Michaelshof z. B. verkauft seit Jahren

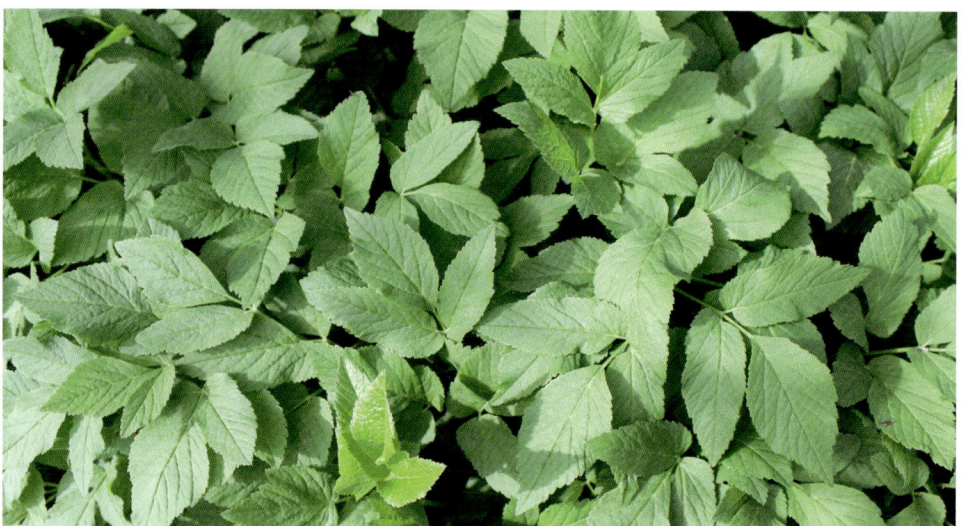

Giersch

auf Märkten in und um München frisch gepflückte Wildkräuter.

Der Hof unterhält einen Stand auf dem Münchner Viktualienmarkt, an dem auch Wildkräuter-Cocktails angeboten werden. St. Michaelshof verschickt auch im Winter z. B. asiatische grüne Blattsalate per Post. Die Salate werden feucht verpackt und zusammen mit einem Kühlaggregat versandt.

Im Winter kann man Brombeerblätter und Grünkohl für die Cocktails verwenden. Zu dieser Jahreszeit gibt es ca. fünf bis sechs Wildkräuter, die man pflücken kann, vorausgesetzt, es liegt keine Schneedecke.

Diese Winter-Wildkräuter zeige ich in meinen Seminaren. Durch den Besuch eines Wildkräuter-Seminars wird man

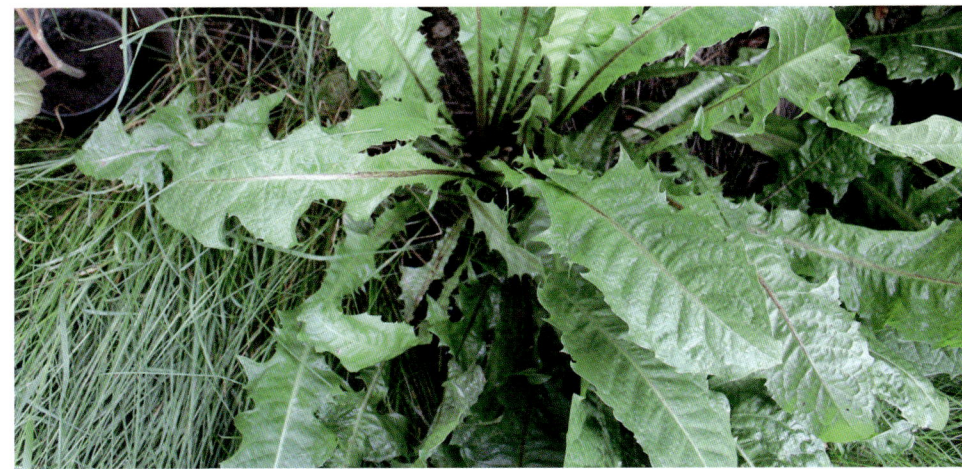

Löwenzahn

mehr Wildpflanzen kennenlernen, die praktisch vor der Haustür wachsen. Laut dem Pflanzenforscher Steffen G. Fleischhauer sind allein in Europa ca. 1500 essbare Wildpflanzen heimisch. Inzwischen gibt es während des größten Teils des Jahres auch Topinambur, die Knollen sind eine hervorragende Beigabe für die Fermentationssäfte.

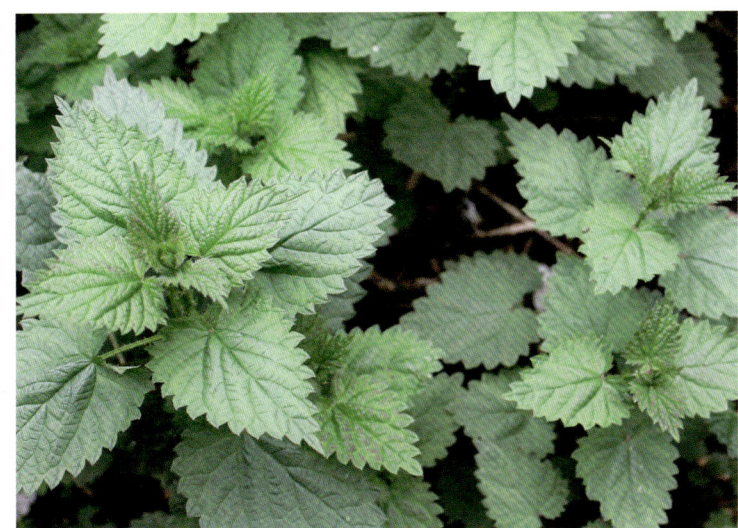

Brennessel

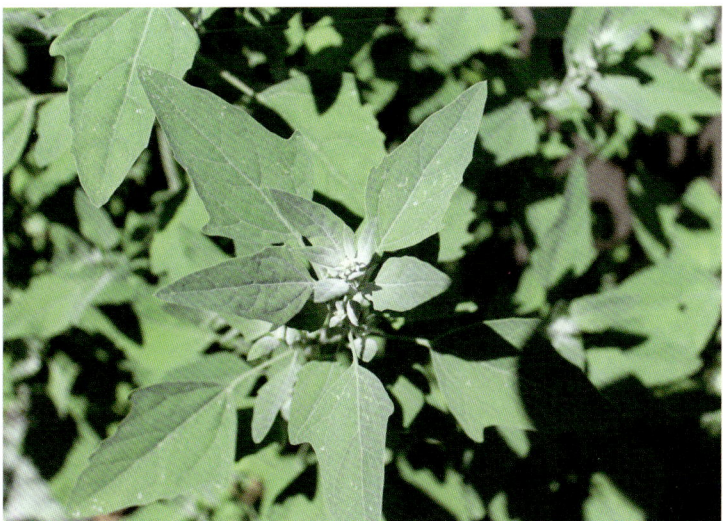

Melde

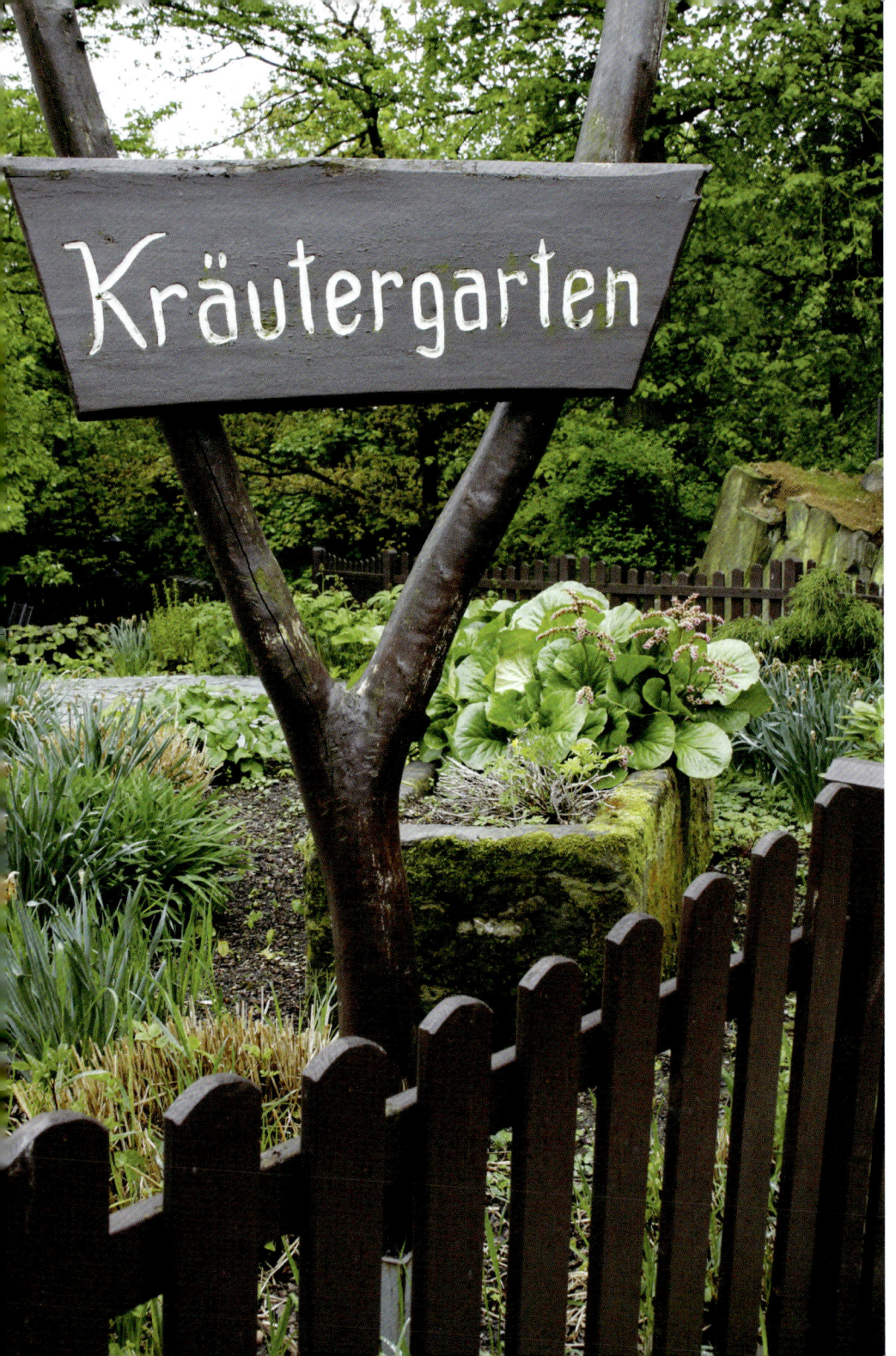

Brennnessel

Die Brennnessel schmeckt köstlich und enthält als Königin der Wildkräuter die größte Heilkraft. Kaum eine andere Wildpflanze ist so eiweißhaltig. Brennnesseln weisen auch ca. 20-mal mehr Kalzium und Vitamin C als Salatblätter auf und reinigen das Blut.

Die Verwendung von Wildkräutern wie Brennnesseln mit einem hohen Gehalt an Serotonin kann die psychische Stimmung heben, ein wichtiger therapeutischer Ansatz bei Depressionen und Stimmungsschwankungen. Die Brennnessel gibt Kraft und führt zu mehr innerer Gelassenheit.

Wegen ihrer heilkräftigen Wirkung auf die Haare sind Brennnesseln berühmt. Sie enthalten viel Zink, ein Spurenelement, welches neben Kupfer in Verbindung mit einer gesunden Haarfarbe gebracht wird.

Giersch

Giersch wirkt allgemein entzündungshemmend und wurde von Pfarrer Kneipp vor allem bei Polyarthritis eingesetzt. Er hat den Vorteil, dass er trotz seines Bitterstoffgehalts nicht so bitter schmeckt wie Löwenzahn. Durch seinen hohen Nährstoffgehalt kommt Giersch gleich nach der Brennnessel, der Königin der Wildkräuter.

Giersch wird auch „Gichtkraut" genannt, weil er den Ruf genießt, ein Heilmittel für Gelenke und Bandscheiben zu sein.

Wie sagte Pfarrer Kneipp so schön: „Um Brotgicht (Arthritis, Arthrose) zu kurieren, sollte man anstelle von Brot Giersch (ein Wildkraut) essen und die Gelenkschmerzen werden verschwinden!"

Melde (Weißer Gänsefuß)

Die Bekanntschaft mit der wilden Melde zu machen lohnt sich; es gibt kaum eine besser und milder schmeckende Wildpflanze, weil sie nur wenig Bitterstoffe enthält. Sie hat einen sehr angenehmen, nussartigen Geschmack, sogar besser als Rucola oder Spinat. Russische Bauern haben bei Ernteausfall, was fast jedes Jahr vorgekommen ist, von der wilden Melde gelebt.

Auf meinen Kräuterwanderungen lege ich immer große Betonung auf diese Pflanze. Sie wächst vor allem in landwirtschaftlichen Gebieten, wo die Erde umgegraben wurde. In Mallorca ist sie mein Grundnahrungsmittel; fast täglich verwende ich sie für meinen Cocktail. Selbst im heißen August kann ich die Pflanze auf der Insel finden.

Indianer haben die äußerst schmackhaften Samen auch gerne gegessen. Jemand, der die Melde kennt, wird niemals verhungern. Man gewinnt durch die Kenntnis dieser Pflanze ein Stück Unabhängigkeit von der Industrie, die die Menschen zu versklaven versucht.

Spitzwegerich

Spitzwegerich findet man überall in der Natur. Wie auch Brennnesseln enthält dieses Wildkraut reichlich Eiweiß. Das Kraut genießt den Ruf eines exzellenten Lungen- und Hustenmittels. Es übt eine starke reinigende Wirkung auf alle Lungenschleimhäute aus. Genau das benötigen viele von Luftverschmutzung geplagte Stadtmenschen.

Brombeerblätter

Auch mitten im Winter kann man heilkräftige grüne Wildkräuterblätter ernten. Die Brombeerblätter bleiben sogar bei eiskaltem Wetter grün und saftig und enthalten Chlorophyll und Biophotonen. Man muss sie nur im Wald pflücken.

Durch die Brombeerblätter wird der Körper außerdem mit pflanzlichem Eiweiß sowie sekundären Pflanzenstoffen und Enzymen versorgt. Brombeersträucher sind die einzigen grünen Pflanzen, die man selbst bei hoher Schneedecke noch finden kann.

Wichtige Wildkräuter

Für den Winter empfehle ich zudem grüne Pakete mit Kräutern aus dem Gewächshaus, erhältlich auf Wochenmärkten oder in Bioläden, oder qualitativ hochwertige grüne Superfood-Mischungen mit einem hohen Anteil an Gerstengras oder Wildkräutern wie Brennnesseln, Löwenzahn, Moringa etc.

Ein sehr gutes Buch im Taschenformat mit Fotos und Zeichnungen zur Bestimmung von Wildkräutern heißt *Essbare Wildpflanzen. 200 Arten bestimmen und verwenden* von Steffen Guido Fleischhauer u. a. (AT Verlag, 2015).

Übersicht der Wildkräuter

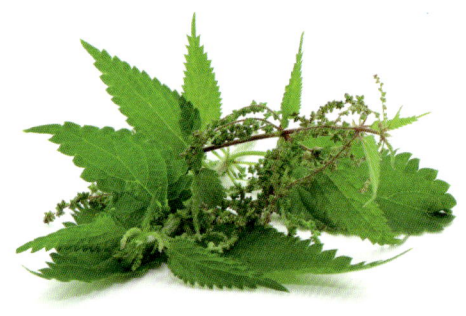

Brennnessel

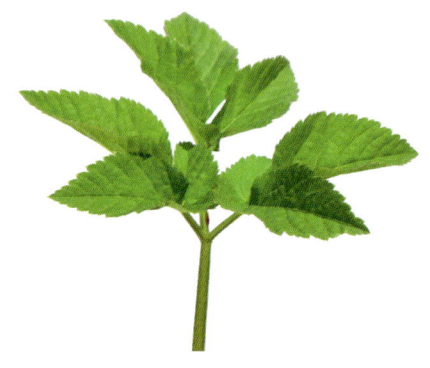

Giersch

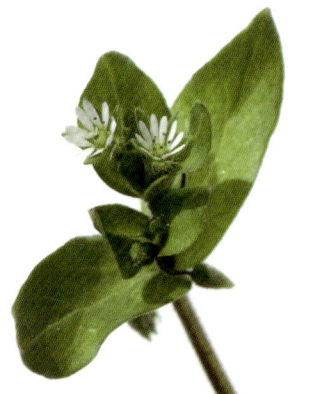

Vogelmiere

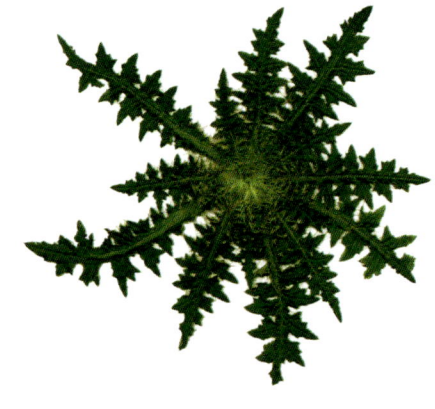

Kohlkratzdistel

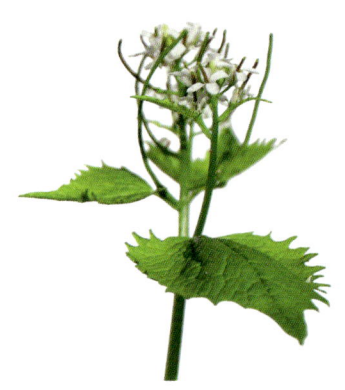

Knoblauchrauke

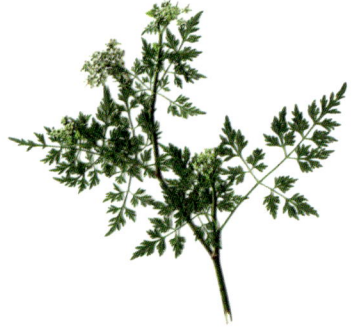

Wiesenkerbel

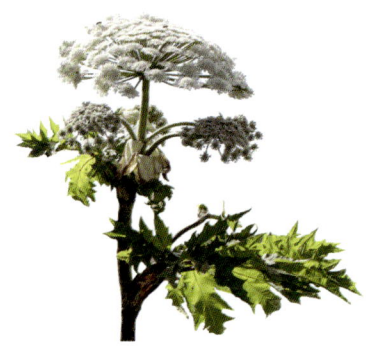

Wiesenbärenklau

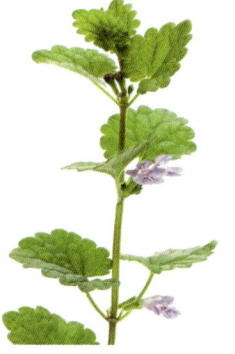

Gundermann

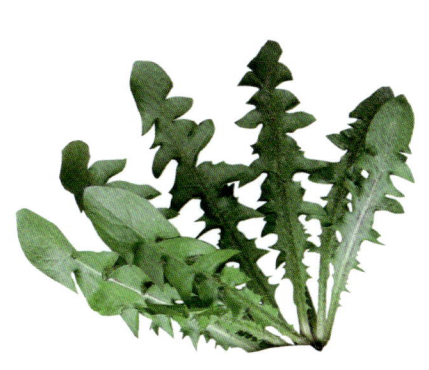

Löwenzahn

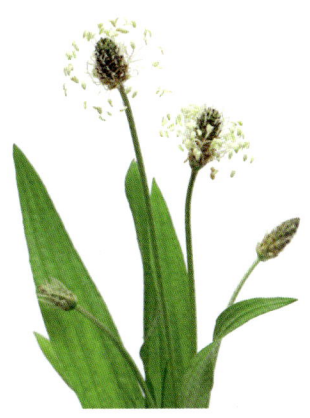

Spitzwegerich

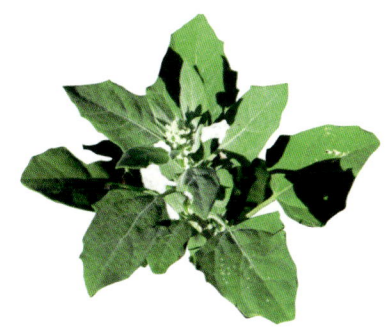

Melde/Weißer Gänsefuß

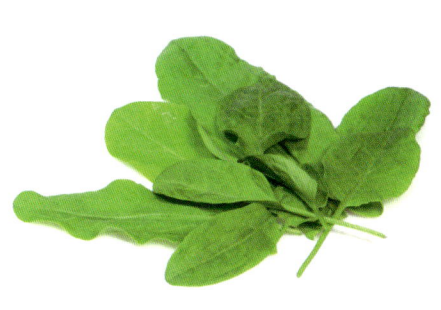

Sauerampfer

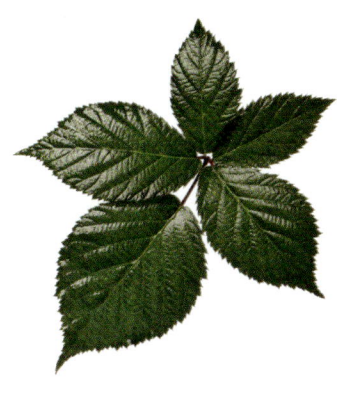

Brombeerblätter

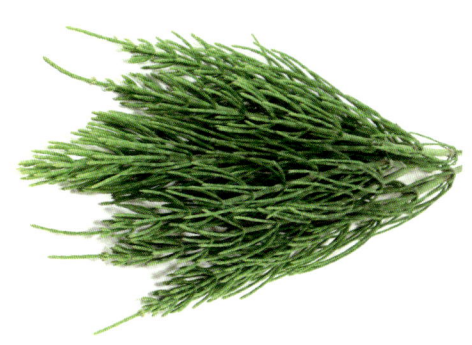

Schachtelhalm/Zinnkraut

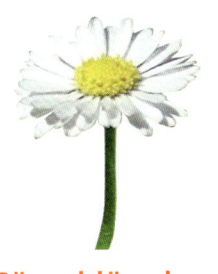

Gänseblümchen

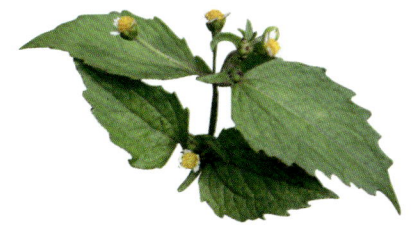

Portulak

Franzosenkraut/Knopfkraut

Wildkräuter

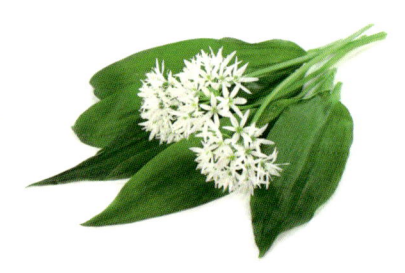

Bärlauch

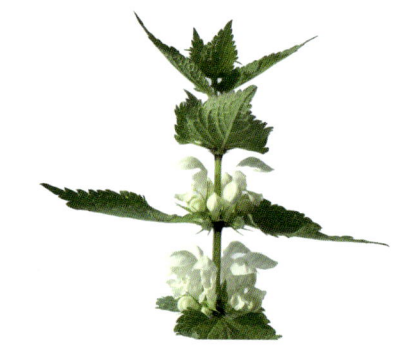

Taubnessel

Küchenkräuter

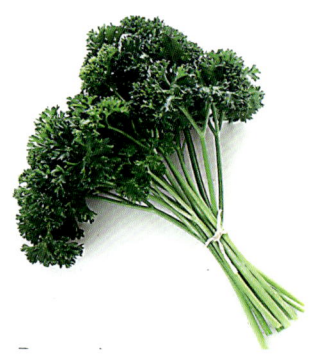

Petersilie

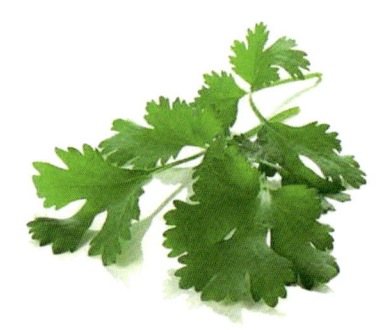

Koriander

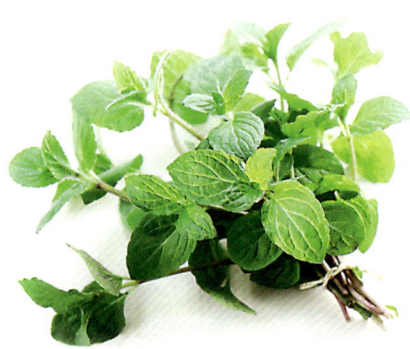

Minze

Salate & Blattgemüse

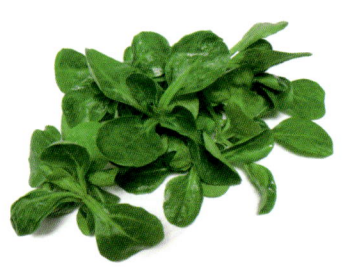

Feldsalat

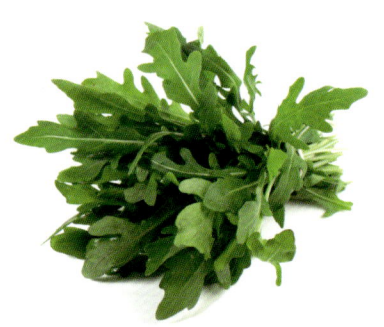

Rucola

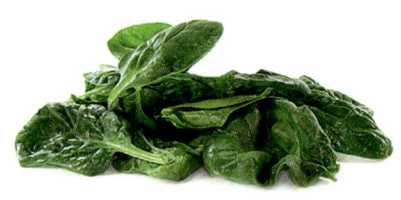

Spinat

Baumblätter & -früchte

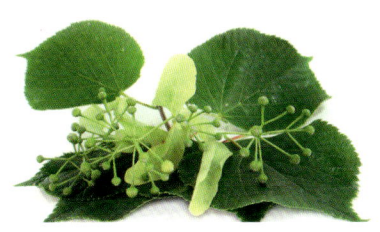

Lindenblätter

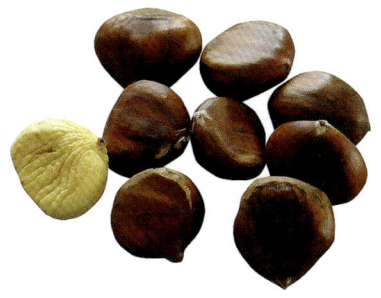

Maronen

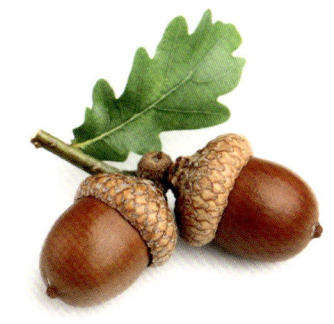

Eicheln

Beeren

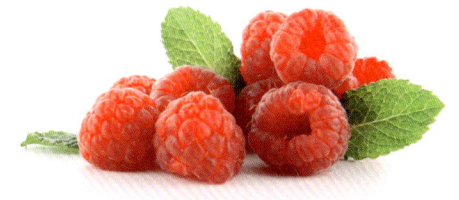

Himbeeren

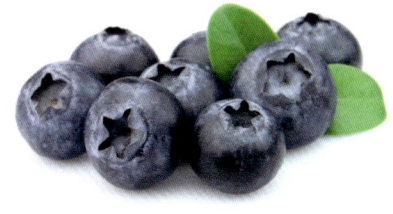

Heidelbeeren

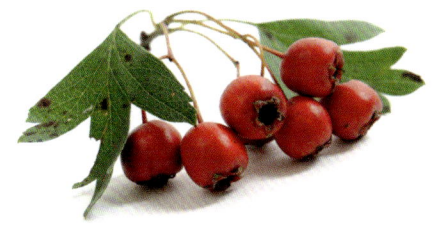

Weißdornbeeren

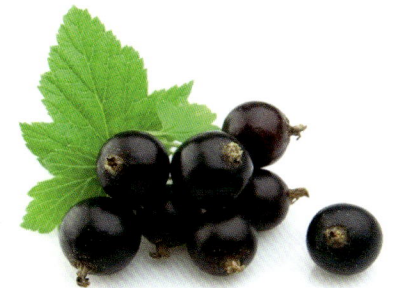

Johannisbeeren

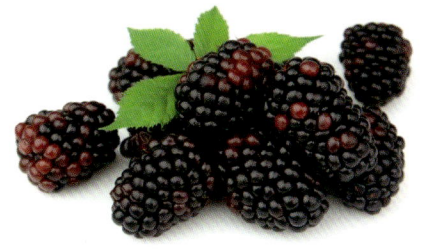

Brombeeren

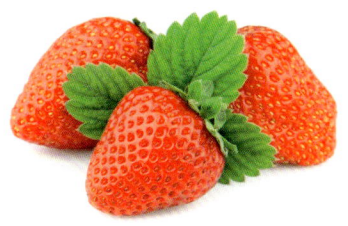

Erdbeeren

Willkommen in unserer Küche

Geräte

Unbedingt empfehlenswert sind der Einsatz eines Hochgeschwindigkeits-Mixers wie der **bianco di puro** oder der **Vitamix** sowie eines langsamen Entsaftungsgeräts, das mit einer Geschwindigkeit von weniger als 70 Umdrehungen/Min. entsaftet, weil die Enzyme mit den schnell drehenden Geräten zerstört werden. Hier empfehlen sich der horizontale **Angel Juicer** oder der **Byzoo Rhino Slowjuicer**.

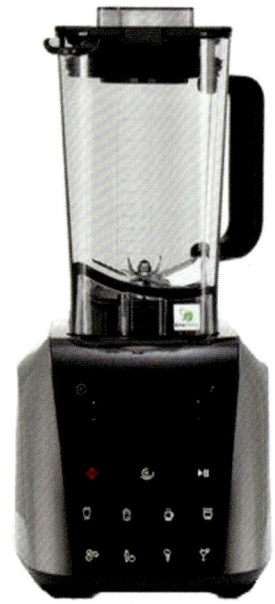

Mixer von bianco di puro

Den **bianco di puro**-Hochleistungsmixer (auch zum Kaltmixen der dunklen Irisch-Moos-Algen geeignet), optional mit Vakuumpumpe, erhalten Sie bei:

bianco di puro
www.biancodipuro.com
Tel. (+49) (0)221-50808030

Angel Juicer (horizontal): große Saftausbeute, optimal für Rohkostsäfte.

www.slowjuice.de
Tel. (+49) (0)89-954575060

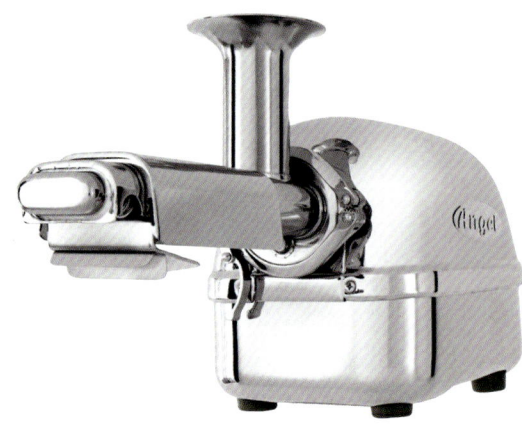

Angel Juicer

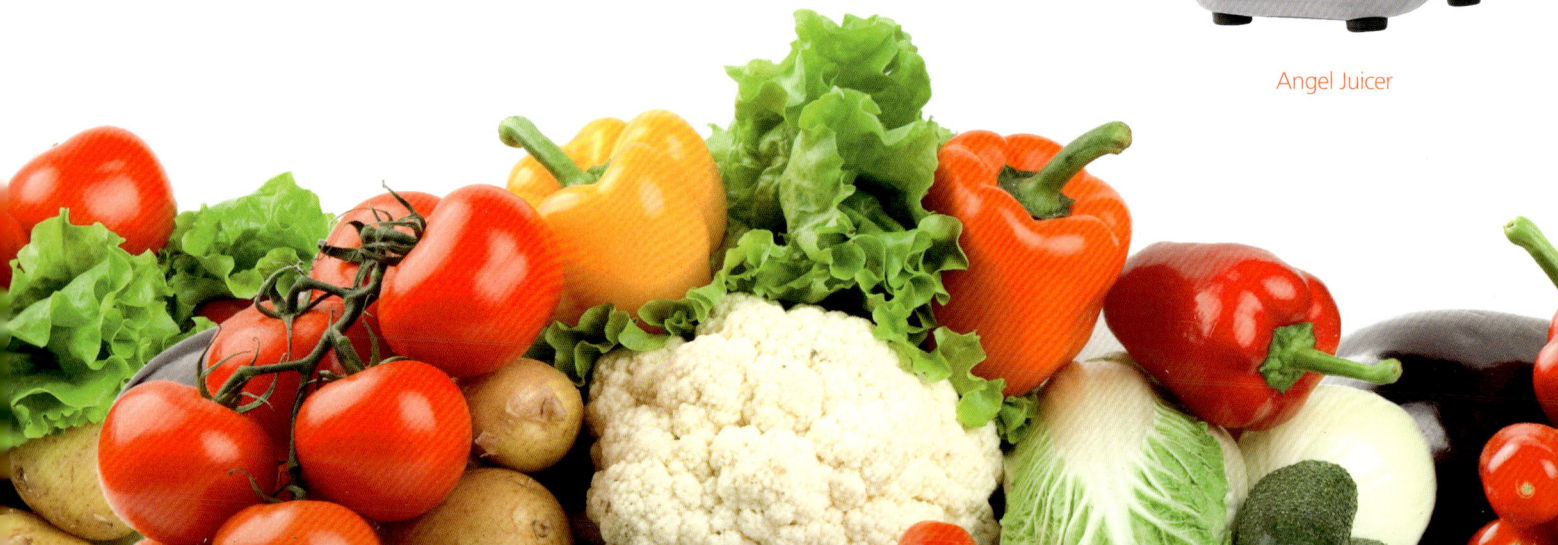

Byzoo Rhino Slowjuicer (horizontal, kleinere Öffnung): einstellbarer Pressdruck, auch zur Herstellung von Rohkostspeisen geeignet.

www.slowjuice.de
Tel. (+49) (0)89-954575060

Das **Byzoo Destilliergerät** aus Edelstahl filtert in wenigen Stunden 99,9 Prozent der Schadstoffe aus dem Wasser heraus und gibt ihm seine natürliche Cluster-Struktur zurück.

www.slowjuice.de
Tel. (+49) (0)89-954575060

Willkommen in unserer Küche

Geräte

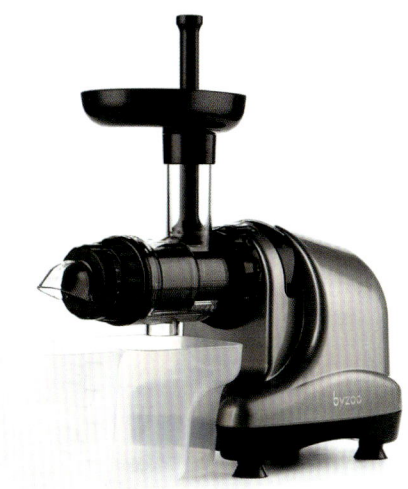

Byzoo Rhino Slowjuicer

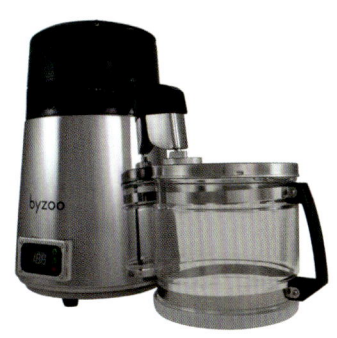

Byzoo Destilliergerät

Rohkost-Ofen Revodry

Revoblend
www.revoblend.com
Tel. (+49) (0)8151-78347

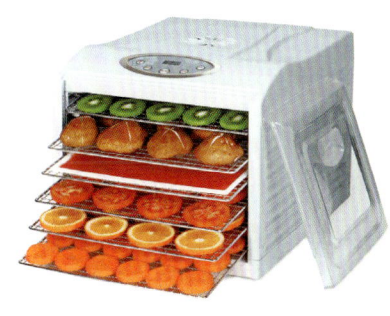

Rohkost-Ofen Revodry

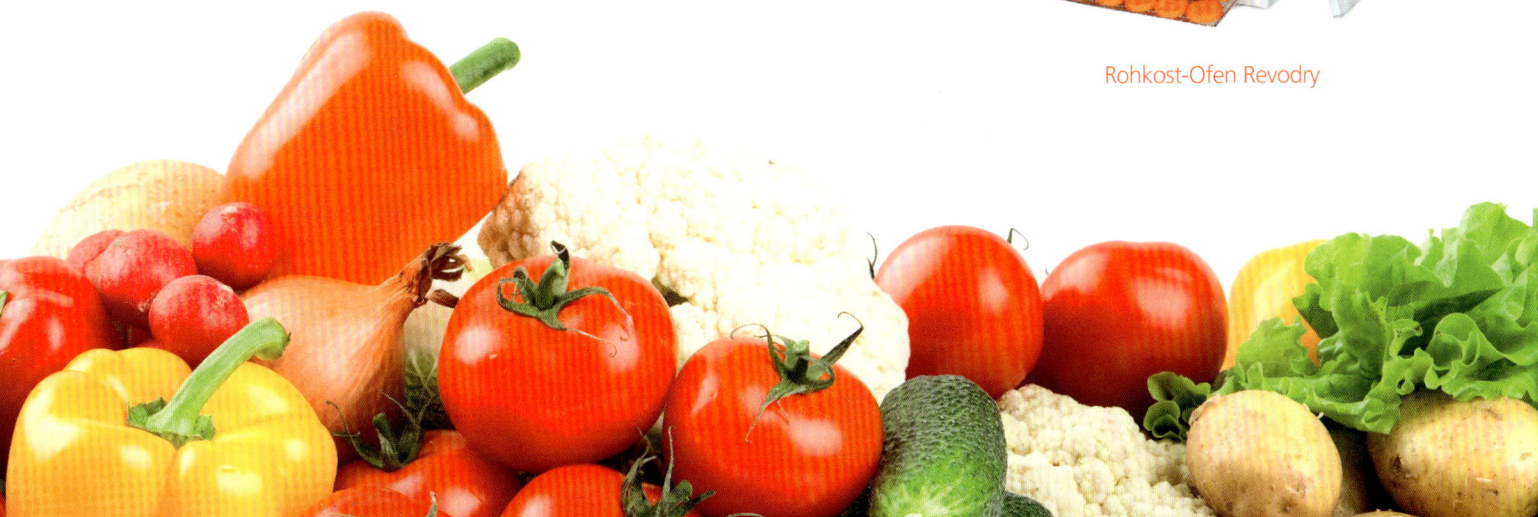

Willkommen in unserer Küche

Rohzutaten

Öle/Superfoods

Nahrungsergänzungen

Mikromineralien Ur-Essenz, Premium Omega-Öl, Premium Beikost-Öl für Kinder, Corp Secure (Pflanzensaft), Mikro-Synergy (Vitamintonikum), Enzyme, Detox-Paket, europ. Irisch-Moos-Algen, Nährhefe-flocken, Bienen Energie, Brok-koli-Samen, ZeroCal Stevia:

Urkraftquelle GmbH
www.urkraftquelle.de
Tel. (+49) (0)8157-7152

Premium Omega-Öl, Premium Beikost-Öl für Kinder (auch für 5-Tage-Impfvor/nachbereitung), Weizenkeimgranulat:

Bruno Zimmer Mittel zum Leben
www.mittelzumleben.bz
Tel. (+49) (0)6854-90830

Meeresalgen, Rohkostcracker, Nahrungsergänzungen, Super-foods:

Die Wurzel
www.die-wurzel.de
Tel. (+49) (0)9120-180078

Oliven und Olivenöl:

Vita Verde Naturkost
www.vitaverde.de
Tel. (+49) (0)221-396201

Nährhefeflocken (salzig), Brenn-nesselpulver/-samen, rohes Kakao-/Carob-Pulver, Nüsse, Saaten, Nussmuse, Rohkost-cracker, Superfoods:

Vitakeim
www.vitakeim.de
Tel. (+49) (0)6325-9806640

Raw Living
www.rawliving.de
Tel. (+49) (0)39000-909918

Helle Irisch-Moos-Algen, RawKao Kids (Carob-Kakao-Pulver):

PureRaw
www.pureraw.de
Tel. (+49) (0)3909-472610

Bio-Brokkoli-Samen, weitere Keimsaaten:

Saatzucht Bardowick
www.seedshop24.de
Tel. (+49) (0)4131-684325

Bio-Kokosöl, Kokosmus, Kokosmilch, Kokosmehl:

Dr. Goerg
www.virgin-coconut-oil.de
www.drgoerg.com
Tel. (+49) (0)2602-934690

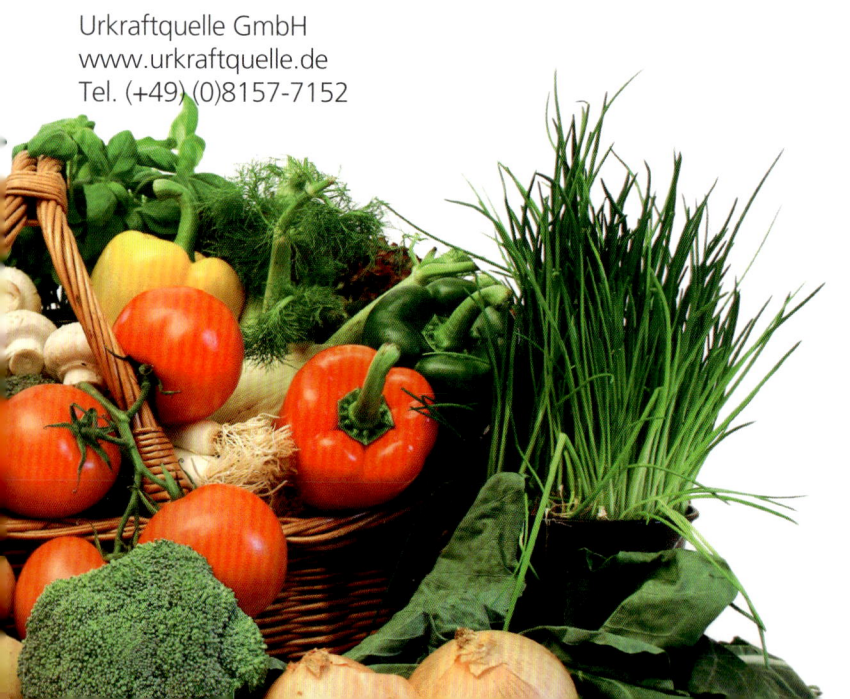

Mandelmus, Kakaonibs mit Yakonsirup:

INGVI
www.ingvi.de
Tel. (+49) (0)831-59188 174

Lupinen-/Soja-Miso-Paste:

Schwarzwald Miso
www.schwarzwald-miso.de
Tel. (+49) (0)7721-504911

Kastanien-Pulver in Rohkost-Wildwuchs-Qualität:

Naturgaben Ursula Schaller
www.naturgaben.de
Tel. (+49) (0)9395-8578

Frische Kräuter, Pestos, Fermentprodukte:

St. Michaelshof (auch München)
www.st-michaelshof.de
Tel. (+49) (0)7565-940094

Vata-Tee, Ghee:

AMLA Natur Vertriebs GmbH
www.amla.de
Tel. (+49) (0)4186-88799-0

Nahrungsergänzungen:

Vitamin A Kapseln
5.000-10.000 IE:
Vitaking

Vitamin A Tropfen:
Vitamaze

Vitamin D3 5.600 IE:
Fruchtgummi (Loges)

Zink 5 mg/Vitamin C 30 mg:
Zink-Fruchtgummi (Loges)

Zink Kapseln 50 mg:
Unizink 50 (Köhler)

Curcumin Extrakt 45 Kapseln:
Dr. Wolz (Reformhaus)

Zutaten Bio-Fachhandel:

Roter Hülsenfrüchte-Mix mit Dinkel und Reis (Rapunzel)

Urid-Dal-Bohnen (Cosmoveda)

Tempeh (fermentiertes Sojaprodukt, verschiedene Hersteller)

Bio-Schoko-Erbseneiweiß-Pulver (Garden of Life)

Gemüsegewürz Adios Salz (Sonnentor)

Willkommen in unserer Küche

Rohzutaten
Öle/Superfoods
Nahrungsergänzungen

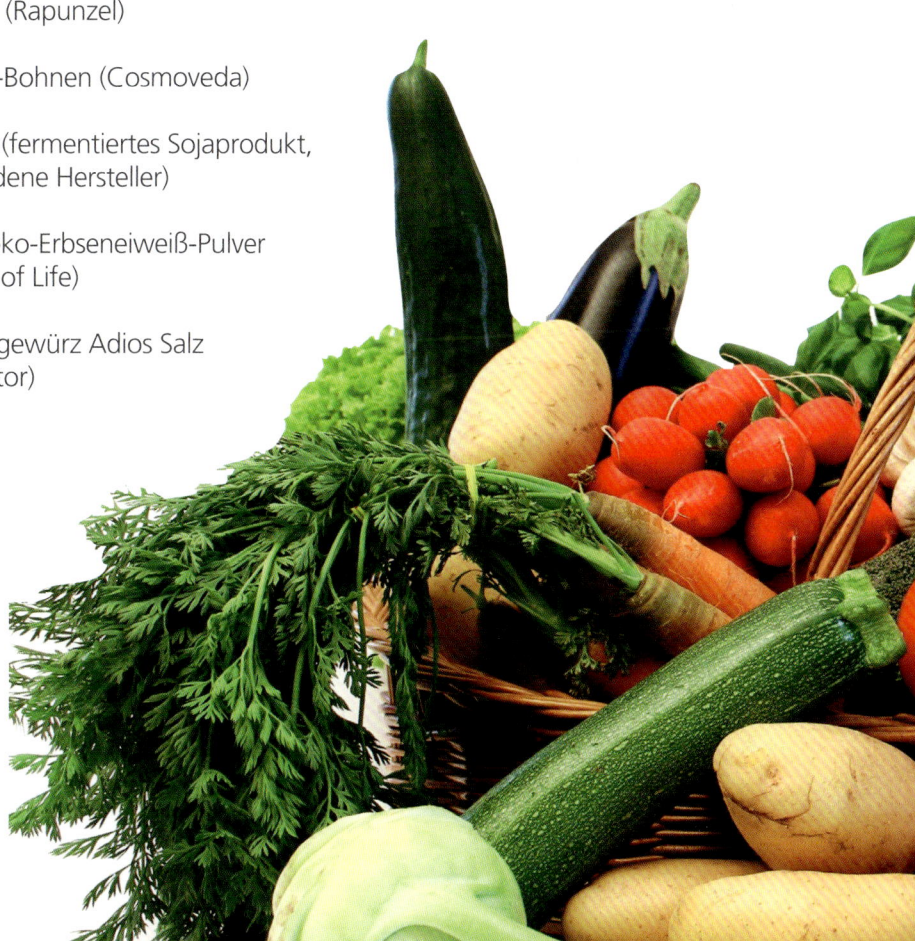

Dr. med. John Switzer

Das große DETOX-BUCH

Stärken Sie Ihr Immunsystem mit dem Wildkräuter-Vitalkost-Verfahren

NEU

In diesem reich bebilderten und leicht verständlichen Buch lesen Sie, wie Sie Ihr Immunsystem mit sekundären Pflanzenstoffen wie Indol-3-Carbinol und Sulforaphan in Sprossen (insbesondere Brokkoli-Sprossen) sowie Polyphenolen, Flavonoiden und vielen weiteren Schutzstoffen in Wildkräutern, Sprossen-Mikrogrün, Fermentsäften und Fermentgemüsen stärken und vor degenerativen Krankheiten wie Hypertonie, Herz-Kreislauf-Erkrankungen, Krebs, Diabetes und Demenz schützen können.

Dies ist von besonderer Bedeutung in Zeiten, in denen Hybrid-Gemüse und -Obst zu viel Zucker und zu wenig Phyto-Nährstoffe und Mineralien enthalten und unsere Umwelt zunehmend mit Pflanzenschutzmitteln, Dünger und Umweltschadstoffen belastet ist.

Mit dem Fünf-Tage-Wildkräuter-Vitalkost-Detox-Heilfasten, einem einfach durchführbaren Verfahren der Kalorienreduktion in Verbindung mit sekundären Pflanzenstoffen aus Wildkräutern, Fermentgemüse und -saft, Sprossencrackern sowie organischen Mineralien und Spurenelementen, lassen sich unsere Immunstammzellen aktivieren und beleben.

Erfahren Sie auch nützliche Tipps zur Sprossenzucht und zum Ziehen von optimal mineralisiertem Sonnenblumen-Mikrogrün mithilfe von Algen-Extrakt und lernen Sie anhand von genauen Rezeptanleitungen, wie Sie erfolgreich Gemüse, Säfte und Getränke wie Kombucha fermentieren.

34 detaillierte und leicht verständliche heilkräftige Rezepte für Säfte, Tees, Cocktails, Suppen, Salate und Salatsaucen, Fermentgemüse, gekochte und rohe indische Dals, Quarkspeisen, Porridge und Pudding, Cracker und Wraps, Kuchen und Eis unterstützen und bereichern die Therapie degenerativer Erkrankungen. Hintergründe zu Wildkräutern, eine kleine Kräuterkunde, mehrere Saisonkalender, Tipps zur Lagerung von Gemüse sowie Informationen zu Geräten und Bezugsquellen runden das Buch ab.

Mit 34 Rezepten

Auch bei Krebs und degenerativen Erkrankungen

Dr. med. John Switzer

Das große DETOX BUCH

Stärken Sie Ihr Immunsystem mit dem Wildkräuter-Vitalkost-Verfahren

Ayurveda Health & Beauty Verlag

ISBN 978-3-94-260709-4, 218 Seiten, farbig, mit 34 sorgfältig ausgesuchten Rezepten, 28,90 Euro

2. Auflage mit vielen Abbildungen

Dr. Switzers Wildkräuter-Vitalkost-Therapie

in Verbindung mit der Gerson-Therapie bei Krebs und degenerativen Erkrankungen

In diesem reich bebilderten und leicht verständlichen Buch erfahren Sie, wie sich die Wirkung der klassischen Gerson-Therapie – frisch gepresste Gemüsesäfte, Kaffee-Einläufe und Vitalmittel – in unseren Zeiten, in denen Hybrid-Gemüse und -Obst zu viel Zucker und zu wenig Phyto-Nährstoffe enthalten, mit Dr. Switzers Wildkräuter-Vitalkost-Therapie erfolgreich unterstützen lässt, um Krebs und andere degenerative Erkrankungen in Schach zu halten oder sich nach einer Krebs-Therapie zu regenerieren: mit langsam gepressten Kräuter-Gemüse-Säften und grünen Wildkräuter-Smoothies, milchsauer fermentierten Sprossen-Gemüse-Säften sowie Wildkräuter-Vitalkost-Gerichten.

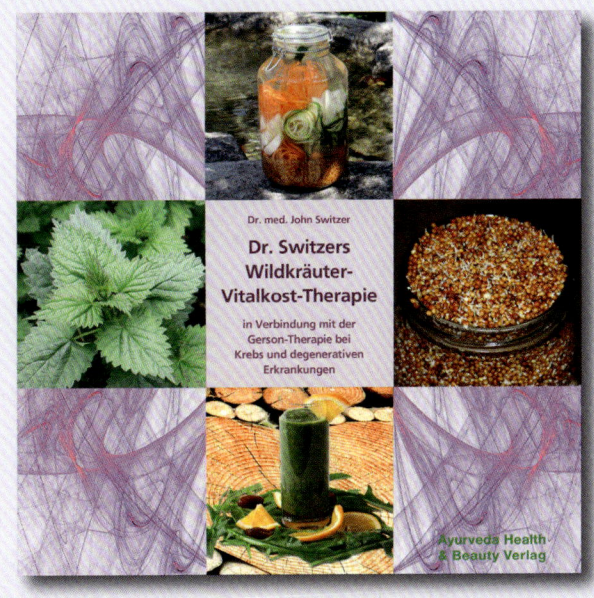

Erleben Sie, wie Sie Leber, Galle und Darm durch Kaffee-Einläufe sowie die Ayurveda-Wildkräuter-Detox-Kur entgiften und Ihr Immunsystem durch Nahrungsergänzungen wie Vitamine, Mikromineralien und Enzyme sowie homöopathische, ayurvedische und Bienen-Vitalmittel stärken.

Lernen Sie, wie Sie im Fall einer Chemotherapie Ihre gesunden Zellen durch das Ketogene Heilfasten schützen und wie Sie Ihre Ernährung sinnvoll mit Algen, kleinen Mengen an tierischen Nahrungsmitteln sowie der Öl-Eiweiß-Kost ergänzen können. Der ausführliche Patientenbericht einer erfolgreichen Heilung von Darmkrebs mit vielen persönlichen Empfehlungen sowie 29 detaillierte und illustrierte heilkräftige Rezepte, eine Kräuterkunde sowie Informationen zu Geräten und Bezugsquellen runden das Buch ab.

220 Seiten, durchgehend farbig, 28,90 Euro, ISBN 978-3-94-260705-6

Ergänzte 7. Auflage

Dr. Switzers Heilkräftige Wildkräuter-Vitalkost-Rezepte

mit 189 Rezepten

Erleben Sie die Vorteile von Dr. Switzers Wildkräuter-Vitalkost in 189 Rezepten! Schenken Sie Ihrem Körper überragende Nährstoffe, die selbst in Bio-Kost kaum noch enthalten sind.

Stärken Sie Ihren Stoffwechsel und Ihr Immunsystem mit organischen Spurenelementen, die in der industriellen Landwirtschaft kaum noch vorkommen. Erleben Sie ungeahnte Energie und Vitalität durch den Verzehr von Wildkräuter-Cocktails.

Führen Sie Ihrem Körper wertvolle Bitterstoffe zu, um endlich abnehmen zu können. Beseitigen Sie Darmverschlackungen und beschleunigen Sie die Passagezeit im Darm.

Schützen Sie Ihren Körper vor degenerativen Erkrankungen. Steigern Sie Ihre Stressresistenz und erleben Sie mehr innere Gelassenheit durch eine wahre „Premium-Nahrung". Optimieren Sie Ihre Gehirn-Biochemie und steigern Sie dadurch Ihr Glückspotenzial.

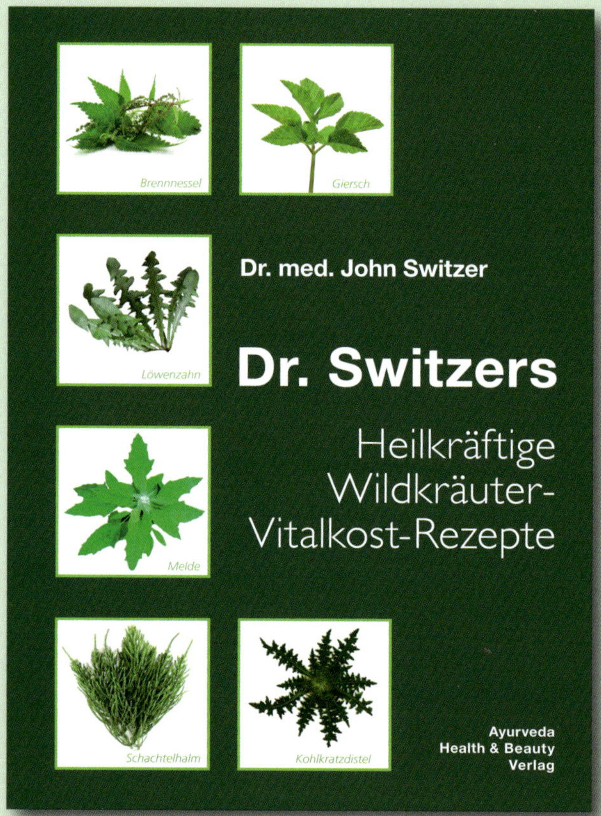

278 Seiten, 22,90 Euro, ISBN 978-3-00-033320-0

Brennnessel

Giersch

Dr. med. John Switzer

Löwenzahn

Dr. Switzers

Heilkräftige Wildkräuter-Vitalkost-Rezepte

Melde

Schachtelhalm

Kohlkratzdistel

Ayurveda Health & Beauty Verlag

Erweiterte 2. Auflage mit vielen Fotos!

Gesünder mit Dr. Switzers Vitalkost- Rezepten

Wir wenden uns mit diesem Buch an Anfänger und Fortgeschrittene in der Vitalkost-Zubereitung.

Alle ausgewählten 51 Rezepte wurden von einer Köchin für Sie zubereitet und getestet. Wir wünschen Ihnen viel Spaß beim Erleben und Erforschen einer neuen Welt des Geschmacks!

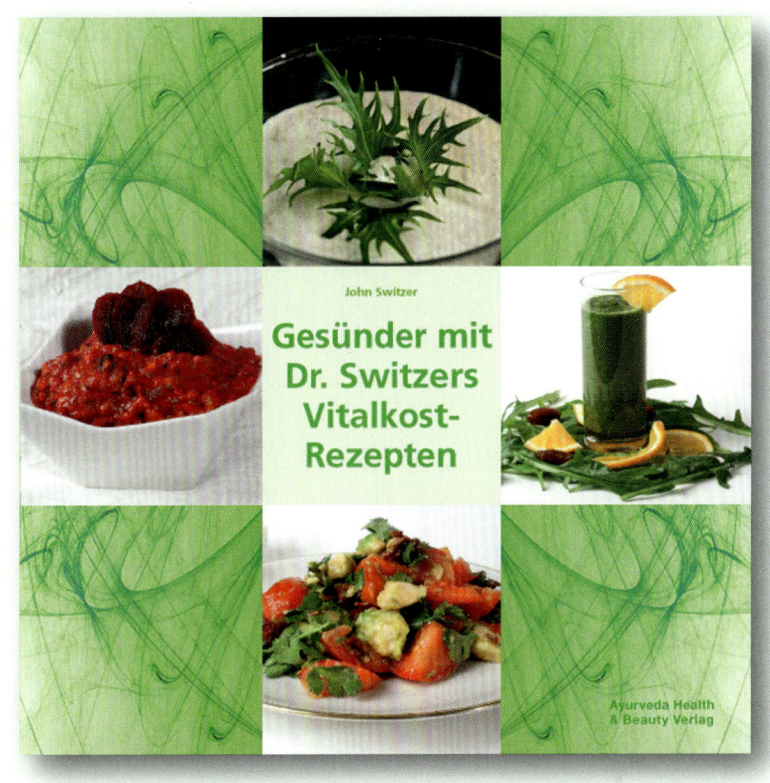

Stärken Sie Ihren Stoffwechsel und Ihr Immunsystem mit schmackhaften und gesunden Wildkräuter- und Gemüse-Vitalkost-Gerichten, die leicht und schnell zuzubereiten sind.

Erleben Sie ungeahnte Energie und Vitalität durch den Verzehr von grünen Cocktails, nahrhaften Suppen, Salaten, kalorienarmen Nudelgerichten, probiotischem veganem Quark und Käse, glutenfreiem Brot und Crackern, gesunden Desserts und Kuchen.

Sie liefern wertvolle Nährstoffe, entgiften Ihren Körper und sind bestens verträglich. Schützen Sie sich mit lebendiger Nahrung vor degenerativen Erkrankungen und optimieren Sie die Biochemie Ihres Gehirns!

104 Seiten, farbig, 15,90 Euro, ISBN 978-394260-702-5

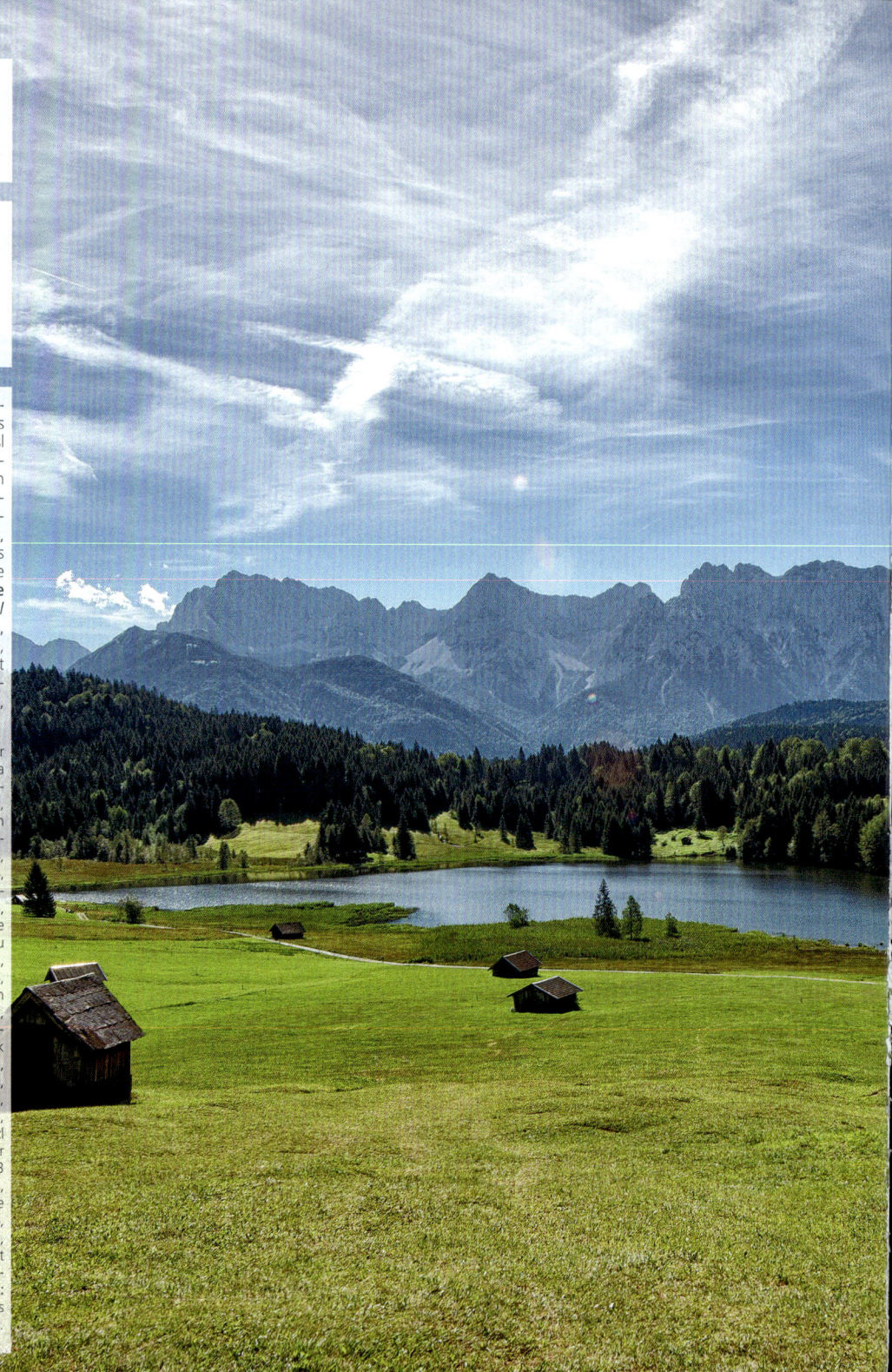

Impressum Inhalt: Dr. med. John Switzer
Herstellung: Josef Fendt, Lektorat: Antje Schütze, Layout: Volker Sander; 1. Auflage 2021, Ayurveda Health & Beauty Verlag, Am Kirchplatz 7, 82340 Feldafing
E-Mail: jswitzer@t-online.de
Gesundheit Verlag
Birkerstr. 32, 80636 München
info@gesundheit-verlag.de   ISBN 9-783942-607100

Große Bilder: Stock.Adobe.com: Airborne77 59, Alicja Neumiler 79, 105, Andriy Blokhin 83, Bit24 60, Cdkproductions 83, Dani 65, Daffodilred 119, Dionisvera 65, 141, Elena-bsl 61, Extender 26, 27, Gleb Semenjuk 143, Halfpoint 132, Holger Schultz 150, Juan Gärtner 27, Kekyalyaynen 57, Kzenon 9, Leigh Prather 152, Lelya190814 57, Martina Berg 136, Oksana Kuzmin 14, Oksix 116, Phichak 1, Philip Kinsey Photoschmidt 6, Pixelshot 99, Printemps 33, Shmel 106, Skd 31, Songkram 34, Stalnyk 18, Stefan Körber 52, Syda Productions 1, Thanksforbuying 51, Tijana 1, 28, Trsakane 38, Wayhome Studio 1, 2, Yantra 144, 145, Zcy 36, Zauberblicke 134; **Elke Wiskandt:** 64, 108-115, 118-131, 152; **Gesundheit Verlag/ Fendt:** 1, 4, 12, 22, 35, 40/41, 44, 46, 72, 73, 80-84, 86, 88, 90, 92, 94-96, 98, 100, 102-104, 134-135; **John Switzer:** 5, 151; **Pixabay:** 12019 25, BlackRiv 100, Pera Detlic 49, Planet Fox 21, Steve Linforth 1, 16; **Shutterstock:** Colnihko 66, Lubava84 45, Nedim Bajramovic 50; Unpict 68; **Wikipedia:** 24, 139, Alex Brollo 51, A. Ocram 73; Christian Franke 100

Kleine Zutaten-Bilder: Stock.Adobe.com: Africa Studio 84, Aleksandr Vlassyuk 37, 82, 84, 86, 90, 96, 119, Alois 92, 138, Amy_lv 88, Andrea 122, 123, Andriigorulko 130, Angela Shirinov 90, 96, Anna Kucherova 96, Atoss 128, 129, 130, Barbara Pheby 98, 122, 140, Bigacis 119, Björn Wylezich 131, Brandlhuber 90, Charlotte Erpenbeck 138, Christian Jung 126, Cloud7days 86, Coprid 90, Cornelia Pithart 84, 131, Corinna Gissemann 98, 127, Craig McAteer 93, Dasuwan 93, Denira 104, Dima-Pics 119, Dionisvera 141, Djama 88, 89, Dmitri Stalnuhhin 104, Dmytro 129, Dresden 131, Egorxfi 126, Ekaterina Lin 95, Elena Schweitzer 127, Elenathewise 95, Emer 140, Emuck 80, 84, 92, 96, 104, 118, 128, 129, Euthymia 80, 90, 121, 126, ExQuisine 90, 119, 140, Eyewave 129, Gitusik 92, 96, 121, 128, 129, Handmade Pictures 128, Heike Rau 103, 104, IrisArt 141, jd-photodesign 88, Jiri Hera 119, 126, 129, 131, Joachim Opelka 98, 129, K 100, Kasia Bialasiewicz 100, KMNPhoto 94, Lklauser 100, Manfred Koch 138, Mara Zemgaliete 86, 92, 104, Maren Wischnewski 139, Marco Mayer 96, Margo555 141, Mates 80, 94, 124, 130, Melica 130, 131, Misses Jones 125, M.Studio 84, 141, Nataliazakharova 92, Natika 80, 121, Natis 118, New Africa 88, Nika Novak 126, 127, 128, Nikcoa 119, 120, 121, Okea 119, Olaf Wandruschka 95, 100, Oleksii 73, Oliver Le Moal 120, Patrik Stedrak 128, Perry 95, 100, 120, 125, 129, Peter Hermes Furian 127, 128, Peter Widmann 98, 128, Pheby 140, Photocrew 81, 85, 95, 98, 100, 138, photographee.eu 92, Pineapple Studio 129, Pixbank 94, PJjaruwan 92, Ratmanant 92, Rdnzl 140, Reitz Hofmann 139, Rhönbergfoto 122, Ruckszio 3, 124, Schlierner 90, 98, 128, 129, 139, Sergej Toporkov 92, Silencefoto 140, 141, Sriba3 91, Stefan Thiermayer 139, Stefano Neri 96, Sucharat 131, Tetiana 104, Tatyana Sidyukova 126, Thomas Francois 121, 125, Thomas Knospe 139, Tpzijl 96, Udomsook 73, Unpict 138, Valery555 92, Valeriaja 84, 85, 86, 119, Varfolomeija 80, VRD 90, 124, Wandruschka Womue 80, 81, 86, 90, 96, 104, 126, 128, 130, Xaver Klausner 138, XL-Teamarbeit 118, 125, Yuriy Afonkin 119, 125; **Pixabay:** Engin Akyurt 121, Misskodak 122, Publicdomainpictures 118, Steve Buissinne 103; **Shutterstock:** Chaikom 75, Ribeiroantonio 98, Natchapon Srihon 73, Picturepartners 73, Pinkasevich Kososglas 73, Unpict 68; **Küchengeräte:** *www.keimling. de, www.revoblend.de, www.slowjuice.de*